Kompendium Kinderanästhesie

Jörg Schimpf
Dietmar Craß
Verena Sollmann
(*Hrsg.*)

Kompendium
Kinderanästhesie

2., vollständig überarbeitete und ergänzte Auflage

Mit 20 teilweise farbigen Abbildungen

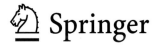

Herausgeber
Jörg Schimpf
Klinikum Augsburg
Augsburg, Germany

Dietmar Craß
Privatklinik Lindberg/Bethanien
Winterthur, Switzerland

Verena Sollmann
Kreiskrankenhaus Wertingen
Wertingen, Germany

ISBN 978-3-662-54397-9   978-3-662-54398-6 (eBook)
https://doi.org/10.1007/978-3-662-54398-6

Die Deutsche Nationalbibliothek verzeichnet diese Publikation in der Deutschen Nationalbibliografie; detaillierte bibliografische Daten sind im Internet über http://dnb.d-nb.de abrufbar.

Springer

Umschlaggestaltung: deblik Berlin
Fotonachweis Umschlag: © Adobe Stock/Cello Armstrong//

Springer ist ein Imprint der eingetragenen Gesellschaft Springer-Verlag GmbH, DE und ist ein Teil von Springer Nature
Die Anschrift der Gesellschaft ist: Heidelberger Platz 3, 14197 Berlin, Germany

Geleitwort

Es ist mir eine große Freude, das Geleitwort zur 2. Auflage des Kompendiums Kinderanästhesie zu verfassen. Wie viele andere deutschsprachige Anästhesisten kenne ich noch den Vorläufer des jetzigen Kompendiums aus den frühen 2000ern, liebevoll das «Augsburger Büchlein» genannt, in dem kurz und knapp die kinderanästhesiologischen Standards des Klinikums Augsburg dargestellt waren. Und wie viele andere Kollegen hatte auch ich ein Exemplar dieses Büchleins stets griffbereit im OP-Spind, um mal eben nachzuschlagen, wie es denn die Augsburger machen. Die Fülle an medizinischen Daten und die Klarheit der klinischen Versorgungsstandards boten eine wertvolle Unterstützung des eigenen kinderanästhesiologischen Tuns. Man *musste* es selbstverständlich nicht so machen wie die Augsburger, aber man *konnte*. Und wenn man es so machte, konnte man recht sicher sein, dass es so funktionierte. Was will man mehr?

In dieser Tradition steht das heutige Kompendium Kinderanästhesie der Kollegen Schimpf, Craß und Sollmann, das nunmehr in der 2., vollständig überarbeiteten und ergänzten Auflage vorliegt. Spektrum und Umfang der nachschlagbaren Daten haben sich noch einmal deutlich erhöht. Neue Kapitel sind hinzugekommen. Und die klinischen Standards wurden im Rahmen des medizinischen Fortschritts behutsam weiterentwickelt. Dabei ist der Anspruch des Kompendiums Kinderanästhesie explizit nicht, ein kompetentes kinderanästhesiologisches Lehrbuch zu ersetzen. Sondern es ist konzipiert als wertvolles Nachschlagewerk für die Kitteltasche (oder den OP-Spind) im Sinne einer gut strukturierten

Sammlung klinisch relevanter Daten und praxisbewährter Versorgungsstandards.

Ich beglückwünsche die Autoren zu ihrem gelungenen Werk. Möge es dazu beitragen, Sicherheit und Qualität der Kinderanästhesie weiter zu erhöhen. Den Lesern (und Anwendern!) wünsche ich ein stets gutes Händchen für ihre kinderanästhesiologische Tätigkeit – zum Wohle der ihnen anvertrauten Kinder.

Prof. Dr. Christoph Bernhard Eich
Kinder- und Jugendkrankenhaus Auf der Bult,
Hannover
Hannover, im Juli 2017

Geleitwort zur 1. Auflage

Was wäre die Kinderchirurgie ohne die Kinderanästhesie? Nicht nur, dass atmosphärisch etwas fehlen würde – jenseits des Tuchs – nein, es sind nicht allein die modernen apparativen Möglichkeiten und der intensivmedizinische Fortschritt, die es erlauben, so unterschiedliche Operationen wie eine NEC beim Frühgeborenen mit 500 Gramm oder eine minimalinvasive Brustwandkorrektur beim Sechzehnjährigen kompetent durchzuführen.

Es kann nur dem Wohle des Kindes dienen, wenn es, vergleichbar der Versorgung durch einen Pädiater, einen Kinderchirurgen oder einen auf die operative Versorgung von Kindern spezialisierten Kollegen anderer chirurgischer Fächer, auch für die Anästhesie, ärztlicherseits wie pflegerischerseits, entsprechend berufenen und ausgebildeten Händen anvertraut wird.

Die im Bereich der Kinderanästhesie Arbeitenden sollten jederzeit – kitteltaschennah – auf all die Fakten, die Informationen und das spezifische Wissen zugreifen können, die das enorme Spektrum und die Vielschichtigkeit der Anästhesie von Kindern der unterschiedlichsten Alters- und Gewichtsklassen, vom Frühgeborenen bis zum Jugendlichen, verlangen. Dies gelingt mit dem vorliegenden Kompendium Kinderanästhesie.

Aufbauend auf den Erfahrungen teils seit Jahrzehnten zusammenarbeitender Teams war es nur konsequent, das ursprüngliche kleinere Vademecum nun als aktualisiertes Taschenbuch herauszugeben. Es wurde, auch im Sinne einer nahtlosen Zusammenarbeit mit den operativen Fächern und der Pädiatrie, um die Kapitel «Die schwierige Narkoseeinleitung» und «Das Kind mit Vorerkrankungen» erweitert. Das Buch erscheint pünktlich zur Einführung der Zusatzqualifikation «Curriculum Kinderanästhesie» durch die Deutsche Gesellschaft für Anästhesie und Intensivmedizin. Es kann Kraft seines Inhaltes und seiner klaren Gliederung maßgeblich diese Ausbildung unterstützen.

Ebenso wie eine qualifizierte Kinderanästhesie eine anspruchsvolle Kinderchirurgie erst möglich macht, versteht sich auch die Kinderchirurgie als unterstützender Partner der Kinderanästhesie, im Sinne einer guten und kollegialen Zusammenarbeit zum Wohle des Kindes. In diesem Sinne wünsche ich dem Kompendium Kinderanästhesie viel Erfolg.

Dr. Tobias Schuster
Augsburg, im Juli 2011

Zur Entstehung dieses Buches

Ausgehend von einer Sammlung interner Standards am Klinikum Augsburg, die von **Dr. Christa Haußner** erstmals zu einem Skript zusammengefasst und durch Integration des «Kinderskript für Pflegekräfte» von **Madlen Baldauf** erweitert wurde, entstand zunächst das «Kinderanästhesie-Kompendium», mit dem Ziel, Hilfestellungen und Erfahrungen «aus der Praxis für die Praxis» weiterzugeben. Dieses Kompendium wurde im Laufe der Jahre durch aktuelle Literatur und viele Anregungen sowie konstruktive Kritik weiter verbessert. Für diese Anregungen möchten wir ganz besonders Judith Bucher, Jutta Liebicher, Sabine Najafi und Claudia Tränkner danken.

Von 2002 bis 2008 erschienen von diesem Kompendium insgesamt 7 Auflagen mit über 19.000 Büchern. Mit diesem großen Erfolg hatte niemand von uns gerechnet. Er zeigt uns, dass die Grundidee richtig ist, den in der Kinderanästhesie tätigen Kollegen ein Büchlein an die Hand zu geben, welches prägnant, praxisnah und vor allem – da es in die Kitteltasche passt – patientennah die wichtigsten Fakten aus der Kinderanästhesie vermittelt.

Mit komplett überarbeiteten und aktualisierten Inhalten sowie neuen Kapiteln trat das jetzt in der 2. Auflage vorliegende «Kompendium Kinderanästhesie» im Jahr 2012 die Nachfolge an. Nachdem bei der 1. Auflage die Kapitel «Die schwierige Narkoseeinleitung» und «Das Kind mit Vorerkrankungen» dazugekommen waren, wurde die 2. Auflage um das Kapitel: «Perioperative Versorgung im Aufwachraum» erweitert. Außerdem wurden aktuelle

Leitlinien und Handlungsempfehlungen berücksichtigt. Das vorliegende Buch führt das bewährte Grundkonzept fort, indem es weiterhin vorrangig praxisrelevante Informationen in kurzer Form vermittelt. Es kann und will deshalb kein Ersatz für ein Standardlehrbuch der Kinderanästhesie sein.

Der Bereich der Kinderanästhesie ist eine der ganz großen Herausforderungen unseres Fachgebietes. Fachwissen, Erfahrung und der notwendige Respekt sind neben einer vertrauensvollen Zusammenarbeit mit Kinderchirurgen und allen, die Kinder perioperativ betreuen, wichtige Voraussetzungen, um Kinder optimal zu versorgen. Unsere kleinen Patienten und deren Eltern, die uns ihre Kinder anvertrauen, haben Anspruch auf professionelles und einfühlsames Handeln. Ausgestattet mit dem entsprechenden Fachwissen ist dieser Fachbereich für uns immer wieder ein faszinierendes und sehr befriedigendes Tätigkeitsfeld.

Wir hoffen, dass unser Buch einen Beitrag leisten kann, die Qualität und damit die Sicherheit von Anästhesien bei Kindern zu verbessern. In diesem Sinne wünschen wir dem Leser Sicherheit und Freude im Umgang mit unseren kleinen Patienten.

Jörg Schimpf, Dietmar Craß und Verena Sollmann
Augsburg, im Frühjahr 2018

▪ **Hinweis**

Angaben zu Medikamenten und Dosierungen wurden mit großer Sorgfalt vorgenommen. Trotzdem kann sich der Fehlerteufel einschleichen. **Für Dosierungsangaben können wir deshalb keine Gewähr übernehmen**. Wir bitten, jede Dosierung nachzuprüfen und uns entsprechende Fehler mitzuteilen.

Sämtliche in diesem Buch erwähnten Produkte werden aufgeführt, weil die Verfasser in der klinischen Praxis gute Erfahrungen damit gemacht haben. Keiner der Herausgeber und Autoren hat wirtschaftliche Verbindungen zu einer der genannten Herstellerfirmen.

Inhaltsverzeichnis

18   Komplikationen und Notfälle   219

Simone Grimmer, Barbara Gallitzendörfer-Davidov,
Josef Bihlmayr, Jörg Schimpf, Verena Sollmann,
Dietmar Craß, Philipp Deetjen, Michael Hadrawa

Die Herausgeber

Dr. Jörg Schimpf

Dr. Jörg Schimpf absolvierte sein Medizin-
studium an der Universität Heidelberg. Lud-
wigshafen, Kaiserslautern und Augsburg waren
Stationen seiner Facharztausbildung. Nach
langjähriger Tätigkeit in der Kinderanästhesie
und einem einjährigen Aufenthalt am Kinder-
krankenhaus Amsterdamer Straße in Köln ist er
seit 2008 Oberarzt für den Bereich Kinderanästhesie am Klinikum Augsburg.

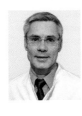

Dr. Dietmar Craß

Dr. Dietmar Craß absolvierte sein Medizin-
studium an der Albert-Ludwigs-Universität in
Freiburg. Seine Facharztausbildung im Fach-
gebiet Anästhesiologie begann er bei
Dr. Dr. Niesel am St. Marienkrankenhaus in
Ludwigshafen/Rhein und beendete diese in
der Klinik für Anästhesiologie und operative
Intensivmedizin am Klinikum Augsburg. Nach
der Facharztausbildung war er als Oberarzt
tätig und leitete den Bereich Kinderanästhesie.
Von 2006 bis 2014 war er Chefarzt der Abteilung für Anästhesiologie und Intensivmedizin
der Klinik Tettnang/Bodensee, anschließend
Zentrumsdirektor des Medizin Campus Boden-
see mit den Kliniken Friedrichshafen, Tettnang,
Weingarten. Seit 2016 arbeitet er in den Privat-
kliniken Lindberg und Bethanien in der Schweiz.
Des Weiteren absolvierte er ein betriebswirt-
schaftliches Weiterbildungsstudium und gra-
duierte zum «Master of Business Administra-

tion». Unter seiner Federführung entstand das «Augsburger Kompendium Kinderanästhesie», das während der letzten 10 Jahre maßgeblich von ihm weiterentwickelt wurde.

Dr. Verena Sollmann

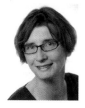

Dr. Verena Sollmann studierte an der Julius-Maximilians-Universität Würzburg Humanmedizin. Ihre Facharztausbildung zur Anästhesistin absolvierte sie am Krankenhaus für Sportverletzte in Lüdenscheid sowie am Klinikum Augsburg. Hier lag ihr Tätigkeitsschwerpunkt in der Kinderanästhesie. Hospitationsaufenthalt bei Dr. M. Jöhr am Kantonsspital in Luzern. Seit 2011 ist sie als Oberärztin am Krankenhaus Wertingen tätig. Ihr besonderes Engagement galt über viele Jahre der Ausbildung von Assistenzärzten in der Kinderanästhesie. Auch sie war maßgeblich an der Entstehung des «Augsburger Kompendium Kinderanästhesie» beteiligt.

Autorenverzeichnis

Bachmann, Norbert, Dr. DESA
Klinik für Anästhesiologie und Operative Intensivmedizin
Klinikum Augsburg
Stenglinstr. 2
86156 Augsburg
norbert.bachmann@klinikum-augsburg.de

Bihlmayr, Josef, Dr.
Klinik für Anästhesiologie und Operative Intensivmedizin
Klinikum Augsburg
Stenglinstr. 2
86156 Augsburg
josef.bihlmayr@klinikum-augsburg.de

Craß, Dietmar, Dr. MBA
Klinik für Anästhesiologie und Intensivmedizin
Privatklinik Lindberg
Schickstr. 11
8400 Winterthur, Schweiz
dietmar.crass@alphacare.ch

Deetjen, Philipp, Dr.
Klinik für Anästhesiologie und Operative Intensivmedizin
Klinikum Augsburg
Stenglinstr. 2
86156 Augsburg
philipp.deetjen@klinikum-augsburg.de

Deisenberg, Markus, Dr. DESA, EDIC
Abteilung für Intensivmedizin und Neonatologie
Kinderspital Zürich
Steinwiesstr. 65
8032 Zürich, Schweiz
markus.deisenberg@kispi.uzh.ch

Dietrich, Carolin, DESA
Klinik für Anästhesiologie und Operative Intensivmedizin
Klinikum Augsburg
Stenglinstr. 2
86156 Augsburg
carolin.dietrich@klinikum-augsburg.de

Gallitzendörfer-Davidov, Barbara, Dr.
Klinik für Anästhesiologie und Operative Intensivmedizin
Klinikum Augsburg
Stenglinstr. 2
86156 Augsburg
barbara.gallitzendörfer-davidov@klinikum-augsburg.de

Gerheuser, Florian, Dr.
Klinik für Anästhesiologie und Operative Intensivmedizin
Klinikum Augsburg
Stenglinstr. 2
86156 Augsburg
florian.gerheuser@klinikum-augsburg.de

Grimmer, Simone, Dr.
Klinik für Anästhesiologie und Operative Intensivmedizin
Klinikum Augsburg
Stenglinstr. 2
86156 Augsburg
simone.grimmer@klinikum-augsburg.de

Hadrawa, Michael, Dr.
Klinik für Anästhesiologie und Operative Intensivmedizin
Klinikum Augsburg
Stenglinstr. 2
86156 Augsburg
michael.hadrawa@klinikum-augsburg.de

Quatember, Christoph
Klinik für Kinder und Jugendliche/Kinderintensivstation
Klinikum Augsburg
Stenglinstr. 2
86156 Augsburg
christoph.quatember@klinikum-augsburg.de

Schimpf, Jörg, Dr.
Klinik für Anästhesiologie und Operative Intensivmedizin
Klinikum Augsburg
Stenglinstr. 2
86156 Augsburg
joerg.schimpf@klinikum-augsburg.de

Sollmann, Verena, Dr.
Abteilung für Anästhesiologie und Operative Intensivmedizin
Kreiskrankenhaus Wertingen
Ebersberg 36
86637 Wertingen
verena.sollmann@khdw.de

Abkürzungen

A.	Arteria
AF	Atemfrequenz
AGS	adrenogenitales Syndrom
AHF	angeborener Herzfehler
ALL	akute lymphatische Leukämie
ALTE	«acute life threatening event»
AML	akute myeloische Leukämie
AMV	Atemminutenvolumen
ANV	akutes Nierenversagen
ASD	Vorhofseptumdefekt
AT	Adenotomie
AWR	Aufwachraum
AZV	Atemzugvolumen
BB	Blutbild
BCG	Bacillus Calmette-Guérin (attenuierter TB-Lebendimpfstoff)
BDK	Blasendauerkatheter
BE	«base excess»
BGA	Blutgasanalyse
BPD	bronchopulmonale Dysplasie
BSK	Bronchoskopie
BURP	«backward, upward and rightward pressure»
BV	Blutvolumen
BZ	Blutzucker
CATS	«continuous autotransfusion system»
CBF	zerebraler Blutfluss
CF	zystische Fibrose
CH	Charrière (3 CH = 1 mm)
CK	Kreatinkinase
CMV	Zytomegalievirus
CPP	zerebraler Perfusionsdruck
CPR	kardiopulmonale Reanimation
CRP	C-reaktives Protein

DIC	disseminierte intravasale Gerinnung
DK	(Blasen-) Dauerkatheter
ECMO	extrakorporale Membranoxygenierung
ED	Einzeldosis
EK	Erythrozytenkonzentrat
EMLA	eutektische Mischung von Lokalanästhetika
EPMS	extrapyramidalmotorische Störungen
et	endotracheal
etCO$_2$	endtitales CO$_2$
ETT	Endotrachealtubus
EZV	Extrazellularvolumen
F	French (3 F = 1 mm)
FDA	Food and Drug Administration (der USA)
FEV$_1$	«forced expiratory pressure in 1 second» (Einsekundenkapazität)
FFP	gefrorenes Frischplasma («fresh frozen plasma»)
FG	Frühgeborenes
FiO$_2$	inspiratorische Sauerstofffraktion
FRC	funktionelle Residualkapazität
FS	Fettsäure
G	Gauge
G-6-P	Glukose-6-Phosphat
GCS	«Glasgow Coma Scale»
GFR	glomeruläre Filtrationsrate
GGW	Geburtsgewicht
GIT	Gastrointestinaltrakt
Glc	Glukose
GvH	Graft versus Host (-Reaktion)
GW	Gestationswoche
h	Stunde
Hb	Hämoglobin
HDM	Herzdruckmassage
HES	Hydroxy-Ethyl-Stärke
HF	Herzfrequenz
Hkt	Hämatokrit

HLHS	hypoplastisches Linksherzsyndrom
HME	«heat/moisture exchange»
HRS	Herzrhythmusstörung
HWS	Halswirbelsäule
HWZ	Halbwertzeit
HZV	Herzzeitvolumen
i.m.	intramuskulär
i.o.	intraossär
i.v.	intravenös
IBP	invasive Blutdruckmessung
ICP	intrakranieller Druck
ICR	Interkostalraum
ID	Innendurchmesser
IIB	Ilioinguinalisblockade
IMV	«intermittent mandatory ventilation»
IPPV	volumenkontrollierte Beatmung
IRDS	«infant respiratory distress syndrome»
ITN	Intubationsnarkose
KDA	Kaudalanästhesie
KG	Körpergewicht
KHK	koronare Herzkrankheit
KI	Kontraindikation *oder* Kurzinfusion (je nach Zusammenhang)
KIE	Kallikrein-Inhibitor-Einheit
KK	Kleinkind
KL	Körperlänge
KOF	Körperoberfläche
L	lumbal
LA	Lokalanästhetikum
LD	«loading dose»
LJ	Lebensjahr
LM	Lebensmonat
LMA	Larynxmaske
LOR	«loss of resistance»
LT	Lebenstag
LUFU	Lungenfunktionsuntersuchung

| LW | Lebenswoche |
| LZT | Langzeittherapie |

M	Maske
MAC	minimale alväoläre Konzentration
MAP	mittlerer arterieller Druck
MAT	maschinelle Autotransfusion
MCL	Medioklavikularlinie
MH	maligne Hyperthermie
mm ID	Millimeter Innendurchmesser
MMC	Meningomyelozele
MODY	«maturity-onset diabetes of the young»
MOV	Multiorganversagen
MS	Magensonde

N_2O	Lachgas
ndMR	nichtdepolarisierendes Muskelrelaxans
NEC	nekrotisierende Enterokolitis
NG	Neugeborenes
NIBP	nichtinvasive Blutdruckmessung
NIV	nichtinvasive Beatmung
NME	neuromuskuläre Erkrankungen
NNR	Nebennierenrinde
NO	Stickstoffmonoxid
NRS	Numerische Rating-Skala
NSAR	nichtsteroidales Antirheumatikum
NW	Nebenwirkung

ÖGD	Ösophagogastroduodenoskopie
OMG	Omphalozele, Makroglossie (Beckwith-Wiedemann-Syndrom)
OSAS	obstruktives Schlafapnoesyndrom

p.o.	per os
päd-ED	pädiatrisches postnarkotisches Emergence-Delir
PALS	«pediatric advanced life support»
paO_2	arterieller Sauerstoffpartialdruck
PAP	pulmonalarterieller Druck
PCA	patientenkontrollierte Analgesie

PCPC	partielle cavopulmonale Anastomose
PCV	druckkontrollierte Beatmung
PDA	Periduralanästhesie *oder* persistierender Ductus arteriosus (je nach Zusammenhang)
PDK	Periduralkatheter
PEEP	positiver endexspiratorischer Druck
PFA	«platelet function analyzer»
PFC	persistierende fetale Zirkulation
PIP	Beatmungsspitzendruck
PONV	«postoperative nausea and vomiting» (postoperative Übelkeit und Erbrechen)
PPHN	persistierende pulmonale Hypertonie
PPV	«pulse pressure variation»
PSV	druckunterstützte Beatmung
PVR	pulmonaler Gefäßwiderstand
PWB	Peniswurzelblock
QF	Querfinger
RAE-Tubus	Ring-Adair-Elwyn-Tubus (die drei Entwickler des Tubus)
rh-negativ	Rhesus-negativ
RKZ	Rekapillarisierungszeit
RM	Rückenmark
ROP	«retinopathy of prematurity»
ROSC	«return of spontaneous circulation»
RR	Blutdruck
RSB	Rektusscheidenblock
RSI	«rapid sequence induction»
RVOTO	rechtsventrikuläre Ausflusstraktobstruktion
S	sakral
SAB	Subarachnoidalblutung
SG	Säugling
SHT	Schädel-Hirn-Trauma
SIADH	Syndrom der inadäquaten ADH-Ausschüttung
SIDS	«sudden infant death syndrome»

SK	Schulkind
SPA	Spinalanästhesie
SpO$_2$	Sauerstoffsättigung (pulsoxymetrisch gemessen)
SSW	Schwangerschaftswoche
SV	Schlagvolumen
SVR	systemischer Gefäßwiderstand
SVT	supraventrikuläre Tachikardie
T, T-Sonde	Temperatursonde
TAP	Transversus-abdominis-plane-Block
TCPC	totale cavopulmonale Anastomose
TD	Tagesdosis
TE	Tonsillektomie
TIVA	total intravenöse Anästhesie
TK	Thrombozytenkonzentrat
TÖF	tracheoösophageale Fistel
TT	Trachealtubus
Tx	Thorax
UKG	Ultraschallkardiografie
US	Ultraschall
V.	Vena
V. a.	Verdacht auf
VAS	Visuelle Analogskala
VCI	Vena cava inferior
VE	Vollelektrolytlösung
VF	Kammerflimmern
VIP	vasoaktives intestinales Peptid
VSD	Ventrikelseptumdefekt
VT	ventrikuläre Tachykardie oder Tidalvolumen (je nach Zusammenhang)
vWF	von-Willebrand-Faktor
vWJ-Syndrom	von-Willebrand-Jürgens-Syndrom

WD	Wirkdauer oder Wiederholungsdosis (je nach Zusammenhang)
Wdh.	Wiederholung
WRI	Wundrandinfiltration
Z. n.	Zustand nach
ZAS	zentrales anticholinerges Syndrom
ZNS	zentrales Nervensystem
ZVD	zentraler Venendruck
ZVK	zentraler Venenkatheter

Anatomische und physiologische Besonderheiten im Kindesalter

Verena Sollmann

© Springer-Verlag GmbH Deutschland,
ein Teil von Springer Nature 2018
J. Schimpf, D. Craß, V. Sollmann (Hrsg.), *Kompendium Kinderanästhesie*
https://doi.org/10.1007/978-3-662-54398-6_1

1.1   Lebensabschnitte des Kindes

Eine Zusammenstellung findet sich in ◘ Tab. 1.1.

◘ Tab. 1.1 Lebensabschnitte bei Kindern	
Frühgeborenes (FG)	Geburt vor der 37. SSW
Neugeborenes (NG)	1. LT bis 28. LT
Säugling (SG)	2. LM bis 12. LM
Kleinkind (KK)	2. LJ bis 5. LJ
Schulkind (SK)	6. LJ bis 14. LJ

1.2   Respiratorisches System

Eine Zusammenfassung der respiratorischen Kenndaten findet sich in ◘ Tab. 1.2.

◘ Tab. 1.2 Respiratorische Kenndaten im Vergleich		NG	Erwachsene
O_2-Verbrauch	[ml/kg/min]	6	3
CO_2-Produktion	[ml/kg/min]	6	3
Alveoläre Ventilation : FRC		5:1	2:1
Pulmonale Compliance	[ml/mbar]	5	80

▬ Folgen der im Verhältnis zur alveolären Ventilation kleinen FRC:
   ▬ **Nachteil:** relativ geringer «Sauerstofftank» während Apnoe → **Hypoxie!**
   ▬ **Vorteil:** schnelle inhalative Narkoseeinleitung

- Compliance pulmonal: niedrig (◘ Tab. 1.2),
  Compliance thorakal: hoch
- Closing Capacity > FRC (bis 6. LJ) (▶ Abschn. 5.2)
  - erhöhte Gefahr der Atelektasenbildung
- Hoher Atemwegswiderstand, hohe Atemfrequenz
  - Schnelle muskuläre Erschöpfung
  - Rasche Atelektasenbildung
- Kehlkopf steht höher ($C_{3/4}$) und mehr anterior,
  Epiglottis groß, U-förmig
  - Bei NG/SG zur Maskenbeatmung und zur
    Intubation: Neutralstellung des Kopfes, allenfalls
    Schnüffelposition, Schulterrolle (Reklination des
    Kopfes kann zur Verlegung der Atemwege führen)
    (▶ Abb. 4.1)
- Physiologisch «große» Zunge: mögliches Intubations-
  hindernis, Verlegung der Atemwege
- **Bis 8. LJ:** engste Stelle subglottisch (= Krikoid)
- Trachea verläuft nach ventral → Tubus stößt häufig an
  die Tracheavorderwand (**Cave!** Verletzungsgefahr –
  Perforation bei FG!)
  - Zur Intubation Tubus evtl. rotieren oder Absaug-
    katheter als Intubationsleitschiene verwenden
    (▶ Abb. 16.3)
- Vulnerable Schleimhäute
  - **Cave!** Ödem
- Erhöhter Vagotonus: Speichelsekretion ↑

- **Trigger für pulmonale Widerstandserhöhung
  (PVR ↑), die zur Wiedereröffnung fetaler Kurz-
  schlüsse mit Re-Li-Shunt im NG-Alter führen**
- Hypoxie
- Hyperkapnie
- Azidose
- Atelektase
- Hoher Beatmungsdruck

- Hoher Hämatokritwert
- Stress → Katecholamine ↑

❶ Cave!
Wiedereröffnung fetaler Kurzschlüsse mit Re-Li-Shunt im NG-Alter = PFC («persistent fetal circulation») → Hypoxämie, Azidose.

- **Gegenmaßnahmen**

Senkung des *pulmonalen* Widerstandes durch
- Hyperventilation
- Gabe von 100 % Sauerstoff
- Analgosedierung
- Morphin

Erhöhung des *peripheren* Widerstandes durch
- Volumen
- Noradrenalin
- Kompression der Femoralarterien

1.3   Kardiovaskuläres System

Siehe ▶ Tab. 1 «Physiologische Kenndaten» in ▶ Kap. 23.2.
- **Erhöhter Vagotonus**
  - Bradykardieneigung bei Hypoxämie, Stress
  - Geringe Neigung zu Kammerflimmern
  - Höhere Katecholamindosen möglich (und nötig)
- **NG**
  - HF <60/min ≙ Kreislaufstillstand → Reanimation
- **HZV wird über HF reguliert**, da SV nicht steigerbar
  - **Cave!** Wache Kinder, insbesondere NG und SG, haben eine ausgeprägte Fähigkeit, den Blutdruck bei einer Hypovolämie lange aufrecht zu erhalten
  - **In Narkose** hingegen ist der Blutdruck ein guter Hypovolämieindikator

▬ **MAP (Zielwerte)**
  ▬ FG: >30 mmHg
  ▬ NG <6 Mo: >35 mmHg
  ▬ NG >6 Mo: >43 mmHg

❯ Faustregel bei Frühgeborenen
MAP = Geburtswoche + Lebenswoche [mmHg]

1.4 Nervensystem

▬ Die **Myelinisierung** der Nervenfasern ist erst im 14. LJ abgeschlossen
  ▬ **Folgen**
    – Niedrigere Lokalanästhetikakonzentrationen sind zur Nervenblockade ausreichend
    – Anschlagszeit sowie Wirkdauer sind kürzer (z. B. Spinalanästhesie/Kaudalanästhesie bei FG/NG)
▬ Die **Blut-Hirn-Schranke** ist bei NG durchlässig für nicht-ionisierte, lipophile Substanzen, die im Hirngewebe kumulieren können, z. B. Propofol, Opiate, Bilirubin
▬ Bei **reifen NG** ist die **Autoregulation** der Hirngefäße schon **intakt**, die Gefäßwände jedoch noch sehr fragil und dünnwandig
  ▬ Erhöhte Gefahr einer **Hirnblutung** infolge Störung der Autoregulation durch Azidose, Hyperkapnie und Hypokapnie
▬ Bei **FG und unreifen NG** ist die **Autoregulation** der Hirngefäße noch **nicht intakt**
  ▬ **Folgen:**
    – Erhöhte Gefahr von **Hirnblutungen durch Zunahme des CBF**: starke Blutdruckschwankungen, rasche Osmolaritätsänderungen, Hyperkapnie, Hypoglykämie, Anämie, Übertransfusion, Schmerzen

- Erhöhte Gefahr einer **hypoxisch-ischämischen Enzephalopathie** mit Entwicklung einer periventrikulären Leukomalazie **durch Abnahme des CBF**: Hypokapnie (paCO$_2$ nicht <30 mmHg), Hypotonie, offener Ductus arteriosus mit retrogradem diastolischen Fluss

!() **Cave!**
Gefährlich ist vor allem die Kombination aus Hypotonie und Hypokapnie!

- Die **sympathische Innervation** ist auch beim reifen NG noch unvollständig (z. B. am Herzen)
  - **Folgen**
    - Höhere Plasmakatecholaminspiegel
    - Hohe Spinalanästhesie/Kaudalanästhesie mit «Sympathikusblockade» hat **nahezu keine Kreislaufwirkung**
- Der **Barorezeptorenreflex** ist noch unreif, daher geringere Hypovolämietoleranz
- Die **Wirbelsäule** wächst schneller als das Rückenmark (◻ Tab. 1.3)
- Das **epidurale Fettgewebe** ist locker
  - **Folgen**
    - Nach kaudaler Injektion ist die Ausbreitung des Lokalanästhetikums bis in mittlere thorakale Segmente möglich

◻ **Tab. 1.3** Anatomie des Rückenmarks in Abhängigkeit vom Alter

	RM	Duralsack	Liquor [ml/kg]
NG	L$_3$	S$_4$	4
1. LJ	L$_{1/2}$	S$_{2-3}$	2
Erwachsene	L$_{1/2}$ (3 % bei L$_{2/3}$)	S$_{1-2}$	2

- Ebenso ist das Vorschieben eines PDK von kaudal bzw. lumbal bis thorakal möglich (z. B. unter sonografischer Kontrolle)

Unreife der Atemregulation

- Häufig bei FG <44. postkonzeptionelle Woche, ab der 60. postkonzeptionellen Woche nur noch sporadisch
- Klinisch: periodische Atmung mit Apnoen (>30 s führt zu Sättigungsabfall sowie Bradykardie)
- Der Atemantrieb wird vor allem durch Hyperkapnie und weniger durch Hypoxie getriggert

❶ **Cave!**
Zunahme von Apnoen durch Sedativa, Narkotika, Hypoglykämie, Hypothermie, Anämie!

- **Besonderheit bei Opioiden**

- μ-Opioidrezeptoren im Hirnstamm (Atemzentrum) sind früher und zahlreicher entwickelt als im Großhirn (Analgesie)
- **Folge:** Der **therapeutische Abstand** zwischen Analgesie und Atemdepression ist beim NG **geringer** als beim Erwachsenen

- **Nozizeptives System**

Kinder können ab der (16.–)24. Gestationswoche Schmerzen empfinden!

Da bei FG/NG die körpereigene Schmerzhemmung noch unvollständig ausgebildet ist – nozizeptive Nervenfasern entwickeln sich vor den inhibitorischen Schmerzbahnen – haben FG eine deutlich niedrigere Schmerzschwelle sowie ein stärkeres und verlängertes Schmerzempfinden (Allodynie, Hyperalgesie).

Zudem können schmerzhafte, nozizeptive Erfahrungen im frühen Kindesalter bei inadäquater Schmerztherapie die

Schmerzantwort im späteren Leben nachhaltig verändern (Entwicklung einer Allodynie und einer Hyperalgesie).

> ❯ Je jünger ein Kind ist, desto stärkere Schmerzen kann es empfinden. Frühgeborene empfinden Schmerzen stärker als Neugeborene!

1.5   Metabolismus, Wasser-Elektrolyt-Haushalt

Die altersabhängigen Kenndaten des Flüssigkeitshaushaltes finden sich in ◘ Tab. 1.4.

- Nierenreife: 6. bis 12. LM; vorher relativer Na^+- und H_2O-Verlust
- Nierenschwelle
    - NG/SG: 15.000 Dalton; Kumulationsgefahr von HES
    - Erwachsene: 50.000 Dalton
- Konzentrationsfähigkeit der Niere:
    - Kind 600 mosmol/l
    - Erw. >1.000 mosmol/l
- Urinproduktion: 1–2 ml/kg/h
- Leberreife: 12. LM; zuvor Hypoglykämieneigung, verzögerter Medikamentenabbau

◘ **Tab. 1.4** Flüssigkeitshaushalt in Abhängigkeit vom Alter			
	FG	NG/SG	KK
Wasserbestand [%]	90	80	60
Extrazellulärvolumen [% kg KG]	Bis 60	50	20 (>1. LJ)
Flüssigkeitsbedarf [ml/kg/Tag]	180	150/120	100

- 3-fach höherer Grundumsatz mit 3-fach höherer Perspiratio insensibilis als Erwachsene
- Plasmaproteinkonzentration bei FG/NG noch niedrig → gesteigerte Wirkung von Medikamenten mit hoher Plasmaproteinbindung

---

Berechnung der Körperoberfläche

$$\text{Körperoberfläche}\left[m^2\right] = \sqrt{\frac{\text{Größe [cm]} \times \text{KG [kg]}}{3.600}}$$

1.6 Thermoregulation

- Wärmeverluste besonders durch feuchte Haut in kaltem Luftzug auf kalter Unterlage
- Für FG zusätzlich hohe Strahlungsverluste

> **Für Früh- und Neugeborene gilt:**
> - Temperatur <36°C
>   → Gefahr von Apnoe, Bradykardie
> - Temperatur <28°C
>   → Gefahr von Kammerflimmern

- **Folgen der perioperativen Hypothermie**
- Anstieg des postoperativen O_2-Bedarfs (bis 300 %)
- paO_2-Abfall
- Anstieg des Noradrenalinspiegels
- Anstieg des pulmonalen Widerstands (PVR)
  - **Cave!** Ggf. Re-Li-Shunt bei noch offenem Foramen ovale oder offenem Ductus Botalli (s. o.)
    → Persistent fetal circulation (PFC) → Hypoxämie, Azidose (▶ Abschn. 20.2.4)

- Linksverschiebung der O_2-Bindungskurve
  → Erschwerte O_2-Abgabe an das Gewebe
- Abnahme von Myokardkontraktilität, Herzfrequenz und Herzzeitvolumen
- Gestörte Glukoseverwertung
- Verlangsamte Elimination von Medikamenten
- Gerinnungsstörung

- **Maßnahmen**
- Temperaturmessung großzügig anwenden
- Heizen des OP-Saals **(SG 26–28°C, NG 28°C, FG 30°C)**
- Wärmematte z. B. Operatherm 202 W mit Gelmatte (sollte mindestens 30 min vor Einleitung eingeschaltet werden)
- WarmTouch
- »Bair Hugger«
- Wärmestrahler (z. B. Fisher & Paykel) → insbesondere bei langen Narkoseeinleitungen (vor allem bei FG)
- Abdeckung mit Folie (inklusive Kopf)
- Angewärmte Infusionen und angewärmte chirurgische Spüllösungen
- OP im Inkubator (z. B. Ductusligatur oder Anlage eines Rickham-Reservoirs beim FG)

> Ein entkleidetes Neugeborenes bei 23°C Zimmertemperatur entspricht einem entkleideten Erwachsenen bei 1°C.

Prämedikationsvisite und Prämedikation

Florian Gerheuser

© Springer-Verlag GmbH Deutschland,
ein Teil von Springer Nature 2018
J. Schimpf, D. Craß, V. Sollmann (Hrsg.), *Kompendium Kinderanästhesie*
https://doi.org/10.1007/978-3-662-54398-6_2

2.1   Prämedikationsvisite

2.1.1   Erheben einer gründlichen (Fremd-) Anamnese

- Schwangerschafts-/Geburtsverlauf, Vorerkrankungen
- Anästhesieprobleme oder Muskelerkrankungen in der Familie
- Exposition gegenüber Zigarettenrauch
- Standardisierte Blutungsanamnese von Kind und Blutsverwandten
  Fragebogen z. B. unter: http://www.ak–kinder anaesthesie.de/fachmaterial/stellungnahmen.html
  - Gehäuftes Nasenbluten? Blaue Flecken? Petechiale Blutungen?
  - Verlängerte Blutung nach AT, TE oder Zahn-extraktionen?
  - Familiäre Blutgerinnungsstörung?
  - NSAR-Einnahme?
  - NG ohne postpartale Vitamin K-Gabe: Gerinnungstest erforderlich

2.1.2   Körperliche Untersuchung

Mindestens
- Inspektion von Hals-Rachen-Raum und eventuellen Punktionsstellen
- Auskultation von Herz und Lunge

2.1.3 Impfungen

Es ist unklar, ob der Erfolg einer Impfung von einer nachfolgenden Operation bzw. Anästhesie beeinträchtigt wird. Zudem kann Fieber sowohl nach einer Impfung als auch nach einem Eingriff auftreten, was die Zuordnung erschwert. Es wird daher empfohlen, bei elektiven Eingriffen folgende Abstände zu einer vorangegangenen Impfung einzuhalten:

- **Lebendimpfstoffe: 14 Tage**
  - Bakteriell: BCG, Typhus (oral)
  - Viral: Masern, Mumps, Röteln, Gelbfieber, Windpocken, Poliomyelitis (oral)
- **Totimpfstoffe: 3 Tage**
  - Bakteriell: Cholera, Typhus (parenteral), Pertussis, Haemophilus Influenzae B, Pneumokokken, Meningokokken, Tetanus, Diphtherie
  - Viral: Influenza, Hepatitis A und B, FSME, Japan-Enzephalitis, Poliomyelitis (parenteral), Rabies

2.1.4 Exposition gegenüber infektiösen Erkrankungen

In ◻ Tab. 2.1 finden sich die Inkubationszeiten, die vor elektiven OPs abgewartet werden sollen.

◻ **Tab. 2.1** Inkubationszeiten, die vor elektiven OPs abgewartet werden sollten

Erkrankung	Inkubationszeit [Tage]
Diphtherie	1–7
Masern	10–18
Meningokokken	1–7
Mumps	14–24
Pertussis	7–21
Röteln	14–21
Scharlach	2–7
Tetanus	1–24 (im Einzelfall: Monate)
Windpocken	10–20

2.1.5 Labordiagnostik

❯ Kleinere Operationen (einschließlich AT und TE), ebenso wie die Anlage einer Kaudalblockade erfordern **keine** Bestimmung von Laborwerten, wenn die Kinder anamnestisch gesund sind, keine klinischen Zeichen einer Blutungsneigung sowie eine leere familiäre Gerinnungsanamnese haben!

Bei Hinweisen auf das Vorliegen einer Blutgerinnungsstörung sollte im Rahmen einer gezielten Gerinnungsdiagnostik auch nach einem von-Willebrand-Jürgens-Syndrom gefahndet werden.

Bei Kindern mit Komorbidität, bzw. vor Eingriffen mit möglicherweise kritischem Blutverlust, sind neben der Bestimmung von Quick, PTT und Thrombozyten eine Blutgruppenbestimmung und ggf. die Bereitstellung von Erythrozytenkonzentraten sinnvoll.

2.1.6 Zusatzdiagnostik

Ein **Ruhe-EKG** bringt beim gesunden Kind keine Zusatzinformation, ist schwer zu interpretieren und führt daher eher zu Fehldiagnosen. Bei kardiologischer Komorbidität, Herzrhythmusstörungen bzw. dem Vorhandensein eines Herzschrittmachers, empfiehlt sich die präoperative Vorstellung bei einem Kinderkardiologen.

Die **Echokardiographie** als dynamische Funktionsuntersuchung hat zumeist mehr Aussagekraft.

Ein **Röntgen-Thorax** ist nur bei entsprechender gezielter Fragestellung gerechtfertigt.

2.1.7 Aufklärung

- **Anästhesieverfahren:** Maske, LMA, ITN, (Analgo-) Sedierung
- **Regionalanästhesieverfahren** und **postoperative Schmerztherapie** (▶ Kap. 10, Kap. 13)
    - Kaudalblockade, Peniswurzelblockade, Ilioinguinalblockade, (thorakale) PDA, etc.
    - Patientenkontrollierte Analgesie (PCA) oder eltern- bzw. pflegekontrollierte Analgesie
- **Erhöhtes Risiko** (z. B. Aspiration, FG mit persistierender fetaler Zirkulation)

- **Ggf. erweitertes Monitoring, ggf. Bluttransfusion:** Ductus Botalli-Verschluss, Gastroschisis, nekrotisierende Enterocolitis (NEC), Ösophagusatresie, Zwerchfellhernie, Thorakotomie, Neuroblastom, Nephroblastom
- **Ggf. Intensivüberwachung** (z. B. FG mit Apnoe-Bradykardie-Syndrom oder BPD)
- **Postoperatives Apnoemonitoring**
  - Bei FG bis zur 60. postkonzeptionellen Woche
  - Apnoeepisoden in der Anamnese
  - NG und SG <6. LM
- **«Off label-use»** vieler Medikamente, für die es im speziellen Setting der Kinderanästhesie keine Zulassung gibt und aus mangelndem Interesse der Pharmaindustrie wohl auch nie geben wird

2.1.8 Präoperative Nüchternheit

<1 Jahr
- 2 h-Karenz für klare Flüssigkeiten
- 4 h-Karenz für alles andere (inklusive Muttermilch)

≥1 Jahr
- 2 h-Karenz für klare Flüssigkeiten
- 6 h-Karenz für alles andere

«Klare Flüssigkeiten» enthalten kein Fett, keine Partikel, keinen Alkohol: z. B. Tee, Apfelsaft, Wasser, Mineralwasser, Limonade, Cola.

«Alles andere» – egal, ob fest oder flüssig – erfordert eine längere Nahrungskarenz (dazu zählen auch Muttermilch, Milchnahrung und Brei).

Bei geänderten Operationszeiten sollten die Nüchternzeiten telefonisch mit der Pflegestation abgesprochen werden.

Prolongierte Nüchternzeiten werden von Kindern schlecht toleriert. Insbesondere Früh- und Neugeborene sowie junge Säuglinge können bereits nach wenigen Stunden fehlender Flüssigkeits- und Nahrungszufuhr in ein Volumendefizit und eine katabole Stoffwechsellage geraten.

Traumen und Erkrankungen mit starker Beeinträchtigung des Allgemeinbefindens verzögern die Magenentleerung.

❯ Bei Kindern mit Traumen und Erkrankungen mit starker Beeinträchtigung des Allgemeinbefindens macht es keinen Sinn, die formale Nüchternheitsgrenze abzuwarten!

Vielmehr sind diese Kinder als «nicht nüchtern» zu behandeln und bei Erfordernis einer Allgemeinanästhesie entsprechend zu intubieren.

2.1.9 Akuter Infekt der oberen Atemwege

- Ein einfacher Infekt der oberen Atemwege («runny nose») ist keine Kontraindikation für eine Allgemeinanästhesie
- Ein elektiver Eingriff sollte bei folgenden Symptomen verschoben werden
  - **Fieber >38,5°C**
  - **Produktiver Husten**
  - **Giemen, Brummen, evtl. Rasselgeräusche**
  - **Allgemeines Krankheitsgefühl**
- Bei Kindern, die aufgrund eines durch den Eingriff zu sanierenden Fokus praktisch nie gänzlich infektfrei sind, muss im Einzelfall entschieden werden, ob die Infektsymptome noch toleriert werden können

- Verzicht auf eine Intubation zugunsten einer LMA senkt die Rate respiratorischer Komplikationen bei diesen Patienten
- Präoperative Inhalation von Salbutamol senkt bei Infekt der oberen Atemwege innerhalb der letzten 6 Wochen die Rate perioperativer Atemwegskomplikationen; Dosierung s. ▶ Abschn. 12.2

2.1.10 Perioperative Kortisonsubstitution bei chronischer Kortikoideinnahme

Weiterführende Informationen finden sich in ▶ Abschn. 19.4.1.

2.1.11 Perioperative Endokarditis-prophylaxe

Weiterführende Informationen finden sich in ▶ Abschn. 19.8.6.

2.2   Prämedikation

- EMLA-Creme: **E**utektische **M**ischung von **L**okal**a**näs-thetika (Öl-in-Wasser-Emulsion)
    - **Lidocain 2,5 %** (25 mg) *plus* **Prilocain 2,5 %** (25 mg) pro 1 g Creme
    - Zulassung ab 37. GW, SG <3. LM nicht mehr als ein EMLA-Pflaster wg. MetHb-Bildung (Prilocain)

- **Procedere**
- Auf Narkoseprotokoll: Applikationsort und -zeit angeben
    - **Ziel:** EMLA-Creme **90 min** vor OP auftragen und mit Folie abdecken
- Bei Ankunft im Kinder-AWR bzw. -Vorbereitungs-raum Folie **sofort** entfernen
    - **Ziel: 20–30 min** vor Punktion entfernen (sonst Vasokonstriktion und verquollene Haut)

- **Empfehlung**
- Bei Änderung des OP-Plans: Station anrufen und bitten, EMLA zeitgerecht aufzukleben

2.2.1 Medikamentöse Prämedikation

> Keine medikamentöse Prämedikation von Neugebo-renen und Säuglingen, bei denen die Trennung von der Bezugsperson noch keine Stressreaktion auslöst («Fremdeln» – selten vor dem 7. LM).

- Das erste Kind wird unmittelbar nach Ankunft im Kinder-AWR/-Vorbereitungsraum prämediziert (Die Gabe eines Sedativums auf der peripheren Pflegesta-tion setzt einen zügigen Transport des Kindes in den OP-Bereich voraus)
- Nachfolgende Prämedikationen erfolgen nach Rück-sprache mit dem Anästhesisten

▣ Tab. 2.2 Dosierung von Midazolam zur Prämedikation

	Dosierung [mg/kg]	max. Dosis [mg]	Wirkungsoptimum [min]	Bemerkungen
rektal	0,75–**1,0**	15	10–15	Wirkt prompt
nasal	**0,2**	5	10	Mit «MAD» (s. u.), kann brennen
oral	**0,5**–1,0	10	20–30	Oft unzuverlässig, schmeckt bitter

- **Prämedikation mit Midazolam (bis 20 kg)**
  (▣ Tab. 2.2)
- **Midazolam rektal:** Ampulle (5 mg/ml); Applikator mit Salbe/Gel benutzen, ggf. mit NaCl 0,9 % auf Gesamtvolumen von max. 3 ml aufziehen; Applikation durch die Eltern oft am «schonendsten». **Cave!** Keine rektale Gabe bei Kindern mit onkologischen Erkrankungen (Sepsisgefahr)
- **Midazolam nasal:** Ampulle (5 mg/ml); Midazolam unverdünnt in 2-ml-Spritze aufziehen, mittels «Mucosal Atomizing Device» (MAD300, Fa. LMA, ▣ Abb. 2.1)

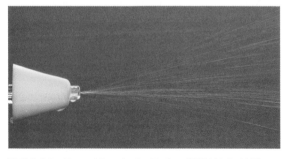

▣ Abb. 2.1 «Mucosal Atomization Device» (MAD300, Fa. LMA)

in die Nase sprühen, optimale Resorption über Nasenschleimhaut (nicht in den Rachen spritzen, Midazolam
schmeckt bitter)
- **Midazolam-Saft:** 2 mg/ml; mit Spritze dosieren, im
  Becher verabreichen (z. B. mit Himbeersirup)

Bezüglich der Applikationsweise die Präferenzen des Kindes
(laut Eltern) berücksichtigen.
  Dosierung:
- **20–30 kg:** Midazolam in Maximaldosierung (❏ Tab. 2.2)
- **30–50 kg:** Midazolam 3,75 mg p.o. oder Dikalium-
  chlorazepat 10 mg p.o.
- **ab 50 kg:** Midazolam 7,5 mg p.o. oder Dikaliumchlora-
  zepat 20 mg p.o.

❯ «Echte paradoxe Wirkungen auf Midazolam sind
  selten – meist handelt es sich um eine ungenügende
  Wirkung!» (M. Jöhr)

- **Alternativen (z. B. nach paradoxer Reaktion
  auf Midazolam)**

Clonidin
- 2–4 µg/kg p.o.
- 5 µg/kg rektal
- Koanalgetischer Effekt, aber lange Sedierung bis
  zu 24 h
- **Nicht** für ambulante Eingriffe

S-Ketamin
- 5 mg/kg rektal
- Wirkmaximum später als nach Midazolam (45 min)
- **Cave!** Hypersalivation
- Lange Wirkdauer, daher ungünstig bei kurzen Eingriffen
  (verzögertes Erwachen) und im ambulanten Umfeld

◻ Tab. 2.3 Midazolam und S-Ketamin zur Analgosedierung

Applikation	Rektal		Nasal	
	Dosis [mg/kg]	Maximum [mg]	Dosis [mg/kg]	Maximum [mg]
Midazolam	0,6–1,0	15	0,2	5
S-Ketamin	1–2	25	1	25

2.2.2 Analgosedierung bei Kindern mit Schmerzen

Vor Lagerungsmaßnahmen können, bei fehlendem i.v.-Zugang, Midazolam und S-Ketamin rektal oder nasal appliziert werden.

Die Gabe von Midazolam und S-Ketamin ist in der in ◻ Tab. 2.3 genannten Dosierung auch in Kombination möglich (und kann in einer Spritze aufgezogen werden).

Vorbereitungen für eine Kindernarkose

Josef Bihlmayr, Jörg Schimpf

© Springer-Verlag GmbH Deutschland,
ein Teil von Springer Nature 2018
J. Schimpf, D. Craß, V. Sollmann (Hrsg.), *Kompendium Kinderanästhesie*
https://doi.org/10.1007/978-3-662-54398-6_3

- Heizen des Saals bei FG, NG und SG (▶ Abschn. 23.4 Gesamtübersicht)
- Wärmematte, z. B. Operatherm 202 W (Fa. Kanmed) mit Gelmatte (sollte mindestens 30 min vor Einleitung eingeschaltet werden)
- Alternativ bei langen Eingriffen und/oder sehr kleinen Kindern: Wärmedecke (z. B. «Bair Hugger») oder Wärmelampe
- Am Beatmungsgerät bzw. Überwachungsmonitor die entsprechende Applikation vorwählen: neonatal, pädiatrisch, erwachsen

- **Vorbereitung des Narkosetischs (Vorschlag)**
- Venenverweilkanülen 26 G (lila), 24 G (gelb) (lang = 19 mm, kurz = 14 mm), 22 G (blau), 20 G (rosa)
- Sterile/unsterile Kompressen
- Hautdesinfektionsmittel
- Endotrachealtuben (berechnete Größe *plus* je ein Tubus ±0,5 mmID)
- Larynxmasken
- Magill-Zangen (verschiedene Größen, z. B. Aesculap 379 und 380)
- Laryngoskop (z. B. LED-Griff, Greenlight II) mit passendem Spatel (◘ Tab. 3.1)
- RR-Manschetten z. B. HP für Neonaten (weiß) und Kleinkinder (braun)
- Fixiermaterial für Tubus (schmales Leukoplast)
- Pflaster für Augenschutz (z. B. Transpore oder Leukoflex) und Venenverweilkanüle (breites Leukoplast oder spezielles Kanülenpflaster)
- Augensalbe (z. B. Vidisic)
- EKG-Elektroden
    - **<10 kg:** ARBO Kinderelektroden (weiß)
    - **>10 kg:** ARBO Erwachsenenelektroden (blau)
- Ambu-Beutel

◻ **Tab. 3.1** Laryngoskopspatel (McIntosh oder Miller)	
Größe	Gewicht
0	<5 kg
1	5–15 kg
2	15–40 kg
3	>40 kg

▬ Zusätzliche Tuben, Führungsstäbe

▬ Ggf. Ersatzmedikamente (Stammlösungsspritze immer mit Aufziehkanüle, um Verwechslungen zu vermeiden)

▬ Bunte Elastikbinden zur Fixierung des i.v.-Zugangs

- **Vorbereitung der Medikamente**
- ▬ **Standard** (hausintern)
  - ▬ Konzentration und Spritzengröße von Patientengewicht abhängig (▶ Kap. 7)
- ▬ **Nach Rücksprache mit dem Anästhesisten**
  - ▬ Hypnotikum
  - ▬ Muskelrelaxanz
  - ▬ Opioid
  - ▬ Atropin
  - ▬ NaCl 0,9 % in 5-ml- oder 10-ml-Spritzen

3.1 Beatmungsmasken

Eine Zusammenstellung der Beatmungs- und Larynxmasken finden sich in ◻ Tab. 3.2 und ◻ Tab. 3.3.

- **Larynxmasken**

Bei Verwendung von LMAs der Fa. Ambu (z. B. AuraOnce) können ab Größe 2 blockbare Tuben der Fa. MicroCuff zur

◼ Tab. 3.2 Beatmungsmasken

| Alter | Rendell-Baker-Masken | | Gesichtsmasken (Bsp. Fa. Kingsystems) |
	Größe	Totraum	Größe
FG	0	2 ml	1 (neonatal)
NG	1	4 ml	1 (neonatal)
SG	1	4 ml	2 (infant)
1–3 LJ	2	8 ml	3 (toddler)
3–6 LJ	3	15 ml	3 (toddler)

◼ Tab. 3.3 Larynxmasken

Gewicht	Größe	Blockungs- volumen	maximale Tubusgröße, die durch die LMA* passt
<5 kg	1	≤4 ml	3,5 (Portex), 3,0 (Vygon)
5–10 kg	1,5	≤7 ml	4,0 (Portex), 3,5 (Vygon)
10–20 kg	2	≤10 ml	4,5 (Portex)
20–30 kg	2,5	≤14 ml	5,0 (Portex)
30–50 kg	3	≤20 ml	6,0 (Portex)

*Ungecuffte Tuben und Larynxmasken der Fa. LMA (*Classic* und *ProSeal*) sowie der Fa. Ambu (*AuraOnce*).

Intubation über die LMA verwendet werden (Größe 2: max. ID = 5,0 mm, Größe 2,5: max. ID = 5,5 mm). Kleinere Größen bzw. die LMAs Classic und ProSeal der Fa. LMA können wegen des Durchmessers des Pilot-Ballons des Tubus nicht verwendet werden (◼ Tab. 3.3).

- **Guedel-Tuben**
- ▬ Größen 00, 0, 1, 2
- ▬ Sehr selten notwendig
- ▬ **Cave!** Erbrechen, Laryngospasmus bei unzureichender Narkosetiefe

- **Wendl-Tuben**
- ▬ Erhältlich ab 2,0 mmID (z. B. Fa. Rüsch)
- ▬ Sehr selten notwendig

- **Tubusgröße und Tubusart**
- ▶ Abschn. 4.4.1

3.2 Besonderes Equipment im kinderchirurgischen Saal

- ▬ Tubuswechsler für ID 3 mm, 8 F, 45 cm Länge
- ▬ Tubus 2,0 und 2,5 mm ID (z. B. Fa. Vygon) mit Zuspritzmöglichkeit für Surfactant
- ▬ Intraossäres Punktionsset
  - ▬ z. B. EZ-IO-Intraossärbohrmaschine mit Nadel («Kind» = rosa = 15 mm Länge) passend von 3 bis 39 kg oder
  - ▬ Intraossärnadel z. B. COOK 45° Trokar, 16 G, 30 mm Länge
- ▬ Notfall-Krikothyreotomie-Set mit Trachealkanüle ID 3,5 mm (z. B. Fa. Cook oder Quicktrach, Fa. VBM)
- ▬ Mini-Probenröhrchen: Füllmenge: 750 µl (entspricht 3. Markierung) für Blutbild, Serum und Gerinnung
- ▬ Ösophagusstethoskop oder präkordiales Stethoskop
- ▬ Venoscope (Transilluminator für Neonaten), alternativ: AccuVein = Gefäßdarstellung durch Infrarot-Laser-Technologie

Narkoseeinleitung

Jörg Schimpf, Verena Sollmann

© Springer-Verlag GmbH Deutschland,
ein Teil von Springer Nature 2018
J. Schimpf, D. Craß, V. Sollmann (Hrsg.), *Kompendium Kinderanästhesie*
https://doi.org/10.1007/978-3-662-54398-6_4

━━ Einleitungsatmosphäre: Ruhige, behagliche Umgebung.
Die ungeteilte Aufmerksamkeit gehört dem Kind. Nur
positive und verständliche Worte wählen, unmittelbar
vor der Einleitung sollte nur eine Person mit dem Kind
reden

━━ Kind mit warmem Tuch aus dem Kinder-AWR bzw.
-Vorbereitungsraum abholen, auf dem OP-Tisch
entkleiden, Kind sofort wieder warm zudecken

━━ Schulterrolle zur Intubationserleichterung, da der
Hinterkopf bei NG und SG groß und ausladend ist
(◘ Abb. 4.1)

━━ (Gel-) Kopfring bereithalten

━━ Kind nie unbeobachtet lassen, immer mit einer Hand
am Kind bleiben

━━ EKG und Pulsoxymeter anbringen, keine Kabel unter
dem Kind bzw. keine Kabel unter Zug auf der Haut
(**Cave!** Druckstellen!)

━━ Bei OPs im Kopf-Hals-Bereich: Kabel nach unten aus-
leiten

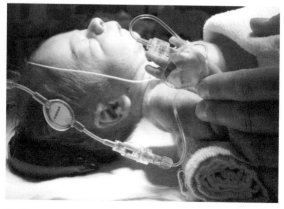

◘ **Abb. 4.1** Schulterrolle

4.1   Intravenöse Narkoseeinleitung

Die Pflegekraft bzw. der Arzt betreut das Kind, eine zweite Person legt den i.v.-Zugang im mit EMLA anästhesierten Hautareal.

- Kind über Maske spontan atmen lassen mit z. B. 4 l O_2/min, Überdruckventil offen
- Narkoseinduktion: Propofol oder Thiopental, Opioid-Gabe, ggf. Relaxation
- Die **intravenöse Einleitung** ist grundsätzlich empfehlenswert, insbesondere bei
  - Atemwegsinfekten (HNO-Kinder)
  - Kinder >5 LJ, da ausgeprägte Exzitationsphase bei Inhalationseinleitung möglich
- **Absolute Indikation:** Aspirationsgefahr

4.2   Inhalative Narkoseeinleitung

- Sevofluran-Vapor auf 6–8 Vol %, mit einem Fluss von O_2 mindestens 4 l/min, das distale Ende am Y-Stück mit einem Finger für ca. 30 s dichthalten, damit sich Sevofluran gleichmäßig im inspiratorischen und exspiratorischen Schenkel der Beatmungsschläuche verteilt
- Maske über Mund (geöffnet) und Nase halten, Kopf in Neutralstellung/Schnüffelposition, ab 1. bis 2. LJ leichte Reklination
- Kleiner Finger im Kieferwinkel, Zeigefinger am kinnseitigen, Daumen am stirnseitigen Maskenteil (C-Griff), darauf achten, dass die übrigen Finger nicht Zungengrund, Hals oder Trachea einengen
- Linke Hand hält die Maske, rechte Hand den Kopf von unten
- Wenn das Kind schläft, Reduktion auf 3–4 Vol %

- Die Pflegekraft hält das Kind während der Einleitungsphase an beiden Oberarmen, die am Körper anliegen
- Unter beibehaltener Spontanatmung kann zum Legen
  des i.v.-Zugangs evtl. eine Larynxmaske eingelegt
  werden. Optional kann z. B. die Pflegekraft entweder
  die Maskenbeatmung übernehmen oder den i.v.-Zu-
  gang legen: Desinfektionsmittel auf Kompresse sprühen, Stauung per Hand, Verkleben der Infusion immer
  mit Schlaufe (Zugentlastung)

> Erfolgt die Einleitung inhalativ, ist eine hämodynami-
> sche Dekompensation auch bei höheren inspiratori-
> schen Konzentrationen (Sevofluran 5–6 Vol %) nicht
> zu befürchten, da in dieser Situation das Kind hypo-
> ventiliert und die Aufnahme des Gases deswegen
> vermindert ist. Bei einer Umstellung auf kontrollierte
> Beatmung muss die Konzentration reduziert werden.

4.3   Platzierung der Larynxmaske

- LMA-Größen ▶ Tab. 3.3
- Zur Verhinderung eines Laryngospasmus beim Platzieren der Maske: Propofol 3–5 mg/kg (bis keine Reaktion
  auf Druck am Kieferwinkel auslösbar ist)
- LMA («Classic») «verdreht» einführen, d. h. zuerst
  Öffnung zum harten Gaumen, dann im Pharynx um
  180° drehen und vorschieben bis in die Endposition.
  Alle übrigen LMAs werden ohne Drehung eingeführt
- Cuffdruck so wählen, dass die LMA bis zu einem Beatmungsdruck von 15 cmH$_2$O abdichtet. Der Cuffdruck
  sollte dabei überwacht werden und 40 cmH$_2$O nicht
  übersteigen
- LMA mit einem Pflasterzügel fixieren

❯ Kind möglichst (mit Druckunterstützung) spontan
atmen lassen, das vermindert die Gefahr der Magenüberblähung.

— LMA beim schlafenden oder beim wachen Kind entfernen, keinesfalls in der Exzitationsphase
— LMA geblockt ziehen, um möglichst viel Sekret mit zu
entfernen

Indikationen: z. B. Leistenhernie, Hodenhochstand, Rekto-
skopie, Cystoskopie, etc.

4.4 Intubation

■ **Tubuslänge nasal**
— **Bei FG/NG/SG bis 6 kg:**

$7\ \text{cm} + 1\ \text{cm/kg}$ (Bsp.: NG ~ 11 cm)

— **Ab 2. LJ**

$$\frac{\text{Körperlänge}}{10} + 6\ (-7)\ \text{cm}\quad \text{oder}\quad 15 + \left(\frac{\text{Alter}}{2}\right)$$

■ **Tubuslänge oral**
— **Bei FG/NG/SG bis 6 kg:**

$6\ \text{cm} + 1\ \text{cm/kg}$

— **Ab 2. LJ**

$$\frac{\text{Körperlänge}}{10} + 4\ (-5)\ \text{cm}\quad \text{oder}\quad 12 + \left(\frac{\text{Alter}}{2}\right)$$

— Bei der Wahl der Tubusgröße Alter **und** Gewicht
beachten

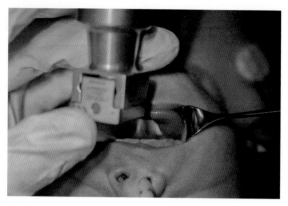

□ Abb. 4.2 Die Verwendung eines Lidhäkchens verbessert die Sicht auf den Intubationssitus

--- Nasale Intubation bevorzugen (bis Kleinkindalter), da bessere Fixierungsmöglichkeit, bessere Tubustoleranz, sowie bei schwieriger Intubation zügige Zwischenbeatmung über den nach pharyngeal zurückgezogenen Tubus möglich
--- Die Verwendung eines Lidhäkchens verbessert die Sicht auf den Intubationssitus (□ Abb. 4.2)
--- Jeder Tubus, der das Nasenloch passieren kann, passiert auch den Tracheaeingang!

4.4.1 **Tubusgröße und Tubusart**

- Nichtblockbarer Tubus (z. B. Fa. Portex, Fa. Vygon, Größen 2,0–6,0)

Nichtblockbarer Tubus
- Neugeborene: 3,5 mmID
- 6 Monate: 3,5 bis 4,0 mmID
- 1 Jahr: 4,0 mmID
- Ab 2. LJ gilt: $ID = 4 + \left[\dfrac{Alter}{4}\right] (mm)$

Alternative Möglichkeit zum Abschätzen der Tubusgröße: «**Kleinfingerregel**»: Der Außendurchmesser entspricht dem Durchmesser des Endgliedes des kleinen Fingers des Kindes.
- Sämtliche Formeln und Regeln bieten lediglich Anhaltswerte!
- Richtige Tubusgröße: Luftleckage bei 15–20 cmH$_2$O Beatmungsdruck
- Tubusgel auf sterile Kompresse geben und den Tubus durch das Gel ziehen
- Tubus mit schmalen Pflasterstreifen fixieren, Pflaster bei Bedarf einschneiden
- Ein Nasenloch immer freilassen, Lippen nicht einkleben

- **Blockbarer Tubus (z. B. Fa. Microcuff – zugelassen ab Neugeborenenalter)**

Blockbarer Tubus

In unseren Kliniken wird die Verwendung blockbarer Tuben folgendermaßen gehandhabt:

— Wenn ab dem Neugeborenenalter blockbare Tuben verwendet werden, sollten nach unserer Meinung Tuben der Firma MicroCuff zum Einsatz kommen, da sie die bisher einzigen sind, die der kindlichen Anatomie entsprechend entwickelt wurden

— Alle Kinder mit Aspirationsgefahr werden ab dem Neugeborenenalter mit blockbaren Tuben intubiert

— Ab einem Alter von ca. 5 Jahren werden routinemäßig blockbare Tuben eingesetzt

— Der Cuffdruck sollte kontinuierlich überwacht werden; in den meisten Fällen reicht ein Druck von 12 cmH_2O zur Abdichtung aus

— Die Auswahl der Tubusgröße richtet sich nach den Herstellerangaben (s. Tabellen in ▶ Kap. 23.2)

- ■ **Vorgeformter (RAE) Tubus (MicroCuff)**
- — Für HNO- und MKG-Eingriffe

- ■ **Laser-Trach Trachealtuben**
- — ID minus 1,0 mm wählen (bezogen auf nicht blockbare Tuben)
- — ID 4,0/5,0 mit Cuff
- — **Alternative:** Portex-Tubus mit Merocel [Cuff Patties (2,5 × 7,5 cm^2)] abkleben

4.4.2 Möglichkeiten der Einlungen-ventilation bei Kindern

- **Endobronchiale Intubation mit einem Einlumen-Tubus**
- Möglichst unter bronchoskopischer Kontrolle platzieren
- Ist in jedem Alter möglich

- ■ **Verwendung eines 5F-Arndt-Bronchusblocker (Fa. COOK)**
- Kleinster verwendbarer Tubus = 4,5 mmID
  - Setzt die Verwendung eines 2,2-mm-Bronchoskops voraus
- Verwendbar ab ca. 2.–4. LJ, bis zum ca. 10. LJ

- ■ **Verwendung eines Univent-Tubus (Tubus mit eingearbeitetem Bronchusblocker) (z. B. Fa. Medimex)**
- Kleinster Tubus (mit 3,5 mmID) hat einen Außen-durchmesser von ca. 7,5 mm, entsprechend einem Innendurchmesser von ca. 6 mm eines konventionellen Tubus.
- Verwendbar ab ca. 6.–8. LJ

- ■ **Verwendung eines Fogarty-Ballonkatheters als Bronchusblocker**

Mit einer Venenverweilkanüle wird der Trachealtubus punktiert. Darüber wird der Fogarty-Ballonkatheter nach endotracheal vorgeschoben (■ Abb. 4.3). Platzierung und Lagekontrolle durch simultane Bronchoskopie über Mainzer Adapter.

❶ Cave!
«High-pressure, low-volume balloon» bei Fogarty-
Ballonkathetern!!!

Anwendbar ab dem Neugeborenenalter bei Verwendung
eines 2-F- oder 3-F-Fogarty-Katheters, der über eine 16-G-
Kanüle eingebracht wird (◻ Abb. 4.3)

- **Verwendung eines Doppellumen-Tubus**
- - **Kleinste erhältliche Tuben**
- ▬ CH 26 (linksläufig) entspricht ID 6,0 mm (Fa. Rüsch)
  - ▬ Verwendbar ab ca. 8. bis 10. LJ
- ▬ CH 28 (linksläufig) entspricht ID 6,5 mm
  (Fa. Mallinckrodt)
  - ▬ Verwendbar ab ca. 10. bis 12. LJ

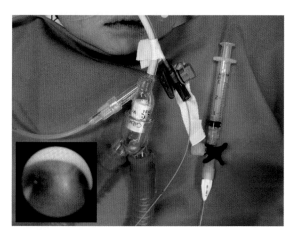

◻ **Abb. 4.3** Einlungenventilation mit Fogarty-Katheter als
Bronchusblocker

Beatmung

Jörg Schimpf

© Springer-Verlag GmbH Deutschland,
ein Teil von Springer Nature 2018
J. Schimpf, D. Craß, V. Sollmann (Hrsg.), *Kompendium Kinderanästhesie*
https://doi.org/10.1007/978-3-662-54398-6_5

5.1 Beatmungsequipment

- **Humid-Vent Micro-Beatmungsfilter (V_T 10–50 ml)** mit CO_2-Ableitung für Tubus ID 3,0/3,5 mm (nicht blockbar) (■ Abb. 5.1) (Filter 3,0 mm passt auch auf 2,5 mmID Trachealtubus)
  - Filter ersetzt den Tubus-Konnektor und reduziert den gesamten Totraum auf 2,7 ml
  - Ausschließlich Wärme- und feuchtigkeitsspeichernder Filter (HME), daher immer **Bakterienfilter** (Safe Star Fa. Dräger) (■ Abb. 5.1) gerätenah im Exspirationsschlauch anbringen
- **Twinstar-Beatmungsfilter** (2 bis 20 kg); Totraum: 8–10 ml (Fa. Dräger, ■ Abb. 5.2) (= HME + Bakterienfilter)
- **Thermovent-Beatmungsfilter** (ab 20 kg: Erwachsenenfilter); Totraum: 40 ml (Fa. Portex) (= HME + Bakterienfilter)
- **Kinderschlauchsystem**
- **Reservoirbeutel** in unterschiedlichen Größen

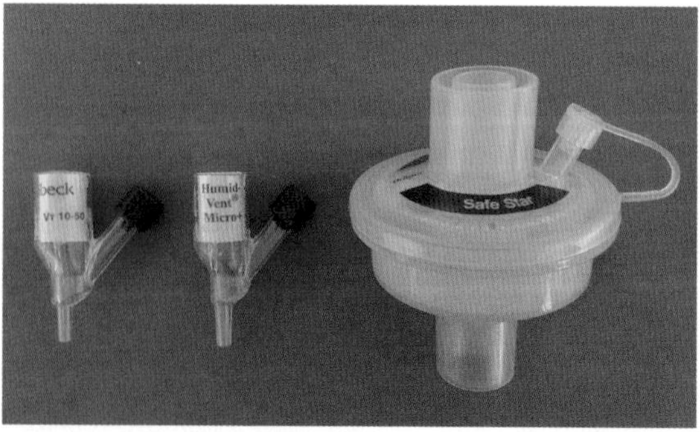

■ **Abb. 5.1** HME-Filter (Fa. Teleflex) und Bakterienfilter (Fa. Dräger)

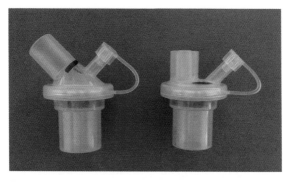

◘ **Abb. 5.2** Bakterien- und HME-Filter (Fa. Dräger)

◘ **Tab. 5.1** Alters- bzw. gewichtsadaptierte Verwendung von Reservoirbeuteln

NG	SG	10–30 kg	>30 kg
500 ml	500–1.000 ml	1.500 ml	2.300 ml

5.2 Besonderheiten der Beatmung bei Kindern

Die **FRC** beträgt ca. 30 ml/kg (wie beim Erwachsenen). Im Gegensatz zu Erwachsenen ist der Sauerstoffverbrauch jedoch deutlich höher (◘ Abb. 5.3) und das Verhältnis von alveolärer Ventilation zur FRC bei Kindern viel ungünstiger (NG 5:1, Erw. 2:1).

- **Die FRC nimmt beim liegenden und beatmeten Kind schnell ab.**

Ursachen

— Der abdominelle Druck führt beim liegenden Patienten zu einer Kranialverlagerung des Zwerchfells

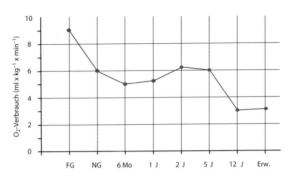

◻ Abb. 5.3 O_2-Verbrauch in Abhängigkeit vom Alter

— Narkoseinduktion, Muskelrelaxation und ggf. chirurgische Manipulation verstärken diesen Effekt

Folge
— Stetige Abnahme der FRC (der Effekt ist bei Kindern ausgeprägter als bei Erwachsenen)

Ein nach Maskenbeatmung mit Luft gefüllter Magen wirkt sich ebenfalls negativ auf die FRC aus und kann zu Oxygenierungsstörungen führen.

❯ Der Magen sollte bei Säuglingen nach Narkoseeinleitung immer abgesaugt werden.

Das **Totraumvolumen** beträgt ca. 2 ml/kg. Es ist zu beachten, dass bei hohen Beatmungsfrequenzen der Anteil der Totraumventilation an der Gesamtventilation zu- und der Anteil der alveolären Ventilation abnimmt (bei gleichbleibender Anzeige des AMV am Beatmungsgerät!).

❯ $AMV_{alveolär}$ = Atemfrequenz × (Tidalvolumen minus Totraumvolumen)

Deshalb sollte, wo immer möglich, der Totraum verkleinert werden

- Schlauchverlängerungen («Gänsegurgel») vermeiden
- Verwendung möglichst kleiner Beatmungsfilter und Beatmungsmasken
- Endtidale CO_2-Messung im Nebenstrom

Eine Präoxygenierung (im Sinne einer Denitrogenisierung) ist bei Kindern oftmals nicht oder nur mit geringer Effektivität möglich.

Bei Kindern unter 6 Jahren übersteigt die «closing capacity» die FRC. Dadurch kommt es am Ende der Exspiration zum Verschluss der kleinen Atemwege. Die Folgen sind Atelektasenbildung, Shuntzunahme und «air trapping» mit der Konsequenz eines raschen Abfalls der Sauerstoffsättigung.

❯ Kinder haben bei Narkoseeinleitung eine geringe Apnoetoleranz und neigen intraoperativ zur Atelektasenbildung. Diese Effekte sind umso ausgeprägter, je kleiner die Kinder sind.

Kinder sollten deshalb immer mit einem PEEP (z. B. 3–5 mbar) beatmet werden. Spontanatmung sollte sowohl am Tubus als auch an der Larynxmaske nur mit Druckunterstützung (maschinell oder manuell) erfolgen.

- **Vorteile einer druckkontrollierten Beatmung bei Kindern**
- Immer gleiche Grundeinstellung (z. B. PEEP = 3 mbar, PIP = 12 mbar)
- Bei potenziell undichtem System (z. B. ungeblockter Tubus) bessere Kontrolle über das Tidalvolumen
- Bei volumenkontrollierter Beatmung ist der inspiratorische Spitzendruck (nicht der endinspiratorische Druck!) höher. Dies kann zu einer höheren Leckage führen (ungeblockter Tubus, Larynxmaske)

- **Vorschlag für eine Beatmungseinstellung beim lungengesunden Kind**
  - **Beatmungsmodus:** druckkontrollierte Beatmung (PCV)
  - **Druck (PIP):** 12–15 mbar (nachregulieren, bis V_T = 6–8 ml/kg)
  - **PEEP:** 3–5 mbar
  - **Atemfrequenz:** nach ◘ Tab. 5.2 (nachregulieren, bis etCO$_2$ im Normbereich)
  - **FiO$_2$:** z. B. 0,3–0,4
  - **Spontanatmung mit Druckunterstützung (PSV):** so früh wie möglich
  - **Verwendung einer Larynxmaske:** soweit dies möglich ist
  - **Verwendung eines Endotrachealtubus:** bei FG, NG und SG (bis ca. 7 kg), da es hier bei Verwendung von Larynxmasken häufiger zu Atemwegskomplikationen kommt

◘ **Tab. 5.2** Beatmungsparameter

Alter	FG	NG	SG	KK	SK
AF [/min]	50	40	30	20	15
AMV [ml/kg]	400	300	250	200	150

Monitoring und Katheter

Verena Sollmann

© Springer-Verlag GmbH Deutschland,
ein Teil von Springer Nature 2018
J. Schimpf, D. Craß, V. Sollmann (Hrsg.), *Kompendium Kinderanästhesie*
https://doi.org/10.1007/978-3-662-54398-6_6

- **EKG-Elektroden**
- **<10 kg**
  - ARBO Kinderelektroden (weiß)
- **>10 kg**
  - ARBO Erwachsenenelektroden (blau)

- **Blutdruckmanschetten**
  (◼ Tab. 6.1)

◼ Tab. 6.1 Blutdruckmanschetten von HP (Hewlett-Packard)				
Manschettenfarbe weiß			**Manschettenfarbe braun**	
FG	# 1	M 1866A	**1.–2. LJ**	6,0 cm	M 1571A
FG	# 2	M 1868A	**2.–5. LJ**	8,3 cm	M 1572A
NG	# 3	M 1870A	**5.–12. LJ**	10,5 cm	M 1573A
SG	# 4	M 1872A			

- **Pulsoxymetrie**
- **<10 kg**
  - Nellcor D-20 oder D-25 *plus* Adapterkabel Nellcor auf HP
- **>10 kg**
  - HP: M 1195A oder M 1192A
- **Cave!** Messdrift über die Zeit bei M 1195A: Sättigung wird zu niedrig gemessen
- Bis 30 kg ist D-25 empfehlenswert

- **Verweilkanülen Nadelgrößen**
  (◼ Tab. 6.2)

- **Infusionsfilter**
- **Luft- und Partikelfilter:** ist **kein** Bakterienfilter
- 1,2 µm (I.V.STAR F, Fa. Codan) (◼ Abb. 6.1)

◘ Tab. 6.2 Nadelgrößen

Alter	Größe	Farbe	Max. Flussge-schwindigkeit [ml/min]
FG	26 G	Lila (z. B. Vasculon)	9
NG/SG	24 G	Gelb (z. B. Insyte)	13
KK	22 G	Blau (z. B. B. Braun)	36
SK	20 G	Rosa (z. B. B. Braun)	61

▬ **Indikation**: KG <5 kg, kardiale Re-Li-Shunts (auch bei Verdacht)
▬ **Applikation:**
  ▬ Die Gabe fetthaltiger Medikamente (z. B. Propofol) ist problemlos möglich
  ▬ **Keine** korpuskulären Bestandteile (z. B. EK, TK)
  ▬ **Kein** Humanalbumin, **kein** FFP, **keine** Faktoren-konzentrate
▬ **Reihenfolge der Applikation:** Infusionsleitung → Drei-wegehahn → Filter → Zwischenleitung → Patient

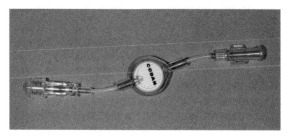

◘ Abb. 6.1 Luftfilter I.V.STAR F (Fa. Codan)

◘ Tab. 6.3 Arterielle Katheter

A. radialis		A. femoralis	
<2 kg	Vasculon 26 G	<10 kg	Arrow 22 G (3,5 cm, Seldinger)
2–10 kg	Arterio-Seld 2 F (3 cm × 0,7 mm) [Seldinger, Fa. FB Medical] Insyte - W 24 G (0,7 × 19 mm)		
10–40 kg	Arrow 22 G (3,5 cm, Seldinger) Insyte - W 22 G (0,8 × 25 mm)	>10 kg	Vygon Leader Cath, 20 G (0,6– 0,9 × 8 cm)
>40 kg	Vygon Leader Cath, 20 G (0,6–0,9 × 8 cm)		

- **Invasive arterielle Druckmessung** (◘ Tab. 6.3)
- ■ **Tipps für die schwierige arterielle Punktion** (► Abschn. 16.1)
- ▬ Verwendung von Ultraschall (Schallkopf mit kleiner Auflagefläche)
- ▬ Anwendung der Transilluminationstechnik mittels z. B. Venoscope II Neonatal (verwendbar bis max. 8 kg)

- **Spülsysteme** (◘ Tab. 6.4)

- **BGA-Entnahme (kapillär)**
- ▬ Punktion, z. B. mit Hilfe von Accu-Check Softclix Pro
- ▬ Heparinisierte Glaskapillare (z. B. Clinitubes) direkt an der Punktionsstelle füllen
- ▬ 75 mm ≙ 115 µl, ausreichend für Schnellwerte (BGA, Elektrolyte, Hb und BZ)

◘ Tab. 6.4 Spülsysteme

<10 kg	Perfusor mit 1 IE Heparin pro ml NaCl 0,9 % (Die Verwendung von Heparin zur Spülung ist nicht zwingend)	1–2 ml/h Spülung
>10 kg	Normaler Druckbeutel mit 150 mmHg **Cave!** Kein Flush, Gefahr der retrograden Embolie!	≙3 ml/h Spülung

- **BGA-Entnahme bei liegender arterieller Kanüle (FG/NG)**
- Ca. 0,5 ml Blut abziehen (2-ml-Spritze)
- Ca. 150 µl Blut mit 1-ml-Spritze aspirieren und in Glaskapillare umfüllen
- Ggf. den Rest aus der 2-ml-Spritze wieder zurückgeben
- Nachspülen mit heparinisiertem NaCl 0,9 % (1 IE/ml) (2-ml-Spritze)

- **Zentrale Venenkatheter (ZVK)**

(◘ Tab. 6.5)

Abstand zwischen Punktionsstelle und der Mitte der Verbindungslinie Jugulum – Mamille messen: Diese Länge entspricht der Gesamtlänge des Katheters.

◘ Tab. 6.5 Zentrale Venenkatheter

Körpergewicht	Größe	French	Einführtiefe
<5 kg	24 G	3,0	~4 cm
5–10 kg	22 G	3,0	~6 cm
6–30 kg	20 G	4,0	8–10 cm
>25 kg	16 G	6,0	

Bei Anlage eines ZVK über die V. jugularis rechts gilt die Faustregel:

> Einführtiefe ~ 10 % der Körperlänge

Silastic-Katheter

- **<2 kg**: Premicath-Komplett-Set, 1-Lumen = 1 F
- **<5 kg**: Epicutaneo 2, 1-Lumen = 2 F

z. B. Sortiment Vygon

- **<10 kg**: 2-Lumen (2×22 G) = 3 F (Länge 10 cm)
- **5–10 kg**: 2-Lumen (2×20 G) = 4,5 F (Länge 12,5 cm)
- **>10 kg**: 3-Lumen (1×20 G + 2×23 G)= 4,5 F (Länge 12,5 cm)

z. B. Sortiment Arrow

- **<5 kg**: 1-Lumen (1×24 G) = 3 F (Länge 9 cm)
- **5–10 kg**: 2-Lumen (2×22 G) = 4 F (Länge 8 cm)
- **>10 kg**: 2-Lumen (1×18 G + 1×20 G) = 5 F (Länge 13 cm)
- **>10 kg**: 3-Lumen (1×20 G + 2×22 G) = 5,5 F (Länge 13 cm)
- **>25 kg (Erw.)**: 1-Lumen (1×16 G) = 6 F (Länge 16 cm)

■ ■ **Verschiedene Punktionshilfen**

- Handtuchrolle unter die Schulter, Kopf leicht zur Gegenseite drehen
- Sonografie

■ ■ **Material**

- Lochtuch mit Klebezone: Steri-Drape (3M); 56 cm × 64 cm
- Nahtmaterial: Mersilene 3–0 (grün geflochten) (z. B. Fa. Ethicon)

- **Magensonden**
- MS-Länge: Distanz Tragus → Nasenspitze + Nasenspitze → Epigastrium (◘ Tab. 6.6)

◘ **Tab. 6.6** Magensonden

Alter	CH	Länge [cm]
FG/NG	6	40
SG	8	50
1.–2. LJ	10	50
2.–6. LJ	12	112
6.–12. LJ	14	127
Erwachsene	16	135

- **Absaugkatheter**

(◘ Tab. 6.7)

◘ **Tab. 6.7** Absaugkatheter

Charrière	Farbe
6	hellgrün
8	blau
10	schwarz
12	weiß
14	grün

- **Blasenkatheter**

(◨ Tab. 6.8)

◨ **Tab. 6.8** Blasenkatheter, Blockungsvolumen nach Hersteller-angaben	
<5 kg	CH 4–5
<15 kg	CH 6
10–20 kg	CH 8
20–30 kg	CH 10
30–40 kg	CH 12

- **Thoraxdrainage**

(◨ Tab. 6.9)

◨ **Tab. 6.9** Thoraxdrainage, Sog 10–20 cmH$_2$O	
<6 kg	CH 12
6–15 kg	CH 16
16–30 kg	CH 22–24

Medikamente

Verena Sollmann

© Springer-Verlag GmbH Deutschland,
ein Teil von Springer Nature 2018
J. Schimpf, D. Craß, V. Sollmann (Hrsg.), *Kompendium Kinderanästhesie*
https://doi.org/10.1007/978-3-662-54398-6_7

■ **Verdünnungen**

◘ Tab. 7.1 zeigt die Verdünnung von Medikamenten nach klinikinternem Standard. Alle übrigen Medikamente werden nicht verdünnt.

◘ **Tab. 7.1** Verdünnung von Medikamenten		
Medikament	Verdünnung	
Atropin	50 μg/ml (1 ml [≙ 0,5 mg] + 9 ml NaCl)	in 10-ml-Spritze
Atracurium	5 mg/ml (5 ml [≙ 50 mg] + 5 ml NaCl)	in 10-ml-Spritze
	1 mg/ml (1 ml [≙ 10 mg] + 9 ml NaCl)	in 10-ml-Spritze
Mivacurium	1 mg/ml (5 ml [≙ 10 mg] + 5 ml NaCl)	in 10-ml-Spritze
Piritramid	1 mg/ml (2 ml [≙ 15 mg] + 13 ml NaCl)	in 20-ml-Spritze

■ **Spritzengrößen**

(◘ Tab. 7.2)

7.1   Induktionshypnotika

Thiopental (Trapanal)
— **NG:**   4 mg/kg
— **SG:**   6–8 mg/kg
— **>1. LJ:**   5 mg/kg

Propofol
— Zulassung **ab 1. LM**, 2–5 mg/kg
— Möglichkeiten der Reduktion des Injektionsschmerzes durch

7.7   **Notfallmedikamente**

Atropin: 10–20 µg/kg
Adrenalin: 1–10 µg/kg
Noradrenalin: 1–10 µg/kg

Verdünnung von Adrenalin und Noradrenalin:

- 1 mg + 19 ml NaCl 0,9 % → 50 µg/ml
- davon 1 ml + 9 ml NaCl 0,9 % → 5 µg/ml
  oder
  davon 1 ml in Heparinspritze aufziehen → 5 µg/0,1 ml

Perioperative Infusionstherapie

Verena Sollmann

© Springer-Verlag GmbH Deutschland,
ein Teil von Springer Nature 2018
J. Schimpf, D. Craß, V. Sollmann (Hrsg.), *Kompendium Kinderanästhesie*
https://doi.org/10.1007/978-3-662-54398-6_8

Ziele einer Infusionstherapie sind perioperative Normovolämie, Normoglykämie und ein ausgeglichener Säure-
Basen-Haushalt.

Der **perioperative Flüssigkeitsbedarf** berechnet sich
aus **4 Teilmengen** (◘ Tab. 8.1, ◘ Tab. 8.2).

◘ **Tab. 8.1** Teilmengen des perioperativen Flüssigkeitsbedarfs

Teilmenge	Volumen	Infusion
Erhaltungs-bedarf (4–2–1-Regel)	4 ml/kg/h (0–10 kg) *plus* 2 ml/kg/h (10–20 kg) *plus* 1 ml/kg/h (>20 kg)	Altersentspre-chende Basis-infusion (s. u.)
Präoperatives Defizit	Erhaltungsbedarf multipliziert mit der Nüchternzeit (in h)	Altersentspre-chende Basis-infusion (s. u.)
Intraoperativer Korrekturbedarf*	2–40 ml/kg/h	VE ohne Glukose-zusatz
Blutverlust	Nach Bedarf (▶ Abschn. 9.2)	VE ohne Glukose-zusatz; HES 130/0,42 (Volulyte), Gelatine, Albumin

*geschätzter intraoperativer Korrekturbedarf (abhängig von
Gewebetrauma, Drittraumverlust, Verdunstung)

**Vereinfachte Regel für den perioperativen Flüssig-
keitsbedarf (gilt für kleinere Eingriffe)**
- 10–20 ml/kg in der ersten Stunde
- 5–10 ml/kg/h in den folgenden Stunden

Tab. 8.2 Intraoperativer Korrekturbedarf	
Operation	Korrekturbedarf (VE)
Kleiner Eingriff	
z. B. Zirkumzision, Appendektomie	0–2 ml/kg/h
Mittlerer Eingriff	
z. B. Antirefluxplastik Niere	5 ml/kg/h
Großer Eingriff	
z. B. Kolon-OP	5–10 ml/kg/h
z. B. Kolon-OP mit Peritonitis	10–20 ml/kg/h
z. B. Laparoschisis; NEC	10–40 ml/kg/h

- Beispiel

Kleiner Eingriff bei einem Kind mit 22 kg Körpergewicht
- **Flüssigkeitsbedarf nach der 4–2–1-Regel**
  - Defizit (2 h nüchtern): 2×62 ml = 124 ml
  - Erhaltungsbedarf: 40 + 20 + 2 ml = + 62 ml
  - Korrekturbedarf: 2 ml/kg/h × 22 kg = + 44 ml
  - Summe: **230 ml** in der 1. Stunde; ab 2. Stunde (Defizit ist korrigiert): **106 ml/h**
- **Flüssigkeitsbedarf nach der vereinfachten Regel**
  - 1. Stunde: 10×22 kg = **220 ml**
  - Ab 2. Stunde: **110 ml/h**

8.1 Perioperative Basisinfusionslösungen und altersentsprechender Applikationsmodus

❯ Zur Anwendung kommen ausschließlich balancierte Vollelektrolytlösungen.

- **Kinder <10 kg** erhalten eine Vollelektrolytlösung mit Glukose 1 % (z. B. E148 G1 Päd; Fa. Serumwerk Bernburg)
- **Kinder >10 kg** erhalten eine Vollelektrolytlösung (z. B. Sterofundin ISO) (◻ Tab. 8.3, ◻ Tab. 8.4)

In der Pädiatrie häufig verwendete Infusionslösungen sind in ◻ Tab. 8.5 zusammengestellt.

🛑 **Cave!**
Kein perioperativer Einsatz dieser hypotonen Lösungen (◻ Tab. 8.5) → Gefahr von Hyponatriämie, Hyperglykämie, respiratorischer Insuffizienz und Hirnödem!

◻ **Tab. 8.3** Perioperative Basisinfusionslösungen. Der dem Alter entsprechende Applikationsmodus findet sich in ◻ Tab. 8.4.

	Kinder <10 kg (z. B. E 148 G1Päd)	Kinder >10 kg (z. B. Sterofundin ISO)
Na^+	140 mmol/l	145 mmol/l
Cl^-	118 mmol/l	127 mmol/l
Mg^{2+}	1,0 mmol/l	1,0 mmol/l
K^+	4,0 mmol/l	4,0 mmol/l
Ca^{2+}	1,0 mmol/l	2,5 mmol/l
Azetat	30 mmol/l	24 mmol/l
Glukose	1 % = 55,5 mmol/l = 10 g/l	
Malat		5,0 mmol/l
Osmolarität	296 mosmol/l (nach Metabolisierung der Glukose)	309 mosmol/l
Bemerkungen	**oder eigene Mischung:** VE mit Glukose 1 %: Sterofundin ISO 45 ml + 5 ml G 10 %	

Tab. 8.4 Körpergewichtadaptierte Infusionslösungen und Applikationsmodus

KG	Infusionslösung	Applikationsmodus
<10 kg*	E148 G1 Päd	Perfusor oder Infusomat
11–30 kg	z. B. Sterofundin ISO 250 ml	Infusomat oder Tropfenzähler + Rückschlagventil
>30 kg	z. B. Sterofundin ISO 500 ml	Rückschlagventil

* Bei Frühgeborenen sowie unreifen Neugeborenen Blutzucker engmaschig überwachen und ggf. zusätzlich Glukose substituieren (▶ Abschn. 20.2.1)

Tab. 8.5 In der Pädiatrie häufig verwendete Infusionslösungen

		Na⁺ [mmol/l]	K⁺ [mmol/l]	Ca²⁺ [mmol/l]	Cl⁻ [mmol/l]	Glukose [g/l]	Acetat [mmol/l]
Pädiafusin I	Baxter	35	18	1	34	50	20
Pädiafusin II	Baxter	70	18	1,5	64	50	26,5
0,45 % NaCl 2,5 % G	Serag-W.	77	–	–	77	25	–

8.2   Tipps für die intraoperative Flüssigkeits- und Volumentherapie

- Fieber steigert den Erhaltungsbedarf um ca. 10 % pro 1°C über 37,5°C
- Dauer der Nüchternheit beachten, da besonders FG/NG bei zu langen Nüchternzeiten ein relevantes Flüssigkeitsdefizit, Hypoglykämien sowie eine Ketoazidose entwickeln können
- Ein vorhandenes Volumendefizit soll präoperativ ausgeglichen werden
- Regelmäßige BZ-Kontrollen bei FG/NG und Kindern mit entsprechender Risikokonstellation
- Bei Hypoglykämie entweder Glukosebolus (200 mg/kg) oder Glukosegehalt in der Basisinfusion erhöhen (Beispiel: Sterofundin ISO 45 ml + 5 ml G 20 % ergibt VE + Glukose 2 %)

- **Intraoperative Hinweise auf Volumendefizit (Auswahl)**
- RR ↓ bei Narkoseeinleitung
- MAP ↓
- Atemsynchrone Schwankungen des Pulsoxymetersignals bzw. der invasiven Blutdruckkurve (PPV = Pulsdruckvariabilität)
- Metabolische Azidose, Laktat ↑

- **Korrektur eines Volumendefizits: Bolusgaben (repetitiv)**
- VE: 10–20 ml/kg (bis max. 50 ml/kg) Beachte: intravasale Volumenwirkung einer VE bei FG/NG/SG nur ca. 15 % für 60 min
- Ggf. zusätzlich Kolloid z. B. HES 130/0,42 (Volulyte): 5–10 ml/kg repetitiv

- **Zugelassene Höchstmengen für HES 130/0,42:**
  - <2. LJ: 25 ml/kg/Tag
  - >2. LJ: 50 ml/kg/Tag
- Die aktuelle AWMF-Leitlinie empfiehlt, 20 ml/kg/Tag nicht zu überschreiten
- Zurückhaltende Anwendung bei FG/NG aufgrund geringer Studienerfahrung
- Auch weitere Kolloide (Gelatine, Albumin) können in einer Dosis von 5–10 ml/kg als Bolus repetitiv gegeben werden

Blutprodukte und Transfusionstherapie

Verena Sollmann

© Springer-Verlag GmbH Deutschland,
ein Teil von Springer Nature 2018
J. Schimpf, D. Craß, V. Sollmann (Hrsg.), *Kompendium Kinderanästhesie*
https://doi.org/10.1007/978-3-662-54398-6_9

9.1   Physiologie

- Intravasales Blutvolumen (BV)
- FG: 90 ml/kg
- NG/SG/KK: 80 ml/kg
- Erwachsene: 70 ml/kg

Die physiologischen Hämoglobin- und Hämatokrit-Werte finden sich in ◘ Tab. 9.1.

◘ Tab. 9.1 Hämoglobin- und Hämatokritwerte

	NG	2.–3. LM	1. LJ	6. LJ
Physiologische Hb-Werte [g/dl]	16–20	10–12	10–12	11–13
Kritische Hb-Werte [g/dl]	12	8	6	6
Physiologische Hkt-Werte [%]	50	30	37	40
Kritische Hkt-Werte [%]	36	24	20	20

9.2   Art der Substitution in Abhängigkeit vom Blutverlust

Die Art der Substitution ist abhängig von der Menge des Blutverlusts (◘ Tab. 9.2).
- Bei Kindern in Narkose wird die Volumentherapie nach Verhalten des MAP gesteuert (▸ Abschn. 23.2)
- Bei kranken FG/NG minimalen Hb-Wert, der als Transfusionstrigger gelten soll, mit den vorbehandelnden Pädiatern absprechen

◻ Tab. 9.2 Art der Substitution

Blutverlust	Substitutionslösungen
<10 % des BV	Kristalloide (= VE), initialer Bolus: 10–20 ml/kg (ggf. wiederholen)
10–20 % des BV	Kristalloide (= VE) (Bolus von 20 ml/kg) *plus* HES 130/0,42* Dosierung: <2. LJ: 25 ml/kg/Tag; >2. LJ: 50 ml/kg/Tag; zurückhaltende Anwendung bei FG + NG (bei FG und NG die Gabe von 10–20 ml/kg Humanalbumin 5 % erwägen)
20–30 % des BV	EK-Gabe erwägen, frühzeitig Cellsaver erwägen
30–40 % des BV	EK-Gabe notwendig
>40 % des BV	Lebensbedrohlicher Blutverlust

*HES 130/0,42, 6 %: Voluven in NaCl 0,9 %, Volulyte in isotoner Lösung

❶ Cave!

Nicht anästhesierte Kinder, insbesondere Neugeborene und Säuglinge, haben eine ausgeprägte Fähigkeit, den Blutdruck bei einer Hypovolämie lange aufrecht zu erhalten!

9.3   Kalkulation der Blutsubstitution

> **Blutsubstitution – Faustregeln**
> 3 ml/kg EK (Hkt 65 %) erhöhen den Hb-Wert um 1 g/dl
> bzw. den Hämatokrit-Wert um 3 %
> *oder*
> gewünschter Hb-Anstieg × kg KG × 3 = zu trans-
> fundierendes Blutvolumen (in ml)

Vor jedem Eingriff mit wahrscheinlich transfusionspflich-
tigem Blutverlust sind folgende Berechnungen hilfreich:

- **Beispiel**
NG: 4 kg KG
Hb-Wert: 16 g/dl
- **Berechnung des Blutvolumens**
    - 4 kg × 80 ml/kg → 320 ml Blutvolumen
- **Tolerabler Blutverlust**
    - (ca. 20 % des BV) → 320 ml × 0,2 → 64 ml
- **Trigger zur Bluttransfusion**
    - Blutverlust von 20–30 % des BV → 64–96 ml,
      dabei minimal tolerablen Hb-Wert beachten
      (= «kritischer Hb-Wert», ◘ Tab. 9.1)
- **Benötigte EK-Menge, um einen Hb-Anstieg
  von 1 g/dl zu erzielen**
    - 3 ml/kg × 4 kg
      → 12 ml EK heben den Hb-Wert um 1 g/dl an

❯ Der Blutverlust ist schwer messbar bzw. abschätzbar
→ regelmäßige Hb-Kontrollen.

9.4 Besonderheiten beim Blutersatz

- EK und TK sind leukozytendepletiert, Transfusion über 200-μm-Filter
- **Indikation zur Bestrahlung** (Vermeidung einer GvH-Reaktion) von EK und TK bei:
    - Immundefizienten Patienten (z. B. onkologischen Erkrankungen wie M. Hodgkin, Non-Hodgkin-Lymphom, KM-Transplantation)
    - Angeborener Immundefizienz (z. B. DiGeorge-Syndrom, Wiskott-Aldrich-Syndrom)
    - Transposition der großen Gefäße (oft mit Immun-defizit kombiniert)
    - Intrauteriner Transfusion (dann auch post partum notwendig)
    - Austauschtransfusion beim NG
    - Verwandtenspende
- **EK-Gabe: intermittierend** über 10-ml-Spritze und 3-Wege-Hahn oder **kontinuierlich** über Perfusor oder Infusomat
    - **Cave!** Perfusorspritze «passiv» (d. h. nicht aspi-rierend) mit Blut füllen, da sonst die Gefahr der Hämolyse und Hyperkaliämie besteht!
- Bei Neugeborenen **kann** in den ersten vier Wochen auch Blut der Mutter als Kreuzblut genommen werden (z. B. bei Unmöglichkeit der Blutentnahme beim NG)
- **Mini-Probenröhrchen** mit Füllmenge von 750 μl (≙ 3. Markierung) zur Blutentnahme für Hämatologie, Serum (Blutgruppe, Kreuzblut), Gerinnung, Glukose
- Grundsätzlich frühzeitig maschinelle Autotransfusion erwägen
    - **CATS:** kontinuierliches Autotransfusionsgerät; Pro-gramm: z. B. «paediatric wash»; minimale Aufberei-tungsmenge: 50–80 ml → 15–30 ml EK (Hkt. 65 %)

- Zielwerte bei Massivtransfusion
    - Hb >8 g/dl, Thrombozyten >50/nl, Fibrinogen ≥1,5 g/l, PTT <60 s
    - Weitere Steuerung der Gabe von Gerinnungspräparaten nach Thrombelastogramm

- **Empfehlung der BÄK zur CMV-Sicherheit von Blutprodukten**

Gefährdet durch eine schwere CMV-Infektion sind Feten, Frühgeborene, Patienten mit angeborenen oder erworbenen Immundefekten und Patienten nach Organ-, Stammzell- oder Knochenmarktransplantation.

Prävention einer transfusionsassoziierten CMV-Infektion durch

- Einsatz von zellulären Blutprodukten von CMV-negativen Spendern
- Leukozytendepletion

Beide Maßnahmen reduzieren die Inzidenz einer CMV-Infektion jeweils um 90 %, das verbleibende Risiko beträgt jeweils 1,5–3 %.

Daher: Die Auswahl CMV-seronegativer Blutspender für die Gewinnung von leukozytendepletierten Blutkomponenten zur Vermeidung einer CMV-Infektion wird **nicht** empfohlen.

9.5   Blutprodukte und Adjuvanzien

Mini-Erythrozytenkonzentrat
- 4–6 Mini-EK à 50 ml aus 1 EK, max. 14 Tage haltbar
- Transfusionsfilter (200 µm)
- FG/NG: **Cave! Citratintoxikation**, falls EK-Gabe >2 ml/kg/min
    - **Therapie:** Ca^{2+}-Glukonat 10 %: 0,3 ml/kg i.v.

FFP

- 200-ml-Beutel
- **Dosis:** 1 ml FFP/kg hebt den Faktorengehalt bzw. Quick-Wert um 1 % an
- FG/NG: **Cave! Citratintoxikation**, falls FFP-Gabe >1 ml/kg/min
  - **Therapie:** Ca^{2+}-Glukonat 10 %: 0,3 ml/kg i.v.

Thrombozytenkonzentrat

- TK aus einer Thrombapherese: ca. $2–4 \times 10^{11}$ Thrombozyten in 300 ml
- **Dosis:** 10 ml/kg aus Einzelspende erhöhen Thrombozyten um 20–50.000/µl
  - Bei NG durchschnittlich 30–50 ml TK pro Gabe
- Transfusion via Perfusor mit 200-µm-Filter. TK ist leukozytendepletiert
- **Transfusionsgrenzen:** NG <30/nl, FG <50/nl

Fibrinogen (Haemocomplettan HS)

- Trockensubstanz mit 1 g bzw. 2 g
- **Indikation:** Fibrinogen <1 g/l; pathologisches Thrombelastogramm (Fibtem)
- **Dosis:** 30–40 mg/kg i.v. erhöhen Fibrinogen um 1 g/l
- **Therapiekontrolle:** Fibrinogen >1,5 g/l, Fibtem

Faktor VIII (Haemate HS)

- Trockensubstanz zur intravenösen Gabe: 250/500/1.000 IE
- **Cave!** Enthält Heparin (HIT)
- **Dosis:** 1 IE/kg erhöht den Spiegel um 1,5–2 % oder $(\text{Spiegel}_{\text{Soll-Ist}}) \times \text{kg} \times 0,6$
- **HWZ:** 8–12 h

Faktor IX (Berinin HS)

- Trockensubstanz zur intravenösen Gabe: 200/250/500/1.000 IE
- **Cave!** Enthält Heparin (HIT)
- **Dosis:** 1 IE/kg erhöht den Spiegel um 0,8–1 % oder $(Spiegel_{Soll-Ist}) \times kg \times 1,0$
- **HWZ:** 12–24 h

PPSB (Beriplex)

- Trockensubstanz zur intravenösen Gabe
- Enthält Faktor I, II, VII, IX
- **Dosis:** 1 IE/kg erhöht den Quickwert um ca. 1 %

AT III (Kybernin)

- Trockensubstanz zur intravenösen Gabe: 500/1.000/1.500 IE
- **Cave!** Enthält Heparin (HIT)
- 1 ml FFP enthält 1 IE AT III
- **Dosis:** 1 IE/kg hebt Aktivität um 1–2 % an; **keine Bolusgabe**, da Gefahr der Hirnblutung

rFVIIa (NovoSeven)

- Rekombinierter aktivierter Faktor VIIa
- Trockensubstanz mit 1 mg (50 KIE), 2 mg (100 KIE), 5 mg (250 KIE)
- **Zugelassene Indikationen**: Blutung bei Hemmkörperhämophilie (AK gegen Fkt. VIII und Fkt. IX), Thrombasthenie Glanzmann, angeborener Faktor-VII-Mangel
- **Off-Label-Einsatz:** Hämorrhagie durch Koagulopathie (Massivtransfusion) bei Traumapatienten
- **Voraussetzung:** Thrombozyten >50.000/nl, Fibrinogen >1 g/l, Azidoseausgleich, Normothermie
- **Dosis**
  - Hemmkörperhämophilie: 90 µg/kg
  - Fkt.-VII-Mangel: 50 µg/kg

- ⸺ Hämorrhagie bei Trauma: 30–50 µg/kg
- ⸺ Wiederholungsgabe (30–50 µg/kg) nach 20 min bis 2 h
- ⸺ **Komplikationen:** Gefäßverschlüsse (z. B. Myokardinfarkt, zerebraler Insult)

Desmopressin (Minirin)
- ⸺ **Dosis:** 0,3–0,4 µg/kg über 30 min
- ⸺ **Indikation:** Prophylaxe bei vWJ-Syndrom, eingeschränkte Thrombozytenfunktion (z. B. bei Urämie, Leberdysfunktion)
- ⸺ **Nebenwirkung:** Antidiurese mit Hyponatriämie

Tranexamsäure (Cyklokapron)
- ⸺ **Dosis:** 10–20 mg/kg, Wiederholung nach 6 h möglich
- ⸺ **Indikation:** Prophylaxe und Behandlung von Blutungen aufgrund einer Hyperfibrinolyse, z. B. Polytrauma, Einsatz einer Herz-Lungen-Maschine u. a.
- ⸺ **Nebenwirkung:** Allergie, Thromboembolie, Krampfanfälle bei höherer Dosierung

Regionalanästhesie

Jörg Schimpf

© Springer-Verlag GmbH Deutschland,
ein Teil von Springer Nature 2018
J. Schimpf, D. Craß, V. Sollmann (Hrsg.), *Kompendium Kinderanästhesie*
https://doi.org/10.1007/978-3-662-54398-6_10

Falls es das OP-Gebiet zulässt und keine Kontraindikationen vorliegen, sollte eine Allgemeinanästhesie immer mit einem Regionalanästhesieverfahren kombiniert werden. Sie werden bei Kindern zumeist in Narkose durchgeführt und sind in jedem Alter möglich.

- ■ **Vorteile einer Regionalanästhesie bei Kindern**
- ▬ Optimale peri- und postoperative Analgesie bei geringer Komplikationsrate
- ▬ Reduzierter Opioid-Bedarf (PONV ↓, Atemdepression ↓)
- ▬ Reduzierter Anästhetikabedarf (Einfluss auf das ZNS derzeit unklar)
- ▬ Verbesserte Patientenzufriedenheit

- ■ **Gerinnung**

Bei leerer Gerinnungsanamnese ist bei Kindern mit Ausnahme der Periduralanästhesie (≠ Kaudalanästhesie!) keine Gerinnungsanalyse notwendig. (Gerinnungsfragebogen z. B. unter: http://www.ak–kinderanaesthesie.de/fachmaterial/stellungnahmen.html). Ansonsten gilt:
Blutungszeit (in vivo) <5 min, **PFA 100** <150 s,
Quick ≥70 %, **PTT** <45 s

10.1   Lokalanästhetika

- ▬ Ausschließlich Amid-LA
- ▬ Lang wirksame LA sehr gut geeignet (postoperative Analgesie bis zu 24 h Dauer)
- ▬ Einsatz stabilisatorfreier Lösungen
- ▬ Wirkdauer ↓ im Vergleich zu Erwachsenen wegen stärkerer Gewebeperfusion

Ropivacain (Naropin)
- Motorische Blockade ↓ im Vergleich zu Bupivacain
- Kardiale Toxizität ↓ im Vergleich zu Bupivacain
  (Sicherheit bei kontinuierlicher Gabe ↑)
- Hinweise auf Vasokonstriktion
  (daher kein Einsatz z. B. zum Peniswurzelblock)
- **Maximaldosis**
  - **Bolus 3–4 mg/kg**
  - 0,4 mg/kg/h bei kontinuierlicher Gabe

Bupivacain (Carbostesin)
- Größte klinische Erfahrung
- Motorische Blockade und kardiale Toxizität ↑
  im Vergleich zu Ropivacain
- **Maximaldosis**
  - **Bolus 2,5 mg/kg**
  - 0,25 mg/kg/h bei kontinuierlicher Gabe

Prilocain (Xylonest)
- Anschlagszeit und Wirkdauer kürzer
  (im Vergleich zu Ropivacain und Bupivacain)
- Gefahr der Met-Hb-Bildung
  (v. a. NG und SG → für RA möglichst meiden)
- **Maximaldosis 5 mg/kg (NG und SG)** und **7 mg/kg (>1 Jahr)**

10.1.1 Vorgehen bei Lokalanästhetika-Intoxikation

- LA-Zufuhr stoppen
- Sauerstoffgabe, ggf. Intubation
- Therapie eines Krampfanfalls (▶ Abschn. 18.22)
- **CPR bei Herz-Kreislauf-Stillstand, lange reanimieren!**

- Lipidbolus (20 %ige Emulsion) → 1,5 ml/kg i.v., gefolgt von kontinuierlicher Infusion → 0,25 ml/kg/min; Dosis auf 0,5 ml/kg/min steigern, wenn der Blutdruck abfällt
- Maximaldosierung 8 ml/kg
- LipidRescue-Standort im OP sollte bekannt sein

> ❯ LipidRescue bei Kindern ist Ultima Ratio. Es liegen keine Erfahrungsberichte bei Kindern vor.

10.2   Rückenmarknahe Blockaden

10.2.1 Kaudalanästhesie (KDA)

Die Kaudalanästhesie ist das mit Abstand am häufigsten durchgeführte Regionalanästhesieverfahren bei Kindern.

■ Indikation

Die Kaudalanästhesie eignet sich prinzipiell für alle Eingriffe unterhalb des Bauchnabels bzw. bei entsprechender Dosierung bis unterhalb des Rippenbogens: Hypospadiekorrektur, Herniotomie, Orchidopexie, Eingriffe an Becken und unterer Extremität sowie abdominelle und retroperitoneale Operationen.

- Insbesondere auch bei FG sinnvoll
- Bei Kindern bis ca. 30 kg durchführbar

■ Durchführung

Material

Nadel: z. B. Epican Paed caudal 25 G (orange), 32°-Schliff, Länge 30 mm, evtl. Verbindungsleitung zwischen Nadel und Spritze (immobile Nadel), sterile Handschuhe, Desinfektionsmittel, sterile Kompressen, steriles Lochtuch, Pflaster

Testdosis (optional)

Bupivacain 0,25 % *plus* Adrenalin 1:200.000 (≙ 5 µg/ml) → 0,2 ml/kg

[1 ml Adrenalin (1 mg/ml) in Insulinspritze; davon 0,1 ml (≙ 1 Teilstrich ≙ 100 µg) in 20 ml Bupivacain 0,25 %]

Anmerkung: In unseren Kliniken wird keine Testdosis mehr gegeben, weil damit eine intravasale Lage nicht sicher ausgeschlossen werden kann.

Hauptdosis

Ropivacain 0,2 % → **0,8–1,3 ml/kg**

Bei Verzicht auf eine Testdosis kann der Hauptbolus bis 1,5 ml/kg gesteigert werden.

Gesamtdosis (= Testdosis *plus* Hauptdosis)

- Eingriffe unterhalb Th_{10}: Gesamtdosis 1,0–1,2 ml/kg, z. B. Leistenhernie
- Eingriffe oberhalb Th_{10}: Gesamtdosis 1,3–1,5 ml/kg, z. B. Antirefluxplastik, Nephrektomie

Maximalvolumen: 30 ml

Analgesiedauer

- Je kleiner das Kind, desto kürzer die Wirkdauer (NG ~ 2 h, größere Kinder ~ 3–6 h)

Clonidin führt nahezu zu einer Verdoppelung der Analgesiedauer

- 150 µg (≙ 1 ml) Clonidin in Heparinspritze aufziehen, 1 Teilstrich = 15 µg
- Dosierung: 2–3 µg/kg
- Bei Dosierung >2 µg/kg → ggf. Sedierung, Bradykardie, Hypotension
- **Nicht** bei ambulanten Eingriffen sowie bei SG <8. LM

Die Verwendung von Ketamin bzw. S-Ketamin zur Kaudalanästhesie wird nicht empfohlen, da neurotoxische Wirkungen bei epiduraler/kaudaler Applikation nicht sicher ausgeschlossen werden können.

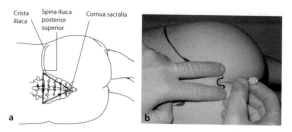

Abb. 10.1a, b Kaudalanästhesie. **a** Anatomie. **b** Einstichstelle.
(**a** Aus Nollert et al. Die Anästhesiologie 2008)

■ **Vorgehen**

Nach Narkoseeinleitung Linksseitenlage (Linkshänder →
Rechtsseitenlage), Hüftgelenke flektieren, Spina iliaca posterior superior bds. tasten (diese bilden mit dem Hiatus sacralis ein etwa gleichseitiges Dreieck), Cornua sacralia und
Hiatus sacralis tasten, Kanüle im Winkel von 45° in Hiatus
einführen, nach Passage des Lig. sacrococcygeum (Wider-
standverlust) max. noch 1–2 mm vorschieben (■ Abb. 10.1).
Passiven Rückfluss testen. LA-Injektion unter intermittie-
render Aspiration und ständiger EKG-Kontrolle.

🛇 **Cave!**
Der Durasack reicht beim Neugeborenen bis S_4,
am Ende des 1. Lebensjahres noch bis S_2.

■ **Komplikationen**

Intravasale Injektion

━ EKG: hohes T (bei Verwendung adrenalinhaltiger
Testdosis), Tachykardie, erst spät: Blockbildungen,
Procedere: Injektion sofort abbrechen

━ **Cave!** Je kleiner das Kind, desto wahrscheinlicher ist
eine intravasale Injektion selbst bei negativer Aspiration bzw. nicht vorhandenem passiven Rückfluss

Intraossäre Injektion
- Vorgehen analog intravasaler Injektion

Intrathekale Injektion
- Aspiration von Liquor
- Procedere: kein weiterer Punktionsversuch

- **Narkoseführung**
- Sevofluran 1–1,5 Vol % endtidal
- Frühzeitig assistierte Spontanatmung anstreben
- In der Regel keine weitere Opioidgabe notwendig
- Kombination mit einem NSAR
  (z. B. Ibuprofen 10 mg/kg supp) i.d.R. sinnvoll
- Bei mehrstündigen OPs ist postoperativ eine zweite
  Kaudalanästhesie (Ropivacain 0,1 %, gleiches Volumen)
  möglich, wenn initial kein Clonidin verwendet wurde

10.2.2 Periduralanästhesie (PDA)

- **Methodenspezifischer Hinweis**

Die thorakale PDA kann bei Kindern in Narkose angelegt
werden. Dies erfordert ein hohes Maß an anatomischen
Kenntnissen und manuellem Geschick. Um schwerwiegende neurologische Komplikationen zu vermeiden, sollte
dieses Verfahren speziell ausgebildeten Kollegen in kinderanästhesiologischen Zentren vorbehalten bleiben.

- **Indikation**
- Große Thorax- oder Oberbaucheingriffe, insbesondere
  bei pulmonalen Vorerkrankungen
- Die Technik ist auch bei Säuglingen durchführbar

> **Faustregel**
>
> «Loss of resistance» ist zu erwarten bei:
>
> $$\text{Tiefe (in cm)} \triangleq \frac{\text{kgKG}}{10}$$

- **Voraussetzung**
  - Akutschmerzdienst für die postoperative Betreuung ist rund um die Uhr verfügbar
  - Standardisierte Überwachungs- und Dokumentationsprotokolle
  - Atemmonitoring auf peripherer Pflegestation (O_2-Sättigung und Atemfrequenzmessung)

- **Material**
  - **<20 kg:** z. B. Perifix Paed
    - Perican-Kanüle 20 G (gelb)
    - Soft-Katheter 24 G
  - **>20 kg:** z. B. Perifix Paed
    - Perican-Kanüle 18 G (rosa)
    - Soft-Katheter 20 G

- **Dosierung**

> **Intraoperative Dosierung**
> **Hauptbolus**
> Empfehlung:
> Ropivacain 0,2 %: 0,1–0,3 ml/kg
> *plus*
> Sufentanil: 0,2–0,5 µg/kg
> **Mischung** (20-ml-Spritze)
> Ropivacain 0,2 %: 18 ml (= 36 mg): 0,18 %
> *plus*
> Sufentanil mite (5 µg/ml) 2 ml (= 10 µg) → 0,50 µg/ml

Narkoseführung: Sevofluran 1,0–1,5 Vol %, in der Regel keine weitere Opioidgabe notwendig.

Nach ca. 60 min Wiederholung der epiduralen Applikation von 1/3 bis 2/3 des Hauptbolus.

> **Postoperative Dosierung**
> **Perfusoreinstellung**
> Empfehlung
> Ropivacain 0,2 %: 0,4 mg/kg/h = 0,2 ml/kg/h
> *plus*
> Sufentanil: 0,4–0,5 μg/ml (ggf. Halbierung oder ohne Opioid)
> **Mischung** (50-ml-Perfusorspritze)
> Ropivacain 0,2 %: 46 ml (= 92 mg) 0,184 %
> *plus*
> Sufentanil mite (5 μg/ml): 4 ml (= 20 μg): 0,4 μg/ml

10.2.3 Spinalanästhesie (SPA) und alleinige Kaudalanästhesie (KDA) bei FG/NG/SG

■ Methodenspezifischer Hinweis

Die Spinalanästhesie bei FG/NG/SG erfordert ein hohes Maß an anatomischen Kenntnissen und manuellem Geschick. Um schwerwiegende Komplikationen zu vermeiden, sollte dieses Verfahren speziell ausgebildeten Kollegen in kinderanästhesiologischen Zentren vorbehalten bleiben.

Eine alleinige Kaudalanästhesie gewährleistet bei FG/NG/SG intraoperativ eine sehr gute Anästhesie. Die im Vergleich zur SPA verlängerte Wirkdauer führt zu weniger Zeitdruck für den Chirurgen und zu einer guten postoperativen Analgesie. In unseren Kliniken wird die Spinalanästhesie bei Säuglingen nicht mehr angewandt.

Heute hat sich auch bei Frühgeborenen weitgehend die Allgemeinanästhesie, zumeist kombiniert mit einer Kaudalanästhesie, etabliert. Bei der Narkoseeinleitung sollte dabei möglichst auf Induktionshypnotika und Opiate verzichtet werden (▶ Abschn. 20.3.1), um die Inzidenz von postoperativen Apnoen zu minimieren.

■ **Spinalanästhesie und alleinige Kaudalanästhesie**

Mögliche Indikationen
- Operationen unterhalb Th_{10} (typisch: Leistenhernie)
- Ehemalige FG vor der 50. bis 55. postkonzeptionellen Woche (häufigste Indikation)
- Reife NG, SG mit schwierigem Atemweg
- FG, NG, SG mit Muskelerkrankungen

Vorteile
- Relaxierung/Intubation werden umgangen
- Keine intraoperative Sedierung! → meist schlafen die Kinder nach Anlage der SPA bzw. KDA

Nachteile
- Anspruchsvolle Punktion (waches, ggf. unruhiges Kind)
- Kurze Wirkdauer der SPA (bei FG/NG ca. 45–60 min)
- Keine postoperative Analgesie (SPA)
- Postoperative Apnoen sind beschrieben, vor allem, wenn zur Punktion eine Sedierung durchgeführt wird

■ **Spinalanästhesie**

Anatomie und Physiologie
- Rückenmark reicht bis L_3, Spinalraum reicht bis S_3, Abstand Haut-Spinalraum ~ 8–15 mm
- Punktion in Höhe $L_{4/5}$ oder L_5/S_1 (d. h. **immer kaudal des Beckenkamms!**)

- Liquorvolumen 4 ml/kg
  (doppelt so groß wie beim Erwachsenen)
- Erhöhte Absorptionsrate infolge stärkerer Vaskularisation des Epiduralraums
- Höhere Lokalanästhetika-Dosis im Vergleich zum Erwachsenen

Dosierung

Bupivacain 0,5 % hyperbar *plus* Adrenalin 5 µg/0,1 ml
→ 1,0 mg/kg Bupivacaindosis (= 0,2 ml/kg)

> Mischung in Insulinspritze (gesamt 1,0 ml)
> 0,05 ml: 50 µg Adrenalin (½ Teilstrich einer unverdünnten Ampulle [1 mg/ml])
> *plus*
> 0,95 ml: Bupivacain 0,5 % hyperbar (9½ Teilstriche)

Durchführung

- EMLA-Creme mindestens 45 min vor Punktion auftragen
- Punktion sitzend auf einem Gelring oder in Seitenlage; Flexion der Wirbelsäule ohne den Kopf zu beugen (**Cave!** Beeinträchtigung der Atmung)
- 25-G-Neonatalspinalkanüle (z. B. BD Yale, Quincke, 2,5 cm Länge)
- Schliffrichtung parallel zu den Durafasern
- Oft «Klick» bei Penetration des Subarachnoidalraums spürbar
- In der Regel spontaner Liquorrückfluss
- Langsame Injektion
- Nach Entfernen der Kanüle: sofort Neutralelektrode auf den Rücken kleben, Rückenlage, ~20–30° Oberkörper-Hochlagerung (**nie Kopftieflagerung**)
- Motorische und sensible Blockade setzt sofort ein

- ▬ NIBP an der unteren Extremität anbringen
- ▬ Sofortige Freigabe für den Operateur, zügiger OP-Beginn

- ■ **Alleinige Kaudalanästhesie**

Dosierung

Ropivacain 0,2 % bis 0,25 % (Maximaldosis 30 ml)
Dosis: 1 ml/kg

Vorteil

- ▬ Längere Wirkdauer im Vergleich zur Spinalanästhesie
- ▬ Beim Frühgeborenen erzielt man damit regelmäßig eine Paraplegie bei einer Wirkdauer um die 90 min

10.3   Periphere Nervenblockaden

Grundsätzlich sind beim Kind sämtliche periphere Nervenblockaden durchführbar. Geringe LA-Dosen haben eine große Wirkung (lange postoperative Analgesie). Periphere Nervenblockaden beim Kind werden unter Sedierung (z. B. Propofol 1 mg/kg + S-Ketamin 0,35 mg/kg i.v.) oder in Narkose durchgeführt. Deswegen sollten periphere Blockaden beim Kind immer unter sonografischer Kontrolle durchgeführt werden (◻ Tab. 10.1).

10.3.1 Obere Extremität

- ■ **Plexus axillaris-Blockade**

Indikation

- ▬ Anästhesie bei Unterarm- und Olekranonfrakturen bzw. Verletzungen, bei größeren Kindern auch ohne Allgemeinanästhesie durchführbar
- ▬ Postoperative Analgesie bei OPs im Bereich Hand, Unterarm und Ellenbogen

◼ Tab. 10.1 Verwendung eines Nervenstimulators

Gerät HNS 11/HNS 12	Patient	
	Wach	sediert bzw. in Narkose*
Symbol (nur bei HNS 11)	«Männchen»#	«Männchen»
Impulsbreite	0,1 ms	1,0 ms
Max. Impulsamplitude	1 mA	1 mA
Anzustrebende Impuls-amplitude	0,5–0,8 mA	0,8–1,0 mA
Impulsfrequenz	1 Hz	2 Hz

*Cave! Pat. darf nicht relaxiert sein. # *«Männchen»*: Der *tatsächlich* zwischen Neutralelektrode und Nadelspitze fließende Strom wird angezeigt (bei HNS 12 wird **immer** der *tatsächlich* zwischen Neutralelektrode und Nadelspitze fließende Strom angezeigt)

Technik (periphere Nervenstimulation)

▬ Abduktion des Armes um knapp 90° im Schulter-gelenk, keine Beugung im Ellenbogen

▬ z. B. 25-G-Stimulationskanüle

▬ Punktion der Haut im 30–45°-Winkel auf Höhe der Kreuzung des M. coracobrachialis und des M. pecto-ralis, unmittelbar oberhalb der A. axillaris

▬ Nach erfolgreicher Stimulation (bevorzugt N. ulnaris, N. medianus) und Aspirationsprobe Injektion des LA (spindelförmige Ausbreitung entlang der Gefäß-Ner-ven-Scheide)

▬ **Dosierung**
  ▬ Analgesie: Ropivacain 0,2 %
  ▬ Anästhesie: Ropivacain 0,75 % + Prilocain 1 % (Verhältnis 1:1)
  ▬ Gesamtvolumen: 0,5–0,75 ml/kg, max. 40 ml

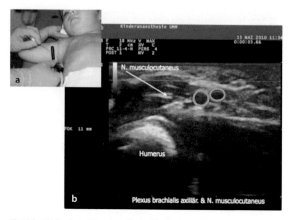

Abb. 10.2a, b a Plexus axillaris-Blockade rechts.
b Plexus axillaris rechts. (b Mit freundlicher Genehmigung von
Herrn Dr. H.-J. Rapp, Frankfurt)

Technik (sonografisch gestützt)

- Abduktion des Armes um 90° im Schultergelenk und
  Beugung im Ellenbogen um 90° (**Abb. 10.2a**)
- Darstellung der A. axillaris in der kurzen Achse und
  Fokussierung in der Bildmitte
- Der Schallkopf sollte links wie rechts so ausgerichtet
  werden, dass sich die Nerven immer in gleicher Position relativ zur A. axillaris befinden. Auf diese Weise
  ausgerichtet, findet sich der N. medianus häufig links
  oberhalb der A. axillaris, der N. ulnaris rechts oberhalb, häufig mit Abstand zur Arterie, der N. radialis
  häufig unterhalb der A. axillaris, der N. musculocutaneus zumeist links, mit einigem Abstand zur Arterie
  (zwischen den Mm. biceps brachii und coracobrachialis als linsenförmige Struktur) (**Abb. 10.2b**)
- Nadelführung bevorzugt «out-of-plane» (**Abb. 10.2a**)

- Entweder periarterielle Injektion des LA oder selektives Ansteuern der einzelnen Nerven
- Der N. musculocutaneus sollte immer zusätzlich separat blockiert werden. Dazu wird die Nadel nach kranial vorgeschoben
- Eine Dosis, die zum «Aufschwimmen» der einzelnen Nerven bzw. «Umspülen» der Arterie führt, ist für einen guten Blockadeerfolg ausreichend

10.3.2 **Untere Extremität**

- **Distale laterale N. ischiadicus-Blockade**

Indikation
- Eingriffe an Unterschenkel und Fuß

Technik (periphere Nervenstimulation)
- Rückenlage
- Tasten der Lücke zwischen M. vastus lateralis und M. biceps femoris
- Einstichstelle ca. 5–10 cm oberhalb der Kniegelenksfalte
- Altersabhängige Einstichtiefe (ca. 30 mm bei NG, bis 100 mm bei Jugendlichen), niemals mehr als die halbe Breite des Oberschenkels auf Höhe der Punktionsstelle
- Nach erfolgreicher Stimulation (N. fibularis) und negativer Aspirationsprobe Injektion des LA
- **Dosierung:** Ropivacain 0,2 %, 0,5–0,75 ml/kg, max. 40 ml

Technik (sonografisch gestützt)
- Seitenlage (◻ Abb. 10.3a)
- Aufsetzen des Schallkopfes zwischen M. vastus lateralis und M. biceps femoris
- Darstellung des N. ischiadicus in der kurzen Achse (◻ Abb. 10.3b)

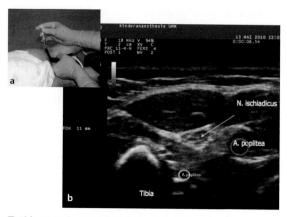

Abb. 10.3a, b a Distale N. ischiadicus-Blockade rechts.
b N. ischiadicus rechts. (**b** Mit freundlicher Genehmigung von
Herrn Dr. H.-J. Rapp, Frankfurt)

— Nadelführung «in-plane» (für Single shot)
  (Abb. 10.3a)
— Heranführen der Nadel unter Sicht an den
  N. ischiadicus
— Injektion des LA in Nervennähe unter wiederholter
  Aspiration und Setzen eines Depots um den Nerv
— Eine Dosis, die zum «Aufschwimmen» des Nervs führt,
  ist für einen guten Blockadeerfolg ausreichend

■ **N. femoralis-Blockade**

Indikation

— Eingriffe am ventralen Oberschenkel oder medialen
  Unterschenkel

Technik (periphere Nervenstimulation)

- Rückenlage
- z. B. 25-G-Stimulationskanüle
- Punktion der Haut im 30–45°-Winkel, unmittelbar distal der Leistenbeugefalte und lateral der A. femoralis, Stichrichtung nach kranial
- nach erfolgreicher Stimulation (M. quadriceps → «tanzende Patella») und negativer Aspirationsprobe Injektion des LA
- **Dosierung:** Ropivacain 0,2 %, 0,5–0,75 ml/kg, max. 40 ml

Technik (sonografisch gestützt)

- Rückenlage (◻ Abb. 10.4a)
- Aufsetzen des Schallkopfes unmittelbar unterhalb des Leistenbandes
- Darstellung des N. femoralis (oval bis dreieckig, echoreich mit rundlichen, echoarmen, faszikulären Strukturen) lateral der A. femoralis in der kurzen Achse

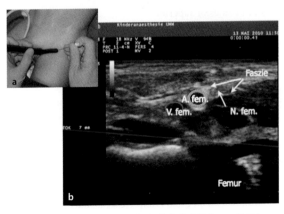

◻ **Abb. 10.4a, b** **a** N. femoralis-Blockade links. **b** N. femoralis links.
(**b** Mit freundlicher Genehmigung von Herrn Dr. H.-J. Rapp, Frankfurt)

- Nadelführung «in-plane» (◾ Abb. 10.4a) («single shot»)
- Heranführen der Nadel unter Sicht an den N. femoralis
- Injektion des LA in Nervennähe unter wiederholter Aspiration und Setzen eines Depots um den Nerv
- Eine Dosis, die zum «Aufschwimmen» des Nervs führt, ist für einen guten Blockadeerfolg ausreichend

10.4   Weitere Nervenblockaden

- **N. ilioinguinalis- und N. iliohypogastricus-Blockade**

Indikation

- Hernioplastik, Orchidopexie (v. a. bei größeren Kindern)

Technik (konventionell)

- Rückenlage
- 24-G-Nadel
  (z. B. 17-er Kanüle mit Verlängerungsschlauch)
- Punktion 1–2 cm medial und 1 cm kranial der Spina iliaca anterior superior
- Stichrichtung nach lateral und gering kaudal zur Crista iliaca
- Nach Knochenkontakt Injektion der Hälfte des LA unter Zurückziehen der Nadel bis subkutan (N. iliohypogastricus-Blockade)
- Änderung der Stichrichtung nach medial, kaudal und gering posterior (Richtung Leistenband); diskreter «Klick» als Zeichen der Perforation der Faszie des M. obliquus externus
- Applikation der zweiten Hälfte (N. ilioinguinalis-Blockade)
- Je mehr die Technik einer ausgedehnten lokalen Infiltration gleicht, desto erfolgreicher ist die Blockade. (Alternative: Ilioinguinalblockade unter Sicht durch Chirurgen)

Dosierung: 0,5 ml/kg Ropivacain 0,375 % (max. 15 ml), Wirkdauer: 8–10 h (bei beidseitiger Blockade: Verwendung von Ropivacain 0,2 %)

Technik (sonografisch gestützt)

- Rückenlage (◻ Abb. 10.5a)
- Der N. ilioinguinalis (und der N. iliohypogastricus) verlaufen in der seitlichen Bauchwand zwischen dem M. transversus und dem M. obliquus internus abdominis, kranial der Crista iliaca
- Aufsetzen des Schallkopfes medial und leicht kranial der Spina iliaca anterior superior (◻ Abb. 10.5a)
- Darstellung der Nerven (echoarme Strukturen, umgeben von echoreicher Faszie) in der kurzen Achse (◻ Abb. 10.5b)

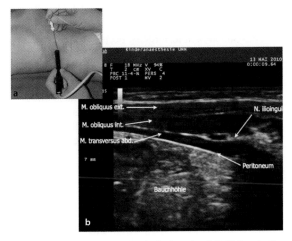

◻ **Abb. 10.5 a** N. ilioinguinalis-Blockade rechts. **b** N. Ilioinguinalis rechts. (**b** Mit freundlicher Genehmigung von Herrn Dr. H.-J. Rapp, Frankfurt)

- Nadelführung «in-plane» mit Stichrichtung nach lateral (◻ Abb. 10.5a)
- Heranführen der Nadel unter Sicht an den N. ilioinguinalis
- Injektion des LA in Nervennähe zwischen die oben genannten Muskeln
- Eine Dosis, die zum «Aufschwimmen» des Nervs führt, ist für einen guten Blockadeerfolg ausreichend

- **Transversus-Abdominis-Plane-Block (TAP-Block)**

Der TAP-Block hat die gleiche Schicht zwischen M. obliquus internus und M. transversus abdominis zum Ziel wie der Ilioinguinalis-Block. Kranial von N. ilioinguinalis und N. iliohypogastricus verlaufen dort die vorderen Äste der thorakolumbalen Spinalnerven (Th_6 bis L_1).

Indikation

- Operationen im Abdominalbereich und der Bauchdecke, wie Appendektomie, Cholezystektomie
- Spanentnahme vom vorderen Beckenkamm u. a.

Technik (sonographisch gestützt)

- Rückenlage (◻ Abb. 10.5a)
- Im Gegensatz zu den Nn. ilioinguinalis und iliohypogastricus sind die thorakolumbalen Spinalnerven mit Ultraschalltechnik praktisch nicht darstellbar
- Aufsetzen des Schallkopfes vergleichbar ◻ Abb. 10.5a. Die Höhe richtet sich nach dem Eingriff; bei Bedarf bis subkostal
- Nadelführung «in-plane» mit Stichrichtung nach lateral (◻ Abb. 10.5a)
- Darstellung von M. obliquus externus, M. obliquus internus, M. transversus abdominis (◻ Abb. 10.5b)
- Injektion von z. B. 0,5 ml/kg Ropivacain 0,2 % zwischen M. obliquus internus und M. transversus abdominis

■   **Rektusscheidenblockade**

Der Abstand zwischen der Lamina posterior der Rektusscheide und dem intraperitonealen Raum beträgt bei
Kindern nur etwa einen Millimeter. Deshalb sollte die
Rektusscheidenblockade ausschließlich unter Ultraschall-
kontrolle durchgeführt werden.

Indikation

▬   z. B. umbilikale und paraumbilikale Hernien

Technik (sonographisch gestützt)

▬   Rückenlage (◘ Abb. 10.6a)
▬   Die Haut der umbilikalen Region wird durch die
       10. Interkostalnerven innerviert. Zielstruktur ist die
       Lamina posterior der Rektusscheide. Die Interkostal-
       nerven selbst sind nicht darstellbar

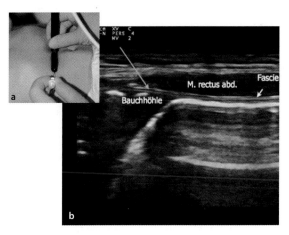

◘ **Abb. 10.6 a** Rektusscheidenblockade. **b** Rektusscheide. (**b** Mit
freundlicher Genehmigung von Herrn Dr. H.-J. Rapp, Frankfurt)

- Aufsetzen des Schallkopfes im Bereich des Überganges von den seitlichen Bauchmuskeln auf den M. rectus abdominis
- Darstellung der Muskeln und der seitlichen Bauchmuskeln in der kurzen Achse (◨ Abb. 10.6b)
- Nadelführung «in-plane» mit Stichrichtung nach medial. Ziel ist es, das LA an der Rückseite des M. rectus abdominis zu platzieren, sodass zwischen dem Muskel und der Lamina posterior der Rektusscheide ein Depot entsteht
- Für einen vollständigen Blockadeerfolg müssen beide Seiten blockiert werden. Für ein sichtbares Depot reichen wenige Milliliter LA

Peniswurzelblockade

Indikation
- Operationen am distalen Penis: z. B. Zirkumzision

Anatomie
- Die beiden Nn. dorsales penis verlaufen gering paramedian durch den fettreichen subpubischen Raum. Dieser wird in der Medianlinie durch das Ligamentum suspensorium penis in zwei unabhängige Kompartimente unterteilt. Die Injektion erfolgt in diese Kompartimente
- Die Nn. dorsales penis innervieren die distalen 2/3 des Penis (das proximale Drittel wird von Nn. genitofemorales und Nn. iliohypogastrici versorgt)

Technik
- 24-G-Nadel (z. B. 17-er Kanüle)
- Zur Straffung der oberflächlichen und tiefen Faszien wird der Penis gering nach kaudal gezogen
- Tasten der Symphyse mit Zeige- und Mittelfinger der Gegenhand

Dosierung: 0,2 (2 × 0,1) ml/kg Bupivacain 0,5 % **ohne** Vaso-konstriktorzusatz (max. 10 ml), Wirkdauer: 8–16 h

Einzelinjektionstechnik

- Punktionsstelle knapp unterhalb der Symphyse in der Medianlinie
- Vorschieben der Nadel nach lateral in das subpubische Kompartiment
- Der Durchtritt durch die tiefe Schicht der Abdominal-faszie ist als Widerstandsverlust spürbar
- Aspiration und Injektion
- Zurückziehen der Nadel bis zur Subkutis und Vor-schieben der Nadel zur Gegenseite

Komplikation

- Injektion in Corpora cavernosa nach Perforation der Tunica albuginea
- Intravasale Injektion (häufiger bei medianem Zugang)

■ Wundrandinfiltration

Die Wundrandinfiltration als sehr einfache und effektive Technik zur Betäubung der Hautinzision wird in ihrer Be-deutung oft verkannt und findet zu selten Anwendung. Wer-den keine anderen Regionalanästhesieverfahren angewandt, sollte immer dann, wenn das OP-Gebiet es zulässt, eine Wundrandinfiltration (üblicherweise durch den Chirurgen) durchgeführt werden.

Indikation: z. B. Metallentfernung, Hickman-Implantation, Hämangiomexstirpation

Dosierung: Ropivacain 0,2 %, 0,5 ml/kg

Narkoseführung und Narkoseausleitung

Jörg Schimpf

© Springer-Verlag GmbH Deutschland,
ein Teil von Springer Nature 2018
J. Schimpf, D. Craß, V. Sollmann (Hrsg.), *Kompendium Kinderanästhesie*
https://doi.org/10.1007/978-3-662-54398-6_11

11.1   Inhalationsanästhesie oder Total intravenöse Anästhesie?

11.1.1 Balancierte Anästhesie mit Sevofluran

(◨ Tab. 11.1)

◨ Tab. 11.1 Balancierte Anästhesie mit Sevofluran

Sevofluran	0.–1. LM	1.–6. LM	6. LM–14. LJ
MAC in 100 % O_2	3,3 Vol %	3,0 Vol %	2,5 Vol %
MAC in 60 % N_2O	2,5 Vol %	2,2 Vol %	1,8 Vol %
MAC awake	0,6 Vol %	0,6 Vol %	0,6 Vol %

Vorteile von Sevofluran

- Wegen fehlender Atemwegsreizung zur inhalativen Narkoseeinleitung verwendbar
- Bronchodilatatorischer Effekt
- Geringe Kardiodepression
- Schnelles An- und Abfluten

Nachteile von Sevofluran

- Agitation postnarkotisch bei bis zu 40 % aller Kinder (Therapie s. ▶ Abschn. 18.14)
- Trigger für MH und Rhabdomyolyse

N_2O (Lachgas)

- Verkürzung der inhalativen Einleitungsphase
- Mäßige analgetische Potenz
- Ist im «Zeitalter» sehr gut steuerbarer Opioide und inhalativer Anästhetika verzichtbar

Opioide

━ Alle üblichen Opioide sind verwendbar (▸ Abschn. 7.3)

Vorteile einer balancierten Anästhesie

━ Gasverdampfer sind sicher und einfach in der Anwendung
━ Messung der Narkosegaskonzentration in der Atemluft ist Standard

11.1.2 Total intravenöse Anästhesie (TIVA)

Propofol

━ Bolus 3–5 mg/kg, Erhaltungsdosis 6–10 mg/kg/h
━ Bolus und Erhaltungsdosis sind etwa doppelt so hoch wie bei Erwachsenen

Opioide

━ **Remifentanil:** 0,1–0,5 (–1) µg/kg/min; **Cave!** Thoraxrigidität
━ Alfentanil, Sufentanil und Fentanyl sind zur TIVA ebenso einsetzbar

Vorteile einer TIVA

━ Niedrigere PONV-Inzidenz
━ Relativ sichere Narkose bei MH-Disposition
━ Postnarkotische Agitation ist weniger häufig als bei der balancierten Anästhesie
━ Keine Arbeitsplatzbelastung mit Narkosegas
━ Geeignet für Narkosen am offenen Atemweg

Nachteile einer TIVA

━ Keine Messung des tatsächlich applizierten Propofols (analog der endtidalen Narkosegaskonzentration) möglich

■ **Fazit**

Bei Kindern mit hohem PONV-Risiko oder MH-Disposition sowie bei OPs am offenen Atemweg sollten total intravenöse Anästhesien bevorzugt werden. In allen anderen Fällen stellt die balancierte Allgemeinanästhesie eine gleichwertige Alternative dar.

11.2   Extubation

- Narkosetisch in Reichweite stellen
- Beatmungsmaske, passenden Absaugkatheter bereithalten
- Ggf. Mund absaugen, nach HNO-Eingriffen auch den Magen
- Spontan atmendes Kind entweder **vor** der Exzitationsphase (tief schlafend) oder **nach** der Exzitationsphase (wach) extubieren
- Sichere Zeichen für waches Kind: «Kinnkräuseln», «Augenreiben», Mundöffnen beim Absaugen, kräftige, gezielte Bewegungen der Arme und Beine
- Während der Extubation blähen, nicht unter endotrachealer Absaugung extubieren
- Falls Reintubation nötig: Tubus zur Wiederverwendung aufbewahren oder neuen Tubus gleicher Größe bereithalten
- Extubation in Rücken- oder Seitenlage möglich; in Seitenlage ist der Blut- bzw. Sekretabfluss verbessert

11.3   Neurotoxizität durch Anästhetika?

Praktisch alle in der Kinderanästhesie eingesetzten Anästhetika wirken, zumindest im Tierversuch, neurotoxisch. Die wichtigsten Mechanismen hierbei sind Steigerung der Apoptose, Neurodegeneration und Störung der Synaptogenese. Eine gute Möglichkeit, sich über den aktuellen Stand der Forschung zu informieren, ist die amerikanische Initiative «smarttots» (www.smarttots.org), eine öffentlich-private Zusammenarbeit von Fachgesellschaft, staatlicher Behörde (FDA) sowie Industrie und Sponsoren.

Große prospektive Studien (GAS-Studie, PANDA-Studie u. a.) konnten bisher keine oder nur eine minimale Beeinträchtigung der neurokognitiven Entwicklung durch Anästhetika bei Kindern nachweisen. Andere Faktoren, wie das Geschlecht des Kindes, das Einschulungsalter oder die Schulbildung der Mutter haben einen wesentlich größeren Einfluss auf die Schulleistungen des Kindes als eine Narkose.

Auch Kompetenz und Erfahrung des Anästhesieteams spielen bei der Vermeidung von perioperativen Komplikationen eine wichtige Rolle. Das gilt insbesondere bei Früh- und Neugeborenen sowie kritisch kranken Säuglingen. Von entscheidender Bedeutung ist es dabei, die kindliche Homöostase in allen Belangen zu bewahren. Das reicht von Angstvermeidung über die Stoffwechselhomöostase bis hin zu adäquater Schmerztherapie. Diesen Sachverhalt beschreibt der Begriff der 10-N-Kindernarkose (s. Übersicht).

10-N-Qualitätskinderanästhesie
- «No fear» (Vermeidung von Angst)
- Normovolämie
- Normotension
- Normofrequenz
- Normokapnie
- Normoxämie
- Normonatriämie
- Normoglykämie
- Normothermie
- «No pain» (Vermeidung von Schmerzen)

Das Durchführen von Kinderanästhesien von einem erfahrenen Kinderanästhesieteam an einem eingespielten Arbeitsplatz, nach den genannten Kriterien, ist die beste Möglichkeit, perianästhesiologische und perioperative Morbidität zu vermeiden. Mögliche Risiken durch Anästhetika werden dadurch bei weitem aufgewogen.

Perioperative Versorgung im Aufwachraum

Michael Hadrawa

© Springer-Verlag GmbH Deutschland,
ein Teil von Springer Nature 2018
J. Schimpf, D. Craß, V. Sollmann (Hrsg.), *Kompendium Kinderanästhesie*
https://doi.org/10.1007/978-3-662-54398-6_12

12.1   Definition, Aufgabe und Ausstattung des Aufwachraums (AWR)

Die Hauptaufgabe des AWR besteht in der postoperativen Überwachung der Vitalparameter und Organfunktionen bis zur Wiederherstellung der Homöostase sowie in der Behandlung postoperativer Schmerzen und Komplikationen. Er stellt prä- und postoperativ das Bindeglied zwischen OP-Bereich und Station dar und sollte baulich direkt dem OP-Trakt angeschlossen sein. Die Eltern oder andere Bezugspersonen sollten Zugang zum AWR haben, solange ihr Kind dort betreut wird.

- **Voraussetzungen für eine sichere Versorgung**
- Kompetentes Pflegepersonal und die Möglichkeit, sofort einen in der Kinderanästhesie erfahrenen Anästhesisten zu Hilfe holen zu können
- Monitoring zur Überwachung der Vitalparameter
- Sauerstoffversorgung und Absaugmöglichkeit
- Notfallausrüstung (Atemwegsmanagement mit Beatmungsmöglichkeit, Defibrillator) und Notfallmedikamente in unmittelbarer Reichweite

12.2   Präoperative Funktion des AWR

- Identifikation des Patienten, Überprüfen von OP- und Anästhesie-Einwilligung und korrekter Markierung des OP-Gebietes («OP-Checkliste»), sowie Kontrolle der Nüchternzeiten (▶ Abschn. 2.1.8)
- Schaffen einer ruhigen und Sicherheit ausstrahlenden Atmosphäre für Eltern und Kinder durch freundliches, kindgerechtes und professionelles Auftreten
- Präoperative Reevaluation der Narkosefähigkeit bei neu aufgetretenem Fieber, Infekt der oberen Atem-

wege, Hautausschlag o. Ä. durch den zuständigen Anästhesisten
- Rechtzeitiges Entfernen der EMLA-Pflaster, um den vasokonstriktorischen Effekt des Prilocains vor Punktion zu minimieren
- Testen eines evtl. bereits vorhandenen i.v.-Zugangs auf seine korrekte Lage
- Zeitgerechte medikamentöse Prämedikation der Kinder nach Rücksprache mit dem zuständigen Anästhesisten (▶ Abschn. 2.2.1 und 2.2.2)
- Präoperative Inhalation mit Salbutamol, falls indiziert

> **Präoperative Inhalation von Salbutamol senkt die Rate perioperativer Atemwegskomplikationen**
> **Indikationen**
> - Infekt der oberen Atemwege innerhalb der letzten 6 Wochen
> - Vor Adenotomie, Tonsillotomie oder Tonsillektomie
> - Asthma bronchiale
>
> **Dosierung**
> - Salbutamol (5 mg/ml, 1 Tropfen entspricht 0,25 mg) 0,5 Tropfen Salbutamol pro kg in 2 ml NaCl 0,9 %, mindestens 4, max. 20 Tropfen

12.3 Postoperative Überwachung

- Grundsätzlich sind für Art und Dauer der postoperativen Überwachung immer die Grunderkrankung sowie der operative Eingriff zu berücksichtigen. Der Operateur legt ferner die operationsspezifischen Überwachungsmaßnahmen fest (z. B. Kontrolle der Nachblutung nach Tonsillektomie, Kostaufbau etc.)

- Je nach Operation und Anästhesie beträgt die Überwachungszeit zwischen 30 min und mehreren Stunden
- Nach Intubationsnarkosen sollten die Kinder wegen der Gefahr eines Postextubationsstridors möglichst 1 h lang beobachtet werden
- Kinder nach großen Operationen und Kinder mit hohem postoperativen Versorgungs- und Überwachungsbedarf werden in der Regel direkt vom OP auf die Kinderintensivstation übernommen
- Als apparatives Monitoring genügen im AWR bei kleinen Operationen, gesundem Kind und stabilen intraoperativen Vitalparametern in der Regel die Pulsoxymetrie sowie die klinische Beurteilung des Patienten (Atemmuster, Hautkolorit, Rekapillarisierungszeit, Verbände und Drainagen etc.)
- Ein erweitertes Monitoring (EKG, Blutdruck, Urinausscheidung etc.) sowie Diagnostik (Röntgen, BGA etc.) können in seltenen Fällen bei Risikokonstellationen oder intraoperativen Auffälligkeiten und Komplikationen notwendig sein
- Aus anästhesiologischer Sicht dürfen **wache** Kinder direkt postoperativ trinken und gestillt werden. Die Einwilligung des Operateurs muss bei Operationen am Gastrointestinaltrakt sowie im HNO- und MKG-Bereich vorliegen
- Nach kleinen Operationen ohne relevante Volumenverschiebung und Blutverlust kann die Infusionstherapie beendet werden, sobald die Kinder wach sind und trinken
- Bei Kindern, die postoperativ aus chirurgischer Sicht längere Zeit nicht trinken dürfen, sollte bedarfsadaptiert eine glukosehaltige Vollelektrolytlösung infundiert werden

12.4 Therapie postoperativer Probleme und Komplikationen

12.4.1 Oxygenierungsstörung

Je kleiner die Kinder sind, desto höher ist aufgrund der physiologischen Besonderheiten das Risiko einer postoperativen Hypoxie.

- ■ Ursachen
- ▬ **Messartefakte**
  (Unruhe, Bewegung, Sensordislokation, Hypothermie)
- ▬ **Obstruktion der oberen Atemwege**
  (zurückfallende Zunge bzw. Epiglottis, Blut, Sekret)
- ▬ **Hypoventilation**
  (Opioid-, Narkose- und Relaxansüberhang)

- ■ Stufentherapieschema
- ▬ Messfehler ausschließen
- ▬ Freimachen und Offenhalten der Atemwege
  (Seitenlage, Kopfposition optimieren, ggf. absaugen)
- ▬ Sauerstoffapplikation, wenn Sättigung bei Raumluft <92 %
- ▬ An seltenere Ursachen denken und ggf. therapieren
  (Opioidüberhang, Relaxansüberhang, Aspiration, Hypotension, Hypothermie, Pneumothorax, Atelektase, Bronchospasmus, Laryngospasmus etc.)

> ❯ Eine Sauerstoffgabe über Maske mit hohem Flow kann bei Hypoventilation die CO_2-Retention verstärken und zu respiratorischer Azidose und Somnolenz führen. Die Sättigung bleibt jedoch normal!

12.4.2 Postextubationsstridor

Auftreten innerhalb 1 h nach Extubation. Maximale Ausprägung nach 4 h.

- **Stufentherapieschema**
- Oberkörper hochlagern
- Sauerstoffgabe (6–8 l)
- **Piritramid** 50 µg/kg i.v. (ggf. nach 10 min wiederholen) bei Unruhe und/oder Tachypnoe (Ökonomisierung der Atemarbeit)
- **Prednisolon** 2 mg/kg i.v. *oder* **Dexamethason** 0,3 mg/kg i.v. (Wirkeintritt nach 10–15 min)
- **Inhalation mit Adrenalin** 0,5 mg/kg einer 1:1000 Lösung (max. 5 mg) (limitierender Faktor: Tachykardie!)
- **Diclofenac** 1 mg/kg rektal (>10 kg)

Nach Abklingen der Symptomatik muss das Kind noch mindestens 1 h überwacht werden.

12.4.3 Verzögertes Aufwachen

- **Ursachen**
- Verzögerte Elimination von Anästhetika durch Hypothermie, Hypokapnie, Alkalose/Azidose, Leber- oder Nierenerkrankungen
- Relaxansüberhang (scheinbar verzögertes Erwachen)
- Medikamentenüberdosierung
- Hypoglykämie
- Hyperkapnie
- Hyponatriämie
- ZAS
- ICP-Anstieg (Hirnödem, z. B. durch Hyponatriämie, Hirnblutung, z. B. bei FG)
- Hirnatrophie, Zerebralparese

- **Prophylaxe**
- Intraoperativ:
    - wärmeerhaltende Maßnahmen
    - etCO$_2$-Überwachung
    - BZ-Kontrolle
    - Relaxometrie

- **Therapie**
- **ZAS (zentrales anticholinerges Syndrom)**
- Physostigmin (Anticholium) 10–30 µg/kg i.v. alle 5 min, max. 1 mg/kg; ggf. 0,5–2 µg/kg/min kontinuierlich

- **Restrelaxation**
- Neostigmin 50 µg/kg *plus* Atropin 10 µg/kg i.v.
- Bei Rocuronium: Alternativ Sugammadex (Bridion) 2–4–(16) mg/kg i.v.
- Bei Mivacurium: Sehr verzögerter Abbau bei Vorhandensein atypischer Cholinesterase → evtl. Nachbeatmung

- **Opioidüberhang**
- Naloxon (Narcanti) 10–20 µg/kg, alle 2–3 min, bis Wirkung eintritt

- **Benzodiazepinüberhang**
- Flumazenil (Anexate) >1. LJ 10 µg/kg i.v.

12.4.4 Postoperative Schmerzen

Erfassung des Schmerzniveaus erfolgt anhand altersgerechter Schmerzskalen (s. auch ▶ Kap. 13)

- ■ **Stufentherapieschema**
(ausführlich in ▶ Kap. 13)
Niedrig dosiert mit einem Opioid beginnen
(wegen schnellen Wirkeintritts)

- ■■ **Bei leichten bis mittelstarken Schmerzen**
- ▬ **Nalbuphin** 100 µg/kg i.v. (ggf. Wdh. nach 10 min bis zu
3 ×, danach Ceiling-Effekt)
  - ▬ Gute Erfahrungen bei Neugeborenen und Säuglingen in den ersten 3 Lebensmonaten wegen deutlich
geringerer Atemdepression (aber «off label-use» in
dieser Altersklasse!)
  - ▬ **Nur** bei leichten bis mittelstarken Schmerzen!
(stärkere Rezeptorbindung als Piritramid)

- ■■ **Bei starken Schmerzen**
- ▬ **Piritramid** 50–100 µg/kg i.v. (bei Bedarf in 10-minü-
tigen Abständen wiederholen)

Bei Neugeborenen und Säuglingen in den ersten 3 Lebens-
monaten wegen der Gefahr einer Apnoe mit halber Dosis
beginnen
  Zusätzlich zur Opioidgabe (falls intraoperativ noch
nicht erhalten)
- ▬ **Ibuprofen** 10 mg/kg rect. (ab 6 kg),
(KI: bekannte Gerinnungsstörungen, vermehrte perioperative Blutung)
- ▬ **Paracetamol** (Dosierung s. ▶ Abschn. 13.2.1)
Falls nicht ausreichend → Metamizol
- ▬ **Metamizol** (erst ab 1. LJ zugelassen, davor
«off label-use»)
  - ▬ 10–20 mg/kg i.v. als Kurzinfusion über 15 min
  - ▬ **Cave!** Asthmaanamnese! Sehr selten Agranulo-
zytose

Nach schmerzhaften Operationen ohne kontinuierliches Regionalanästhesieverfahren frühzeitig auch an eine PCA-Pumpe (patienten-, pflege-, oder elternkontrolliert) denken

12.4.5 Postoperative Übelkeit und Erbrechen (PONV)

(Nähere Informationen s. ▶ Abschn. 18.16)

- Stufentherapieschema (falls intraoperativ noch nicht erhalten)
- **Dexamethason** 150 µg/kg i.v. (max. 8 mg)
  - Cave bei V. a. Lymphom und Leukämie nur nach Rücksprache mit Onkologen wegen Gefahr eines Tumorlysesyndroms und evtl. Beeinträchtigung der Diagnostik, Hyperglykämie bei Typ-1-Diabetikern
- **Granisetron** 10–20 µg/kg i.v. (max. 1 mg) oder **Tropisetron** 100 µg/kg i.v. (max. 2 mg)
- **Dimenhydrinat** 0,5–1 mg/kg KG i.v. (max. 62 mg) (3. LJ) *oder* 40 mg supp. (<25 kg) bzw. 70 mg (>25 kg) (**Cave!** Sedierung!)
- **Propofol** 0,2–1 mg/kg i.v.
- Evtl. als Ultima Ratio: **Droperidol (DHB)** 10–50 µg/kg (max. 1,25 mg)
  - Cave extrapyramidalmotorische Störungen bei Kindern gehäuft, dann Akineton (Biperiden 0,1 mg/kg i.v.)
- Metoclopramid wird bei Kindern nicht empfohlen

12.4.6 Delir und Agitation (pädiatrisches postnarkotisches Emergence-Delir [päd-ED])

(Nähere Informationen s. ▶ Abschn. 18.14.1)

Ein päd-ED sollte zügig und konsequent behandelt werden, weil

- das Operationsergebnis bei starker Unruhe gefährdet werden kann
- die betroffenen Kinder große Unruhe in den AWR bringen und Personal binden
- das Verhalten der Kinder von ihren Eltern als gefährlich und bedrohlich wahrgenommen wird und oftmals als fehlerhafte Narkose fehlinterpretiert wird

❯ Midazolam vermeiden → fraglicher Trigger für päd-ED.

12.4.7 Shivering

(Nähere Informationen s. ▶ Abschn. 18.19)

- **Stufentherapieschema**
- Warme Decken bzw. «Bair Hugger»
- **Clonidin** 1–2 µg/kg i.v. (evtl. wiederholen)
    - (**Cave!** ambulante Eingriffe wegen langanhaltender Sedierung)
- **Nalbuphin** 100 µg/kg i.v.

12.5 Entlassung auf Station

Kinder, die folgende Kriterien erfüllen, können auf Station entlassen werden:

- Kind wach, orientiert und motorisch unauffällig oder ruhig schlafend

- SpO$_2$ >94 % unter Raumluft über längere Zeit bzw. annähernd präoperativer Wert erreicht
- Keine Dyspnoe, keine Tachypnoe, kein Stridor
- Stabile Vitalparameter
- Schutzreflexe sicher vorhanden
- Kein PONV, trinken möglich (falls vom Chirurg genehmigt)
- Verbände trocken, keine (Nach-) Blutungszeichen
- Gute Schmerzkontrolle (Kind kann durch Eltern/Spielsachen leicht abgelenkt werden), NRS <4

12.6 Überwachung auf Station

Aus anästhesiologischer Sicht müssen nach der Entlassung aus dem Aufwachraum auf den peripheren Stationen nur Kinder weiter überwacht werden (Pulsoxymetrie, Respirationsmonitor MR 10, o. Ä.), die

- im Alter von weniger als 6 Monaten bzw. vor der 60. Gestationswoche operiert wurden
- mit einer PCA-Pumpe versorgt sind
- eine positive ALTE-Anamnese («acute life threatening event»), auch bei einem Geschwisterkind, aufweisen

Perioperative Schmerztherapie

Dietmar Craß, Jörg Schimpf

© Springer-Verlag GmbH Deutschland,
ein Teil von Springer Nature 2018
J. Schimpf, D. Craß, V. Sollmann (Hrsg.), *Kompendium Kinderanästhesie*
https://doi.org/10.1007/978-3-662-54398-6_13

13.1   Altersgerechte Erfassung der Schmerzstärke

▬ Voraussetzung für eine effektive Schmerztherapie
▬ Medizinisches Personal und Begleitpersonen von Kindern neigen dazu, die tatsächliche postoperative Schmerzintensität bei Kindern zu unterschätzen
▬ Kontrolle und Dokumentation bei akuten und postoperativen Schmerzen alle 30–60 min, ansonsten 3-mal täglich

■ **Kindliche Unbehagens- und Schmerz-Skala (KUSS)**
(◘ Tab. 13.1)
▬ Gültig für nichtbeatmete Neugeborene, Säuglinge und Kleinkinder bis etwa zum **Ende des 4. LJ**
▬ Gut validiert und reliabel
▬ 5 Beobachtungsgrößen aus dem Verhaltensbereich
▬ Analgetischer Therapiebedarf beginnt mit **4 Punkten**
▬ Mit steigender Punktzahl nimmt die Dringlichkeit zu
▬ Analgesiebedarf bzw. Therapieerfolg müssen in regelmäßigen Abständen überprüft werden

■ **Smiley-Analog-Skala (SAS)**
(◘ Abb. 13.1)
▬ Verwendbar ab etwa dem **5. LJ**
▬ Kind deutet auf entsprechenden Smiley
  → Übertragung der Werte in eine NRS (s. u.)
▬ Einzig validierte Schmerzanalogskala ist die «faces pain scale» (Hicks C. et al. 2001)
▬ Skalierung von 0 (= kein Schmerz) bis 10 (= unerträglich starker Schmerz)
▬ Analgetischer Therapiebedarf beginnt **ab 4** bzw. ab dem 3. Gesicht
▬ Mit steigenden Punkten nimmt die Dringlichkeit zu

■ **Tab. 13.1** Kindliche Unbehagens- und Schmerzskala (KUSS)

Beobachtung	Bewertung	Punkte
Weinen	Gar nicht	0
	Stöhnen, jammern, wimmern	1
	Schreien	2
Gesichtsausdruck	Entspannt, lächelnd	0
	Mund verzerrt	1
	Mund und Augen grimassieren	2
Rumpfhaltung	Neutral	0
	Unstet	1
	Aufbäumen, krümmen	2
Beinhaltung	Neutral	0
	Strampelnd, tretend	1
	An den Körper gezogen	2
Motorische Unruhe	Nicht vorhanden	0
	Mäßig	1
	Ruhelos	2
Summe		

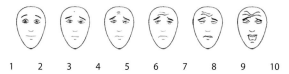

1   2   3   4   5   6   7   8   9   10

■ **Abb. 13.1** Faces pain scale (Aus: Zernikow B, Schmerztherapie bei Kindern 2009)

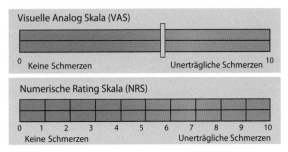

Abb. 13.2 Visuelle Analog-Skala (VAS) und Numerische Rating-Skala (NRS)

- **Visuelle Analog-Skala (VAS) und Numerische Rating-Skala (NRS)**
  - Verwendbar für Schulkinder und Jugendliche
  - Kind bedient einen «Schieber» (■ Abb. 13.2)
    → Übertragung der Werte in eine NRS
  - Alternative: Es wird direkt ein Zahlenwert erfragt (NRS)
  - Skalierung von 0 (= kein Schmerz) bis 10 (= unerträglich starker Schmerz)
  - Analgetischer Therapiebedarf beginnt **ab 3** in Ruhe bzw. **5** unter Belastung
  - Mit steigender Punktzahl nimmt die Dringlichkeit zu

- **WHO-Stufenschema zur Tumorschmerztherapie, modifiziert für die postoperative Schmerztherapie bei Kindern**

(Siehe auch ▶ Abschn. 13.2.1)

■■ Stufe I – leichte bis mittlere Schmerzen
- Gabe eines Nicht-Opioid-Analgetikums (z. B. Ibuprofen)

■ ■ **Stufe II – mittelstarke Schmerzen**

▬ Regionales Anästhesieverfahren
(z. B. Kaudalanästhesie) oder

▬ Kombination eines schwachen Opioids
(z. B. Tramadol) mit einem Nicht-Opioid-Analgetikum

■ ■ **Stufe III – starke Schmerzen**

▬ regionales Anästhesieverfahren oder

▬ Kombination eines starken Opioids (z. B. Piritramid)
mit einem Nichtopioidanalgetikum

13.2 Perioperative Schmerztherapie im Kindesalter

Durch die Kombination von verschiedenen Wirkmechanismen und Wirkstoffen werden die analgetischen Wirkungen optimiert und gleichzeitig die Nebenwirkungen reduziert. Deshalb sollte ein **multimodales Schmerzkonzept** zur Anwendung kommen, z. B. eine Kombination aus

▬ **Regionalanästhesie** (Schmerzleitung ↓)

▬ **Opioid** (Schmerzverarbeitung ↓)

▬ **Nicht-Opioid-Analgetikum** (z. B. NSAR – Schmerzentstehung ↓)

▬ **Befriedigung kindlicher Grundbedürfnisse**

Regionale und lokale Analgesieverfahren (► Kap. 10) sind der systemischen Therapie überlegen und sollten so oft wie möglich zum Einsatz kommen. Dabei sollte, wenn keine Kontraindikationen vorliegen, immer eine Wirkverlängerung (z. B. mit Clonidin) angestrebt werden.

> **Die nichtmedikamentöse Schmerztherapie hat bei Kindern einen sehr hohen Stellenwert:**
> - **Aufmerksamkeit bewusst vom Schmerzgeschehen ablenken**
> - **Musik hören, lesen**
> - **Tablet-PC, Video, Gameboy**

Für geplante Punktionen sollte zuvor **EMLA-Creme** aufgetragen werden (▶ Abschn. 2.2).

Bei Früh- und Neugeborenen führt Saugen an einem mit Glukose oder Saccharose beträufelten Schnuller (→ nonnutritives Saugen) zu einer deutlichen Ablenkung von der Schmerzreaktion bei der Venenpunktion.

Grundsätze
- Keine intramuskulären oder subkutanen Injektionen
- Regelmäßige Dokumentation des Therapieerfolges
- Erfassung und Therapie von Nebenwirkungen wie Übelkeit, Erbrechen, Pruritus, Miktionsstörungen und Obstipation

---

13.2.1 Systemische Pharmakotherapie

■ **Nichtopioidanalgetika (WHO-Stufe I)**

Die Basistherapie erfolgt mit Nicht-Opioiden, die in gewichtsadaptierter Dosierung gegeben werden.

Ibuprofen (z. B. Nurofen-Saft, z. B. Nurofen Junior 60/125 mg supp)
- Hemmung der Prostaglandinsynthese
- Analgetisch, antipyretisch, antiphlogistisch wirksam
- Ibuprofen ist dem Paracetamol analgetisch überlegen
- **Zulassung:** >6. LM
- **Dosis:** 10 mg/kg alle 8 h

- **Tagesmaximaldosis**: 40 mg/kg
- **Indikation**: Knochenschmerzen, Weichteilschmerzen
- **Kontraindikation:** eingeschränkte Leber- und Nierenfunktion, hämorrhag. Diathese, Porphyrie, bek. Magen-Darm-Ulzera, Bronchospasmus, Asthma bronchiale etc. nach Einnahme von NSAR
- **Nebenwirkungen:** Magen-Darm-Ulzera bei längerer Einnahme (◘ Tab. 13.2)

◘ **Tab. 13.2** Vergleich der relevanten Nebenwirkungen von Diclofenac und Ibuprofen

Häufigkeit		Diclofenac	Ibuprofen
Sehr häufig	>1:10	Ø	Ø
Häufig	>1:100	Magen-Darm-Beschwerden (Übelkeit, Erbrechen, Diarrhoe)	Ø
Gelegentlich	>1:1.000	Hautausschlag, Pruritus SGOT-, SGPT-Anstieg	Magen-Darm-Beschwerden (Übelkeit)
Selten	>1:10.000	Leberfunktionsstörung Störung der Blutbildung	Magen-Darm-Beschwerden (Erbrechen, Diarrhoe)
Sehr selten	<1:10.000	Nierenfunktionsstörung	Leberfunktionsstörung (insb. LZT) Nierenfunktionsstörung (insb. LZT) Störung der Blutbildung

LZT Langzeittherapie (Quelle: Fachinformationen)

▬ **Beachte:** weitere Indikation: Verschluss eines Duktus arteriosus Botalli bei FG (10 mg/kg alle 12 h)

Diclofenac (z. B. Voltaren supp 12,5/25/50 mg)
▬ Hemmung der Prostaglandinsynthese
▬ Analgetisch, antipyretisch, antiphlogistisch wirksam
▬ **Zulassung:** Diclofenac 12,5 mg supp ab 1 LJ, 25 und 50 mg supp ab 15 Jahren (wird aber sehr häufig auch früher verwendet)
▬ **Dosis:** 1 mg/kg alle 8 h
▬ **Tagesmaximaldosis:** 3 mg/kg
▬ **Indikation:** Knochenschmerzen, Weichteilschmerzen
▬ **Kontraindikation:** Nierenerkrankungen, hämorrhagische Diathese, Porphyrie, bek. Magen-Darm-Ulzera, Bronchospasmus, Asthma bronchiale etc. nach Einnahme von NSAR
▬ **Nebenwirkungen:** Magen-Darm-Ulzera bei längerer Einnahme, Leberwerte ↑ (◧ Tab. 13.2)

❯ Aufgrund des günstigeren Nebenwirkungsprofils und der altersbedingten Zulassungsbeschränkung sollte Ibuprofen gegenüber Diclofenac bevorzugt werden (◧ Tab. 13.2).

Metamizol (z. B. Novalgin)
▬ Analgetisch, antipyretisch, spasmolytisch wirksam
▬ **Zulassung: i.v.** ab 1. LJ, **Tropfen** ab 3. LM oder 5 kg (1 Trpf. ≙ 25 mg, 1 ml ≙ 20 Trpf.)
▬ **Dosis: i.v.** 10 mg/kg als Kurzinfusion, max. alle 4 h, **p.o.** 0,5 Tropfen/kg (entsprechend 12,5 mg/kg) (auch mit Tramadol p.o. in gleicher Dosierung kombinierbar)
  ▬ Kontinuierliche Gabe: 2,5 mg/kg/h
  ▬ Wirkdauer: ca. 6 h
▬ **Tagesmaximaldosis:** 80 mg/kg, max. 5 g
▬ **Indikation:** viszerale und kolikartige Schmerzen

- ▪ **Kontraindikation:** Granulozytopenie, Nierenfunktionsstörung, G-6-P-Dehydrogenasemangel, akute intermittierende Porphyrie
- ▪ **Nebenwirkungen:** arterielle Hypotension bei zu rascher i.v.-Gabe, Agranulozytose (extrem selten: 1,1 zu 1.000.000), Verschlechterung der Nierenfunktion

Paracetamol (z. B. ben-u-ron supp 125/250/500/1.000 mg, Perfalgan 500/1.000 mg, jeweils 10 mg/ml)
- ▪ Analgetikum der Stufe I mit der geringsten Wirkstärke
- ▪ Analgetisch, antipyretisch wirksam
- ▪ **Zulassung:** ab 3 kg
- ▪ **Dosis: Paracetamol supp**
  (immer Angabe der Tageshöchstdosis)
  - ▪ **<3. LM:** ED = 30 mg/kg, Wdh. 20 mg/kg
    max. Tagesdosis 60 mg/kg, über max. 48 h
  - ▪ **>3. LM:** ED = 40 mg/kg, Wdh. 30 mg/kg
    max. Tagesdosis 90 mg/kg, über max. 72 h
- ▪ **Dosis: Paracetamol i.v.:**
  (immer Angabe der Tageshöchstdosis)
  - ▪ **<10 kg:** ED = 7,5 mg/kg, langsam i.v.
    max. Tagesdosis 30 mg/kg
  - ▪ **>10 kg:** ED = 15 mg/kg, langsam i.v.
    max. Tagesdosis 60 mg/kg

> **❯** Die Dauer bis zum Erreichen der maximalen Wirkung ist bei rektaler Gabe von Paracetamol sehr variabel (bis zu 3 h (!)), Wirkungsmaximum nach i.v.-Gabe nach ca. 30 bis 60 min.

- ▪ **Indikation:** leichte bis mittlere Schmerzen
- ▪ **Kontraindikation:** Leberfunktionsstörungen und schwere Nierenfunktionsstörungen, Glutathionmangel
- ▪ **Nebenwirkungen:** Lebertoxizität (geringe therapeutische Breite – irreversible Leberschäden bis zum Leberversagen ab 150 mg/kg/d möglich). Vermutlich

gibt es einen Zusammenhang zwischen der Einnahme von Paracetamol im 1. LJ und dem Auftreten von Asthma bronchiale. Wirkungsabschwächung bei Kombination mit 5-HT$_3$-Antagonisten (die wiederum zur PONV-Prophylaxe empfohlen werden)

■ **Opioide (WHO-Stufe II und III)**

Opioide können prinzipiell bei Kindern in allen Altersstufen eingesetzt werden. Bei bedarfsgerechter Titrierung tritt bei kleinen Kindern sehr selten eine Atemdepression auf.

❯ Der Mindestaufenthalt im Aufwachraum nach der letzten Opioid-Gabe beträgt 30 min.

Piritramid (z. B. Dipidolor, i. v. 7,5 mg/ml)
- Starkes Opioid (WHO-Stufe III)
- Überwachung von Vitalparametern erforderlich
- **Zulassung:** «Vorsicht bei Kindern <1. LJ» (Fachinfo)
- **Dosis:** 25–100 µg/kg, langsam i.v. titrieren bis zur Schmerzfreiheit
- **Tagesmaximaldosis:** keine
- **Indikation:** starke peri- und postoperative Schmerzen
- **Kontraindikation:** keine spezifischen
- **Nebenwirkungen:** Sedierung, Atemdepression, Übelkeit, Erbrechen, Harnverhalt, Juckreiz, Obstipation

Nalbuphin (z. B. Nalpain, i.v. 10 mg/ml)
- Mittelstarkes Opioid (WHO-Stufe II)
- Hauptwirkung über den κ-Rezeptor, Antagonist am µ-Rezeptor. Deshalb nahezu keine atemdepressive Wirkung
- **Zulassung:** Ab dem 19. LM (in Deutschland). Gerade NG und SG profitieren aber von der geringen Gefahr der Atemdepression. In der Schweiz gibt es keine Altersbeschränkung für Nalbuphin. Dort findet das Medikament in dieser Altersgruppe seinen Haupteinsatz

- **Dosis**: 0,1–0,2 mg/kg i.v., Ceiling-Effekt ab 0,3–0,4 mg/kg, kontinuierliche Gabe mit 0,1 mg/kg/h möglich
- **Tagesmaximaldosis:** keine
- **Indikation:** mittelstarke peri- und postoperative Schmerzen
- **Kontraindikation:** keine spezifischen
- **Nebenwirkungen**: Atemdepression, Harnverhalt, Obstipation und Juckreiz minimal ausgeprägt, Übelkeit, Erbrechen und Histaminliberation geringer als bei anderen Opioiden
- gute sedierende Komponente, die auch gezielt ausgenutzt werden kann (s. ▶ Abschn. 14.4)
- Unterliegt nicht dem BTM-Gesetz

Tramadol (z. B. Tramal, i.v. 50 mg/ml, p.o. 100 mg/ml)
- Schwaches Opioid (WHO-Stufe II)
- **Zulassung:** >1. LJ, auch oft <1. LJ verwendet (z. B. Neonatologie)
- **Dosis:**
    - **i.v.** 0,5–2 mg/kg als Kurzinfusion über 30 min
    - **p.o.** 0,5 Tropfen/kg (entsprechend 2,5 mg/kg) (auch mit Metamizol p.o. in gleicher Dosierung kombinierbar)
- **Kontinuierliche Gabe:** 250 µg/kg/h (Perfusor z. B. 100 mg in 40 ml NaCl 0,9 %) (◼ Tab. 13.3)
- **Tagesmaximaldosis:** keine Daten
- **Indikation:** mittelstarke peri- und postoperative Schmerzen
- **Kontraindikation:** Epilepsie
- **Nebenwirkungen:** Übelkeit, Erbrechen (häufig), Atemdepression (sehr selten), epileptiforme Krämpfe
- Unterliegt nicht dem BTM-Gesetz

◻ Tab. 13.3 Dosierung von Tramadol i.v.

Gewicht	Dosierung	
[kg]	[mg/h]	[ml/h]
10	2,5	1
20	5,0	2
30	7,5	3
40	10,0	4
50	12,5	5

Tramadol 100 mg in 40 ml NaCl 0,9 %

13.2.2 Patientenkontrollierte Analgesie (PCA)

Kinder ab dem 6. bis 8. Lebensjahr gelten als «PCA-fähig» (das Verfahren ist auch «eltern»- bzw. «pflegekontrolliert» möglich).

- **Empfehlungen**
- Üblicherweise mit Piritramid
- **Keine** Basalrate
  Bolus 30 µg/kg (langsame Bolusgabe, ansonsten schmerzhafte Venenreizung)
- **Sperrzeit** 10 min.
- **4-h-Maximaldosis** 0,4 mg/kg

- **Voraussetzung für die postoperative Betreuung**
- Akutschmerzdienst 24 h verfügbar
- Standardisiertes Überwachungs- und Dokumentationsprotokoll
- Atemmonitoring
  (O_2-Sättigung und Atemfrequenzmessung)

◼ **Tab. 13.4** Dosierung von Piritramid als PCA-Pumpe

Gewicht [kg]	Bolus [mg] = [ml]	Sperrzeit [min]	4-h-Maximaldosis [mg] = [ml]
20–25	0,5	10	8
25–30	0,8		10
30–35	0,9		12
35–40	1,1		14
40–45	1,2		16
45–50	1,4		18
50–60	1,6		20
60–70	1,9		24
>70	2,0		28
	Entspricht 20–30 µg/kg		Entspricht 0,4 mg/kg/4 h

Piritramid 30 mg in 30 ml NaCl 0,9 %

13.2.3 Antidot

Naloxon (z. B. Narcanti)
— 10 µg/kg bei opiatbedingter Sedierung und Atemdepression
— 1–2 µg/kg bei opiatbedingtem Pruritus

🚫 **Cave!**
Reboundeffekt des Opioids wegen kürzerer Wirkdauer von Naloxon.

(Analgo-) Sedierung

Florian Gerheuser

© Springer-Verlag GmbH Deutschland,
ein Teil von Springer Nature 2018
J. Schimpf, D. Craß, V. Sollmann (Hrsg.), *Kompendium Kinderanästhesie*
https://doi.org/10.1007/978-3-662-54398-6_14

- **Analgosedierung im Kindesalter**
- Herausforderung an das therapeutische Team
    - Häufig an dezentralen Arbeitsplätzen
    - Häufig ungünstige Raum- und Lichtverhältnisse
    - Ggf. eingeschränkter Zugang zum Kind (z. B. MRT)
- Unterschiedliche Anforderungen der Prozeduren hinsichtlich Aufwand und Dauer von wenigen Minuten (z. B. CT oder Strahlentherapie) bis Stunden (z. B. MRT, radiologische oder kardiologische Interventionen)

Tab. 14.1 Stadieneinteilung der American Academy of Pediatrics und der American Society of Anesthesiologists

Sedie-rungsgrad	Wachheit	Atemwegs-kontrolle	Monito-ring	Atemwegs-sicherung
I = minimal	Wach	Komplett gegeben	SpO_2, AF	Nicht notwendig
II = moderat	Erweckbar durch akustische Reize	Komplett gegeben	Zusätzlich EKG* + NIBP	Nicht notwendig
III = tief	Erweckbar durch taktile Reize	Unsicher	Zusätzlich $etCO_2$	Häufig unnötig, wenn unmittelbarer Zugriff möglich; auf Lagerung (ggf. Schulterrolle) achten
IV = Allgemeinanästhesie	Nein	Fehlend	Wie bei III	Endotrachealtubus, LMA

* Ausnahme MRT: (s. u.)

Häufig werden im Verlauf einer Intervention wechselnde Sedierungstiefen erforderlich; die Übergänge sind fließend (◨ Tab. 14.1).

> Die Anforderungen an die Qualifikation des Personals und die Ausrüstung (Monitoring!) für eine Sedierung entsprechen denjenigen für eine Allgemeinanästhesie. Sedierungen finden häufig in Außenbereichen, d. h. in ungewohnter und nicht für die Anästhesie optimierter Umgebung statt. Deshalb ist es besonders wichtig, auf einen voll ausgestatteten Arbeitsplatz, ausreichende Erfahrung des Teams und ein Notfallkonzept zu achten.

14.1 Aufklärung, Nahrungskarenz

> Die Anforderungen an Aufklärung, Dokumentation und Nahrungskarenz sind bei einer (Analgo-) Sedierung identisch mit denjenigen bei einer Allgemeinanästhesie.

14.2 Kontraindikationen einer (Analgo-) Sedierung ohne Atemwegssicherung

- Aspirationsgefahr
    - Fehlende Nüchternheit
    - Erhöhter intrakranieller Druck mit Übelkeit/Bewusstseinseinschränkung
- Schwieriger Atemweg (relativ)
- Höhergradige kardiovaskuläre Erkrankung (relativ)

14.3   CT/Strahlentherapie

Untersuchungsdauer typischerweise wenige Minuten.
- **Propofol:** 1–2–5 mg/kg i.v. titrieren, oder
- **Ketamin-S:** 0,25–0,5 mg/kg *plus*
  Propofol: 1–2 mg/kg i.v.
  - ruhige Lage für ca. 30 min, Spontanatmung, ggf. mit O_2-Insufflation

14.4   MRT

In der Regel Spontanatmung ohne Atemwegssicherung mit einer Kombination aus:
- Midazolam 0,1 mg/kg i.v. *plus*
- Nalbuphin 0,1 mg/kg i.v. *plus*
- Propofol-Perfusor 5 mg/kg/h i.v.
  - Bei Bedarf Propofol-Bolus 1 mg/kg i.v., wiederholen, bis sich das Kind problemlos lagern lässt
  - Wird auf Nalbuphin verzichtet, muss Propofol höher dosiert werden (bis 10 mg/kg/h). Die Wahrscheinlichkeit abrupten Erwachens ist dabei höher
- O_2-Insufflation

Monitoring:
- Pulsoxymetrie
  - Kapnographie über O_2-Brille mit integrierter CO_2-Messung (z. B. Microstream, Fa. Oridion)
  - NIBP-Messung (zu Beginn und am Ende der Sedierung)
- Larynxmaske bei sehr langer Untersuchungsdauer
- Primäre Atemwegssicherung (LMA, Endotrachealtubus): Kinder mit Atemwegsanomalie, Neigung zu Atemwegsverlegung oder Adipositas

Angesichts der schlechten Signalqualität und der Verbrennungsgefahr durch Schleifenbildung kann im MRT bei herzgesunden Kindern auf das EKG verzichtet werden.

Es kann hilfreich sein, eine Schulterrolle einzusetzen oder analog eines Esmarch-Handgriffs das Kinn des Kindes mittels Pflasterstreifen an der MRT-Kopfspule zu fixieren.

Zunehmend wird der hochselektive α_2-Agonist **Dexmedetomidin**, der insbesondere bei Vorliegen von Kontraindikationen gegen Propofol und volatile Anästhetika eine Alternative darstellt, für Sedierungen eingesetzt. Aktuell wird meist eine langsame Bolusgabe (0,5–1 µg/kg i.v. über 10 min), gefolgt von der kontinuierlichen Infusion (1–2 µg/kg/h i.v.) empfohlen, alternativ auch die nasale Gabe von 2–3 µg/kg.

14.5 Anlage von Regionalanästhesieverfahren

━━ z. B. Propofol 1 mg/kg + S-Ketamin 0,25 mg/kg i.v.

14.6 Postprozedurale Überwachung und Entlassung

━━ Minimalanforderung: Pulsoxymetrie, Fachpersonal unmittelbar am Kind
━━ Entlassungskriterien: ▶ Kap. 15

Ambulante Eingriffe im Kindesalter

Florian Gerheuser

© Springer-Verlag GmbH Deutschland,
ein Teil von Springer Nature 2018
J. Schimpf, D. Craß, V. Sollmann (Hrsg.), *Kompendium Kinderanästhesie*
https://doi.org/10.1007/978-3-662-54398-6_15

15.1   Geeignete Operationen

- Minimales Risiko einer Nachblutung
- Minimales Risiko postoperativ auftretender respiratorischer Komplikationen
- Postoperativ voraussichtlich niedriges Schmerzniveau
- Keine spezielle postoperative Pflegebedürftigkeit
- Rasche Flüssigkeits- und Nahrungsaufnahme möglich

15.2   Medizinische Aspekte

Bezüglich der Altersgrenze für einen ambulanten Eingriff existieren weder wissenschaftliche Evidenz noch ein Konsens im Bereich der Kinderanästhesie. Die physiologische Unreife zerebraler Strukturen (z. B. für die Atemregulation) oder der metabolischen Kompetenz nach einer Termingeburt lassen aber ein konservatives Vorgehen geraten erscheinen.

Die Autoren haben hausintern folgende Regelungen festgelegt:
- >6. LM, keine Vorerkrankungen, keine ehemaligen FG bis zur 60. postkonzeptionellen Woche
- >1. LJ für HNO-Eingriffe, die den Atemweg betreffen

15.3   Soziale/logistische Aspekte

- Nach HNO-Eingriffen (z. B. AT) muss das Krankenhaus in spätestens 30 min erreichbar sein
- Der Operateur sollte sich im Vorfeld vergewissern, dass ein kompetenter Fachkollege etwaige postoperative Komplikationen zuverlässig innerhalb von 30 min versorgen kann
- Es sind keine Verständigungsprobleme wegen fehlender Sprachkenntnisse zu erwarten

- Zu Hause ist ein Telefon vorhanden
- Heimfahrt mit dem Auto: Neben dem Fahrer ist eine Begleitperson erforderlich, die sich ausschließlich um das Kind kümmert
- Für 24 h keine aktive Teilnahme am Straßenverkehr (Fahrrad, Laufrad etc.)
- In der ersten Nacht zu Hause kein Übernachten im Hochbett
- Eine ungeplante stationäre Aufnahme muss bei Komplikationen jederzeit gewährleistet sein

15.4   Entlassungskriterien

- Waches Kind, stabile Vitalparameter für mindestens 1 h
- Kein Stridor, SpO_2 >95 % unter Raumluft
- Allenfalls minimale Übelkeit, Erbrechen (Stellenwert der PONV-Prophylaxe!) (Anmerkung: die Aufnahme oraler Flüssigkeit sollte nicht forciert werden)
- Allenfalls minimale Blutung (Entscheidung des Operateurs)
- Kinder nach Zirkumzision müssen spontan Wasser gelassen haben
- Die Begleitperson hat schriftliche und mündliche Instruktionen für alle relevanten Aspekte der postanästhesiologischen und postoperativen Nachsorge erhalten
- Die Begleitperson wurde schriftlich davon unterrichtet, dass sie im Notfall rund um die Uhr über die Aufnahme der Kinderklinik den diensthabenden Chirurgen bzw. Anästhesisten kontaktieren kann
- Der Operateur hat den Eltern, ggf. in Rücksprache mit dem Anästhesisten, eine geeignete (orale oder rektale) Schmerztherapie für mindestens den ersten postopera-

tiven Tag vorgeschlagen, erläutert und nach Hause mit-
gegeben

▬ Ein Regionalanästhesieverfahren per se (auch eine
Kaudalanästhesie) ist **keine** Kontraindikation für eine
ambulante Operation (→ **kein Zusatz von Clonidin**)

15.5   Überlegungen zu speziellen Krankheitsbildern

■ **Kinder mit erhöhter Apnoegefahr**

Frühgeborene haben eine erhöhte Inzidenz für das Auftreten
von Apnoen. Nach Erreichen der 60. postkonzeptionellen
Woche können Frühgeborene, die weder Apnoen noch andere der unten aufgeführten Risikofaktoren haben, ambulant versorgt werden.

Weitere Erkrankungen, die mit einer erhöhten Inzidenz
von Apnoen nach Allgemeinanästhesien einhergehen und
bei denen deshalb **keine** ambulanten Narkosen durchgeführt werden sollten:

▬ Wachstums- und Entwicklungsretardierung
▬ Pulmonale Erkrankungen, bronchopulmonale
Dysplasie
▬ Subglottische Stenose
▬ Herzerkrankungen
▬ Erkrankungen des ZNS
▬ Anämie (Hkt. <30 %)

■ **Maligne Hyperthermie**

▬ Eine gesicherte MH-Disposition spricht nicht gegen
ein ambulantes Vorgehen
▬ Die Narkose muss triggerfrei durchgeführt werden
▬ Die Beobachtungszeit sollte auf 6 h ausgedehnt, die
Eltern über mögliche Symptome der MH informiert
werden (können bis 24 h nach Narkose auftreten)

- Chronische Erkrankungen (z. B. Asthma bronchiale, Diabetes mellitus, Epilepsie, Mukoviszidose)
- Wichtige Voraussetzung für einen ambulanten Eingriff
  ist eine stabile klinische Situation und eine stabile
  medikamentöse Einstellung
- Eine bestehende Dauermedikation muss perioperativ
  unbedingt weitergeführt werden
- Beim Prämedikationsgespräch muss sichergestellt werden, dass die Betreuungsperson die nötige Erfahrung
  im Umgang mit der Erkrankung hat

- Geistige und körperliche Behinderung

Kinder mit mentalen Behinderungen weisen oft relevante
Begleiterkrankungen auf (**Syndrom zuordenbar?**).

Behinderte Kinder sind oft eng an ihre vertraute Umgebung sowie ihre Bezugsperson gebunden. Beide bilden meist
ein eingespieltes Team mit eigener Kommunikation. Die
Kinder haben dabei oft besondere Pflegebedürfnisse.

Obwohl sie oft anästhesierelevante Vorerkrankungen
aufweisen, kann es durchaus sinnvoll sein, den Eingriff, nach
individueller Abwägung zum Wohle des Kindes, ambulant
durchzuführen.

15.6 Kontraindikationen für ambulante Eingriffe

- SG <6. LM
- Ehemaliges FG <60. Gestationswoche
- Geschwister von «Sudden Infant Death
  Syndrome»Kindern (SIDS)
- Kinder mit «Acute life threatening event» (ALTE)
  in der Anamnese
- Kinder mit anderweitig erhöhtem Apnoerisiko
  (▶ Abschn. 15.5)

- Postoperativ zu erwartende stärkere Schmerzen (Opioidgabe notwendig)
- Kinder mit schlecht eingestellter Epilepsie, schwerem Asthma bronchiale, schlecht eingestelltem Diabetes mellitus, schwerem Vitium cordis (evtl. Rücksprache mit Pädiater)
- Familien, mit denen die Kommunikation wegen einer Sprachbarriere nicht ausreichend möglich ist

Die schwierige Narkoseeinleitung

Carolin Dietrich, Jörg Schimpf

© Springer-Verlag GmbH Deutschland,
ein Teil von Springer Nature 2018
J. Schimpf, D. Craß, V. Sollmann (Hrsg.), *Kompendium Kinderanästhesie*
https://doi.org/10.1007/978-3-662-54398-6_16

16.1   Schwieriger Venenzugang

- ■ **Mögliche Ursachen für schwierige venöse Punktionen**
- ▬ Dickes subkutanes Fettpolster (v. a. SG und KK)
- ▬ Unkooperatives und unruhiges Kind
- ▬ Evtl. mehrere Punktionsversuche vorausgegangen
- ▬ Hypovolämie, Hypothermie
- ▬ Hautveränderungen
- ▬ Ungeübter Punkteur

> ❯ Auch bei dringlichen Operationen bleibt in den meisten Fällen Zeit für eine sedierende Prämedikation und die Applikation von EMLA-Pflaster. Eine Sedierung des Kindes vor der Venenpunktion sollte immer angestrebt werden.

- ■ **Patientenvorbereitung**
- ▬ Ausreichende Prämedikation
- ▬ EMLA-Pflaster (Punktionsstellen vorher anschauen und Pflaster an geeignete Stellen kleben)
- ▬ Aufregung und Stress vermeiden
- ▬ Kind warmhalten (Saaltemperatur ↑, warme Tücher, Wärmedecke (z. B. «Bair Hugger»))
- ▬ Bei elektiven Eingriffen Nüchternzeiten knapp halten (Venenfüllung!)

- ■ **Optimierung von Patient und Umgebung**
- ▬ Gute Fixierung der geplanten Punktionsstelle
- ▬ Evtl. Extremität anwärmen
- ▬ Kein «Wettstechen» !

16.1.1 **Periphervenöse Gefäßpunktion**

■ Typische Punktionsstellen

Handrücken
- Venen häufig «zwischen den Fingern»
- Häufig am Daumenrücken

Handgelenksinnenseite
- Oft sehr dünn und geschlängelt (ggf. kurze (= 14 mm) 24-G-Nadeln verwenden)
- Sehr schmerzhaft ohne EMLA-Pflaster
- Häufig noch «unverbraucht»

Cubitalvenen
- Hohe arterielle Fehlpunktionsrate, bei SG möglichst vermeiden

Fußrücken
- Häufig eher lateral
- Bei Punktion in der Fußbeuge (ggf. kurze (= 14 mm) 24-G-Nadeln verwenden)

V. saphena magna
- Zwischen Knöchelinnenseite und Fußspann
- Häufig noch «unverbraucht»
- Auch bei Hypovolämie relativ gut punktierbar

V. jugularis externa
- Kopf überstrecken
- Rotation des Kopfes nach kontralateral
- Immobilisation des Kopfes und der Arme durch je eine Hilfsperson
- Schreien des Kindes füllt die Vene

Skalpvenen
- Nur bei FG, NG und SG
- Meist dünne Gefäße
- **Cave!** Punktion der A. temporalis vermeiden

- **Mögliche Hilfsmittel zur Anlage eines periphervenösen Zugangs beim Kind**

Transillumination
- Prinzip: Darstellung von Gefäßen mittels Durchleuchtung
- Darstellbar sind periphere Venen und Arterien
- Verwendbar bis ca. 8 kg (danach sind die Strukturen zu dick, um vom Licht durchdrungen zu werden)
- Ideal: Transillumination mittels LED-Licht
- Kaltlichtquellen (z. B. Bronchoskope) sind verwendbar, aber:
  - **Cave!** Verbrennungen (der Begriff «Kaltlicht» bezieht sich auf die Farbtemperatur, nicht auf die tatsächliche Temperatur)
- Zum Aufsuchen von Gefäßen den Raum abdunkeln
- **Venen:** scharfe Schatten
- **Arterien:** unscharfe Schatten

Ultraschall
- Auch die Darstellung peripherer Venen mittels Ultraschall ist möglich
- **Probleme**
  - Fluss (Farbdoppler) ist nur an nicht gestauten Venen darstellbar
  - Bei angelegter Stauung wird die Vene zwar größer, ist aber ohne Flussdarstellung schwerer zu erkennen
  - Periphere Venen sind extrem leicht zu komprimieren (Eigengewicht des Schallkopfes)

> **Vorgehen**
>> Verwendung einer hochauflösenden Sonde mit kleiner Auflagefläche
>> Darstellung der Vene mittels Farbdoppler
>> Markieren der Vene auf der Haut
>> Punktieren der Vene ohne Ultraschall

AccuVein

> Prinzip
>> Visualisierung von oberflächlichen Venen mittels Infrarotlicht
> **Vorgehen**
>> Das Gerät wird 10–45 cm über die Hautoberfläche gehalten bzw. kann in eine dafür vorgesehene Halterung eingelegt werden, um die Hände zur Punktion frei zu haben
>> Das Anzeigelicht soll dabei über der Mittellinie der Vene zentriert werden
>> Venen können hell oder dunkel auf der Haut dargestellt werden
> Die Qualität der Venenanzeige kann je nach Hautbeschaffenheit und der Tiefe des Gefäßes variieren

🚫 **Cave!**
Das Gerät gibt sichtbare und unsichtbare Laserstrahlen ab – der Strahl darf nicht in die Augen gelangen (Laserprodukt Kl. 2)!

16.1.2 Zentralvenöse Gefäßpunktion

■ **Mögliche Punktionsstellen**

Die Anlage eines ZVK (z. B. in Larynxmaskennarkose) kann erwogen werden, wenn für den perioperativen Verlauf ohnehin ein ZVK benötigt wird.

> ❯ Der ZVK beim Kind ist kein Notfallzugang. Er gehört
> in die Hand des Geübten!

V. jugularis interna (nicht beim wachen Kind)
- Geringeres Risiko für Pneumothorax als bei der
  V. subclavia
- Kopftieflagerung erhöht den Querschnitt des Gefäßes
  beim Säugling nicht
- Sehr variabel im Bezug zur A. carotis
- Verwendung von Ultraschall ist gut möglich und sollte
  eingesetzt werden

V. subclavia (nicht beim wachen Kind)
- Höheres Pneumothoraxrisiko als bei der V. jugularis
  interna
- Gefäß verläuft beim Säugling mehr kranial
- Niedrigere Inzidenz einer Kathetersepsis bei Lang-
  zeitanwendung als bei V. jugularis interna
- Vene ist schlechter mit Ultraschall darstellbar als die
  V. jugularis interna. Ein Verfahren zur Darstellung ist
  bei Pirotte u. Veyckemans (2007) beschrieben
- Wird von Kindern meist besser toleriert

V. femoralis
- Sicherer Zugang
- Verwendung von Ultraschall ist hilfreich
- Querschnitt nimmt mit Oberkörperhochlagerung und
  inguinaler Kompression zu
- Tetraplegie bei Fehllage ist beschrieben
- Höheres Infektionsrisiko bei längerer Liegedauer

16.1.3 Intraossäre Punktion

(z. B. EZ-IO-Intraossärbohrmaschine oder Cook-IO-Kanüle)

- **Indikationen**

Sofortindikationen
- Herz-Kreislauf-Stillstand (keine unnötigen Verzögerungen: spätestens nach 3 erfolglosen periphervenösen Punktionsversuchen, bzw. nach max. 60 s)
- Kritische hämodynamische Instabilität vor Narkoseeinleitung
- Schwerer Laryngospasmus sowie massive Atemwegsblutung beim Kind ohne liegenden i.v.-Zugang und schwierigen venösen Punktionsverhältnissen

Dringliche Indikationen
- Unaufschiebbare Narkoseeinleitung beim nicht nüchternen Kind nach erfolglosen venösen Punktionsversuchen

«Semi-elektive» Indikationen
- Elektive Eingriffe mit unmöglicher venöser Punktion (unter Maskennarkose) und der Notwendigkeit eines venösen Zuganges
- Maskeneinleitung kontraindiziert (z. B. MH-Disposition)
- Einzelfallentscheidung
- Die Risiken einer intraossären Punktion sollten aufgeklärt sein (→ Aufnahme eines entsprechenden Passus in den Aufklärungsbogen)

- **Typische Punktionsstellen**

Proximale Tibia

- 1 bis 2 cm kaudal der Tuberositas tibiae, danach weiter nach medial auf die flache Seite der Tibia, Punktion senkrecht zur Oberfläche
- Falls die Tuberositas tibiae nicht tastbar ist: 2 Querfinger unterhalb der Patella, dann weiter wie oben beschrieben
- Bei absehbar schwieriger Punktion EMLA auf die geplante Punktionsstelle auftragen

Distale Tibia

- Einstichstelle in der kranialen Verlängerung der Mittellinie des medialen Malleolus, ca. 2 bis 3 cm oberhalb der malleolären Kuppe

- **Zeichen der korrekten Lage**
- Widerstandsverlust nach Durchdringen der Kortikalis
- Fest im Knochen steckende Kanüle
- Aspiration von Blut
- Fehlendes Paravasat nach Injektion von 5 bis 10 ml VE

- **Kontraindikationen**
- Frakturierte Knochen (**Cave!** Extravasation)
- Vorausgegangene intraossäre Punktion (**Cave!** Extravasation)
- Gefäßverletzung proximal der Punktionsstelle

Relative Kontraindikationen (im Notfall irrelevant)

- Knochenerkrankungen wie Osteogenesis imperfecta (Frakturgefahr ↑)
- Septikämie (Osteomyelitisgefahr ↑)
- Re-Li-Shunt (**Cave!** Paradoxe Embolie)

- **Komplikationen**
- Osteomyelitis (sehr selten), Prophylaxe: steriles Arbeiten, Single-shot-Antibiose (z. B. Cefuroxim) erwägen, frühzeitiges Entfernen der Kanüle
- Nadelfehllagen (subkutan, Durchbohren der hinteren Knochenwand)
- Kompartmentsyndrom, Frakturen, Gewebsnekrosen
- Embolisation von Fett und Knochenmark (Vorsicht bei kardialem Re-Li-Shunt)
- Verletzung der Wachstumsfuge

- **Medikamente**
- Jedes Medikament, das sicher in einen peripher-venösen Zugang gegeben werden kann, kann auch intraossär gegeben werden
- Intraossäre und intravenöse Dosierungen sind identisch
- Alle Infusionslösungen können gegeben werden
- Strenge Indikationsstellung bei hyperosmolaren Lösungen (möglichst verdünnen)
- Vor Bolusgabe bei wachen Patienten Lidocain (0,5 mg/kg) (Injektionsschmerz ↓)
- Vor Infusion möglichst forcierte Applikation von 5–10 ml Kochsalzlösung, um im Knochenmark den Weg für die Flüssigkeit zu bahnen

16.2 Nicht nüchternes Kind

- Kinder sind durch eine Hypoxie stärker gefährdet als durch eine Aspiration. Auch auf eine kurzdauernde Apnoe (Abwarten der Relaxation) reagieren sie mit einer profunden Hypoxie
- Die Hypoxie ist vor allem bei kleinen Kindern eine viel häufigere und schwerwiegendere Komplikation als die

Aspiration. Sie ist maßgeblich für die perioperative
Morbidität und Mortalität verantwortlich

▬ Kinder sind nicht per se aspirationsgefährdeter als
Erwachsene

▬ Todesfälle bei Kindern durch Aspiration sind in der
Fachliteratur der letzten 20 Jahre nicht beschrieben

> **Die Gefahr, die beim nicht nüchternen Kind unter
> allen Umständen vermieden werden muss, ist die
> Hypoxie, weniger die Aspiration! Zeit spielt bei der
> RSI von Kindern nur eine untergeordnete Rolle.**

16.2.1 **Rapid Sequence Induction (RSI)**

▪ **Probleme**
▬ Eine Präoxygenierung ist wegen mangelnder Mitarbeit
der Kinder meist nicht oder nur mit geringer Effekti-
vität möglich
▬ Die Apnoetoleranz von Kindern ist niedriger als bei
Erwachsenen (Gründe ▶ Abschn. 5.2)
▬ Beim nicht nüchternen Kind steht nicht die rasche
Intubation, sondern die sichere Narkoseeinleitung im
Vordergrund
  ▬ Rasche Induktion einer tiefen Anästhesie
  ▬ Optimale Oxygenierung bis zur suffizienten
  Relaxierung
  ▬ Atraumatische Atemwegssicherung (ohne Gegen-
  wehr)

▪ **Vorbereitung**
▬ Selbst bei dringlichen Operationen bleibt zumeist Zeit
für das Aufbringen eines EMLA-Pflasters
▬ Eine adäquate medikamentöse Prämedikation wird
verabreicht (▶ Abschn. 2.2.1)
▬ Schaffen einer ruhigen Atmosphäre für die RSI

- **Nüchternheit**
- Bei dringlichen OP-Indikationen ist es selten sinnvoll, die regulären Nüchternheitsgrenzen (▶ Abschn. 2.1.8) einzuhalten
- Entscheidend ist nicht die Zeit zwischen letzter Nahrungsaufnahme und OP, sondern die Zeit zwischen Nahrungsaufnahme und Trauma
- Nach einem Trauma ist auch nach 6 h die Mehrzahl der Kinder weiterhin aspirationsgefährdet

> Das Abwarten der 6-h-Grenze führt bei Kindern nach Trauma nicht zu einer Reduktion des Aspirationsrisikos. Die dringliche operative Versorgung kann deshalb bei gleichem Risiko sofort durchgeführt werden.

- **Vorgehen**

Aspirationsprophylaxe und Magensonde
- Eine routinemäßige medikamentöse Aspirationsprophylaxe wird nicht empfohlen
- Die Gabe von Na$^+$-Citrat über eine liegende Magensonde kann erwogen werden (die orale Gabe von Na$^+$-Citrat kann bei Kindern zu Übelkeit und Erbrechen führen)
- Patienten mit intestinaler Obstruktion (Ileus) oder Passagestörung sollten bereits auf Station eine Magensonde erhalten
- Bei flüssigem Mageninhalt ist die Neuanlage einer Magensonde sinnvoll
- Das Absaugen fester Nahrungsbestandteile (typische Situation bei dringlicher OP-Indikation und fehlender Nahrungskarenz) über eine Magensonde ist technisch nicht möglich
- Eine liegende Magensonde wird vor der Narkoseeinleitung entfernt. Nach Intubation kann erneut eine Magensonde gelegt werden

Lagerung

- Es gibt keine Evidenz, dass eine bestimmte Lagerung eine Aspiration verhindern kann
- Entscheidend für die Lagerung ist, dass gute Intubationsbedingungen geschaffen werden
- Das Kind soll bei Erbrechen schnell in die Seitenlage gedreht werden können

> **Die Lagerung des Kindes zur RSI ist die (neutrale) Rückenlage.**

Induktion

- Die Narkoseeinleitung des nicht nüchternen Kindes erfolgt immer i.v./i.o.
- Ziel ist, innerhalb kurzer Zeit eine ausreichende Narkosetiefe und Muskelrelaxation zu erreichen (kein Pressen, Husten oder Würgen)
- Alle üblichen Einleitungshypnotika sind geeignet. Es sollte die Substanz verwendet werden, mit der die meiste Erfahrung vorliegt

> **Eine Maskeneinleitung ist bei erhöhtem Aspirationsrisiko absolut kontraindiziert.**

Relaxierung

- Relaxierung mit einem mittellang wirksamen nicht-depolarisierenden Muskelrelaxanz
- Die Verwendung von Succinylcholin zur RSI bei Kindern wird aus folgenden Gründen nicht mehr empfohlen
  - Rückkehr der Spontanatmung bei altersentsprechender Dosierung (bis zu 2-mal so lang wie bei Erwachsenen) erst nach bis zu 7 min
  - Je kleiner die Kinder sind, desto häufiger ist mit einer nicht bekannten MH-Disposition zu rechnen

Krikoiddruck

▬ Der Einsatz des Krikoiddruckes während der RSI bei Kindern wird nicht empfohlen (die korrekte Anwendung ist schwierig, schwerwiegende NW sind beschrieben)

▬ BURP («backward, upward and rightward pressure») kann bei Bedarf zur Verbesserung der Sichtbedingungen angewandt werden

Beatmung

▬ Oxygenierung hat oberste Priorität

▬ **Zwischenbeatmung** mit Drucklimitierung von 10–12 mbar führt nicht zu Insufflation von Luft in den Magen

▬ **Optimal:** druckkontrollierte Maskenbeatmung mit dem Beatmungsgerät führt zu geringeren Atemwegsspitzendrücken im Vergleich zur Handbeatmung

16.3 Schwieriger Atemweg

■ **Präoperative Einschätzung (bei jedem Kind!)**

Anamnese

▬ Probleme bei früheren Narkosen

▬ Schnarchen

▬ Obstruktives Schlafapnoe-Syndrom

▬ Syndrome mit kraniofazialen Dysmorphien

▬ Bronchiale Hyperreagibilität

Klinische Untersuchung

(Prädiktoren einer schwiegen Intubation)

▬ Eingeschränkte Reklinationsfähigkeit

▬ Mundöffnung (<3 QF des Kindes)

▬ Kraniofaziale Fehlbildungen

▬ Syndromale Stigmata

▬ Stridor

16.3.1 Erwarteter schwieriger Atemweg

- **Grundsätzlich klären: Sind Alternativen zur Intubation möglich?**
- Larynxmaske
- Alleinige Kaudalanästhesie oder Spinalanästhesie z. B. bei FG und NG (▶ Abschn. 10.2.3)
- Periphere Regionalanästhesie plus Sedierung

- **Fiberoptische Intubation**
- Ist auch bei Kindern Goldstandard bei zu erwartendem schwierigen Atemweg
- Durchführung in tiefer Sedierung oder Narkose
- Die Spontanatmung muss erhalten bleiben (oder man muss sich sicher sein, das Kind über Maske beatmen zu können)

- ■ **Fiberoptische Intubation – Vorbereitung und technischer Ablauf**

Kalkulation der Lokalanästhetikadosis (modifiziert nach Lipp M, Golecki N (2003) Die Fiberoptische Intubation)

- Lidocain max. 4 mg/kg (◻ Tab. 16.1)
- Aufteilung in 3 Dosen für die topische Anästhesie
    - Erstes Drittel: Nasen- und Rachenschleimhaut
    - Zweites Drittel: Larynx
    - Drittes Drittel: Trachea

Vorbereitung des Kindes

- Frühzeitig EMLA-Pflaster (auf Station kleben lassen)
- Prämedikation (z. B. 0,75 mg/kg Midazolam rektal ab dem 7. LM, Maximaldosis 15 mg)
- Ggf. Vorgabe von Atropin 10 µg/kg i.v.
- Vasokonstriktion der Nasenschleimhaut
    - je Nasenöffnung 0,5 ml Otriven 0,05 % (NG, SG)
    - je Nasenöffnung 1,0 ml Otriven 0,05 % (KK) *plus*

◻ **Tab. 16.1** Lidocain-Dosen in Bezug auf das Körpergewicht. Dieses Volumen dritteln für Nasen-Rachenschleimhaut, Larynx und Trachea! Idealerweise dieses Volumen im Verhältnis 1:1 «mit Luft verdünnen».

Körper-gewicht	5 kg	10 kg	15 kg	20 kg	25 kg
Max. Lidocain-dosis	20 mg	40 mg	60 mg	80 mg	100 mg
= Lidocain 1 %	2 ml	4 ml	6 ml	8 ml	10 ml
= Lidocain 2 % *(alternativ)*	–	–	3 ml	4 ml	5 ml

▬ Gabe des ersten Drittels der Lidocain-Dosis (nasal, MAD, ▶ Abschn. 2.2.1)

Praktischer Ablauf

▬ Sichere Lagerung des Kopfes z. B. auf einem Gelring

▬ Tubuskonnektor vom Tubus entfernen

▬ Tubuslumen mit Silikon einsprühen

▬ Tubus auf Bronchoskop auffädeln und mit Pflaster fixieren (alternativ kann der Tubus zuerst nasal bis in den Pharynx vorgeschoben werden)

▬ Benetzen der Objektivlinse mit Antibeschlagmittel

▬ O_2 über Arbeitskanal oder über Nasensonde applizieren (alternativ über das freie Nasenloch einen Trachealtubus bis in den Pharynx vorschieben, über den NG und SG problemlos beatmet werden können → zweiter Anästhesist notwendig)

▬ Analgosedierung
  (titrierend, die Spontanatmung erhaltend)
   ▬ Propofol 1–2 mg/kg oder
   ▬ Maskeneinleitung mit Sevofluran

- Ggf. zusätzlich Remifentanil 0,05–0,1 µg/kg/min
  (**Cave!** Apnoegefahr)
- **Keine** Relaxierung

> **Keine Narkoseeinleitung beim erwarteten schwierigen Atemweg ohne sicheren Venenzugang!**

- Einführen der Fiberoptik (nasalen Zugang bevorzugen)
- Identifizierung der ersten Landmarke: **Epiglottis**
- Vorschieben der Fiberoptik bis zum Larynxeingang
- Gabe des zweiten Drittels der Lidocaindosis (über das Bronchoskop)
- 1–2 min warten
- Vorschieben der Fiberoptik in den subglottischen Raum und Identifizierung der zweiten Landmarke: **Trachea**
- Gabe des dritten Drittels der Lidocaindosis (über das Bronchoskop)
- Zurückziehen der Fiberoptik bis vor den Larynxeingang (um Schleimhautreize in der Trachea zu verhindern)
- 1–2 min warten
- Erneutes Vorschieben der Fiberoptik in die Trachea und Identifizierung der dritten Landmarke: **Bifurkation**
- Vorschieben des Tubus unter drehenden Bewegungen, die Bifurkation immer im Blickfeld!
- Bei gesicherter endotrachealer Position des Tubus → Vertiefen der Allgemeinanästhesie

■■ Varianten der fiberoptischen Intubation

Nasale oder orale fiberoptische Intubation über eine Intubationsmaske nach Frey (◻ Abb. 16.1) mit der Möglichkeit der Beatmung während der Intubation

- Sehr elegantes Verfahren
  (bevorzugtes Vorgehen in unserer Klinik)

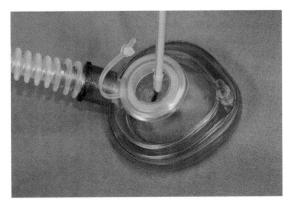

◻ Abb. 16.1 Fiberoptische Intubation mittels Intubationsmaske nach Frey

Orale fiberoptische Intubation über eine liegende Larynxmaske (bei Bedarf mit der Möglichkeit der Beatmung über einen «Mainzer Adapter»)

— Kompatibilität von Tubus und LMA beachten (► Abschn. 3.1, ◻ Tab. 3.3)

— Zweiten (nicht blockbaren) Trachealtubus (◻ Abb. 16.2) über das Bronchoskop fädeln, um den regulären Tubus nach tracheal schieben zu können

— Nach Platzierung des Trachealtubus vorsichtiges Entfernen der LMA bei gleichzeitigem Druck auf den zweiten aufgefädelten Tubus und evtl. Sichern des platzierten Tubus mit z. B. einer chirurgischen Pinzette

Alternatives Vorgehen

— Einführen eines dünnen Tubuswechselkatheters («tube changer») über die LMA unter fiberoptischer Sicht (O_2-Insufflation möglich)

— Bronchoskop und LMA entfernen

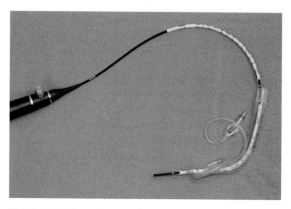

◨ **Abb. 16.2** Fiberoptische Intubation mittels zweier Tuben über eine Larynxmaske

━━ Intubation über Tubuswechselkatheter als Führungsstab

16.3.2 **Unerwarteter schwieriger Atemweg – Maskenbeatmung möglich**

━━ Es besteht **kein Zeitdruck!**
━━ Lagerung und Sichtverhältnisse optimieren (Schulterrolle, Gelkissen → «Schnüffelposition»)
━━ Eingriff in LMA-Narkose möglich?
━━ Ggf. Narkose vertiefen und erneuter Intubationsversuch (atraumatisch arbeiten, Versuch durch erfahreneren Anästhesisten)
━━ Bei NG/SG: Zwischenbeatmung über nasopharyngealen Tubus (Tubusspitze hinter dem weichen Gaumen platzieren (Länge ~ Nasenspitze bis Tragus), Mund und gegenseitiges Nasenloch verschließen)

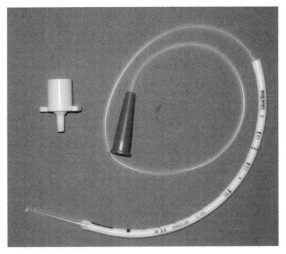

□ **Abb. 16.3** Intubationsleitschiene

═ Versuch, den Tubus unter Rotation einzuführen
═ Tubus auf Absaugkatheter auffädeln und diesen als
  Intubationsleitschiene benutzen (die Spitze des Ab-
  saugkatheters kann leicht mit der Magill-Zange in alle
  Richtungen bewegt werden) (□ Abb. 16.3)
═ Einsatz von Hilfsmitteln nach hausinternem Standard
  (z. B. Videolaryngoskop, starres Intubationsendoskop
  nach Brambrink oder fiberoptische Intubation über
  LMA oder Intubationsmaske nach Frey, wie oben
  beschrieben)
═ Im Einzelfall ist das Aufwachen lassen des Patienten
  eine legitime Lösung

> Es sollte ein festes Ablaufschema festgelegt sein, auf das im Bedarfsfall zurückgegriffen werden kann. Nicht das Vorhalten möglichst vieler Hilfsmittel ist entscheidend, sondern der sichere Umgang mit einigen wenigen Hilfsmitteln!

16.3.3 Unerwarteter schwieriger Atemweg – Maskenbeatmung *nicht* möglich

- Vorgehen bei Verdacht auf anatomische Atemwegsobstruktion
- 1. Lagerung optimieren
  (Kopf in Neutralposition oder leicht überstreckt)
- 2. Kinn anheben, Mund öffnen und offen halten
- 3. Guedel-Tubus einsetzen oder Tubus nasal bis in den Pharynx vorschieben (zum Beatmen: Mund und Nase zuhalten)
- 4. Bimanueller Esmarch-Handgriff (zweiter Helfer notwendig. Alternative → maschinelle Beatmung)
- 5. Aufrechterhalten eines positiven Atemwegsdruckes bei der Maskenbeatmung zum Öffnen bzw. offen halten der Atemwege

> Spätestens an dieser Stelle muss unverzüglich Hilfe angefordert werden!

- Vorgehen bei Verdacht auf funktionelle Atemwegsobstruktion

Ist durch oben beschriebenes Vorgehen eine adäquate Maskenbeatmung nicht herzustellen, muss von einer funktionellen Atemwegsobstruktion ausgegangen werden.

- **Zu flache Narkose**
  - Narkose vertiefen
- **Laryngospasmus** (▶ Abschn. 18.11)

- Narkose vertiefen, ggf. relaxieren
  (sehr selten notwendig)
- **Thoraxrigidität** (opioidinduziert)
  - Relaxieren
- **Bronchospasmus** (▶ Abschn. 18.4)
  - Sevofluran ↑
  - Adrenalin (z. B. 1–3 µg/kg i.v.)
  - β-Sympathomimetikum (z. B. Reproterol 1 µg/kg
    i.v. oder 0,2–2,0 µg/kg/min)
  - Steroid (z. B. Dexamethason 0,5 mg/kg i.v.)
- **Magenüberblähung**
  - Entlasten (Magensonde), anschließend:
    Lunge vorsichtig blähen

- **Wenn alle Rahmenbedingungen optimiert sind,
  die Beatmung des Kindes aber dennoch nicht
  möglich ist**
- Direkte Laryngoskopie zur Inspektion von Hypopharynx und Glottis zum Ausschluss bzw. zur Beseitigung einer mechanischen Verlegung

Die Stimmbandebene ist einstellbar (nach eventueller Entfernung eines Fremdkörpers/Aspirats)
- Intubation (vorsichtig, einmaliger Versuch, **Cave!** Ödem)

Die Stimmbandebene ist nicht einstellbar oder die Intubation misslingt
- Einsetzen einer Larynxmaske (gelingt fast immer)
- Die Beatmung über einen nasalen Tubus, der bis in den Rachen vorgeschoben wird (Einführtiefe entspricht der Distanz vom Nasenloch zum Tragus) und gleichzeitiges Zuhalten von Mund und zweitem Nasenloch ist eine gute Möglichkeit, überbrückend zu beatmen (z. B. präklinisch oder Transport in den OP bzw. um nach einem gescheiterten Intubationsversuch zu oxygenieren)

❯ Intubation nicht «erzwingen». Hauptgefahr ist die Unmöglichkeit der Ventilation, nicht die Unmöglichkeit der Intubation!

Nach Sicherung des Atemwegs
Je nach Dringlichkeit und Art des Eingriffs
— Eingriff in Larynxmaskenanästhesie durchführen
— Fiberoptische Intubation über Larynxmaske
— Kind aufwachen lassen

❯ Invasive Techniken zur Atemwegssicherung sind bei Kindern bis zum Schulalter wenig erfolgversprechend und sehr komplikationsträchtig.

— Fast niemand hat Erfahrungen mit Notfallkoniotomie im Kleinkind- und Säuglingsalter
— Lig. conicum und Trachea sind schwer zu punktieren (die mittlere Höhe des Lig. cricothyreoideum beträgt beim NG 2,6 mm und die mittlere Breite 3 mm!)
— Bei Kindern vor dem Schulalter kann als Ultima Ratio eine chirurgische Längsspaltung des Larynx mit Skalpell und Einführen eines Endotrachealtubus erwogen werden (**Cave!** Blutung)
— Bei Kindern ab dem Schulalter können als Ultima Ratio zur invasiven Atemwegssicherung Hilfsmittel, wie spezielle Nottracheotomie-Sets oder Manujet (Fa. VBM) zur transtrachealen Jetventilation eingesetzt werden
    — **Manujet**
        – 16-G-Nadel oder Tuohy-Nadel über transkrikoidale Punktion in die Trachea einführen
        – Kurze Infusionsleitung zwischen Nadel und Manujet
        – Einstellung analog Farbskala zwischen 0 und 4 bar
        – **Cave!** Hautemphysem bei transtrachealer Jetventilation

Spezielle Aspekte der Kinderanästhesie

Verena Sollmann, Dietmar Craß, Florian Gerheuser,
Josef Bihlmayr, Philipp Deetjen, Christoph Quatember,
Jörg Schimpf

© Springer-Verlag GmbH Deutschland,
ein Teil von Springer Nature 2018
J. Schimpf, D. Craß, V. Sollmann (Hrsg.), *Kompendium Kinderanästhesie*
https://doi.org/10.1007/978-3-662-54398-6_17

17.1   Analatresie

Verena Sollmann

OP
- Kolostomie (oft besteht Ileussymptomatik)
- Anorektalplastik

Anästhesie: ITN + KDA

Aufklärung: Allgemeinanästhesie, KDA, Aspirationsgefahr (bei Kolostomie-OP)

Medikamente: Propofol oder Thiopental, ndMR, Opioid, Sevofluran, bei Kolostomie kein N_2O

Monitoring: Pulsoxymetrie, EKG, NIBP, T-Sonde

Besonderheiten
- RSI (▶ Abschn. 16.2.1)
- Flüssigkeitsverlust über Darm und Peritoneum berücksichtigen
- 2 periphere Zugänge, postoperativ Intensivtherapie
- Bei Anorektalplastik
  - Bauchlage
  - **Cave!** Relaxation (anale Muskelstimulation nötig)

Schmerztherapie: KDA, Piritramid, Paracetamol i.v.

17.2   Appendektomie

Dietmar Craß

Anästhesie: ITN

Aufklärung: Allgemeinanästhesie, Aspirationsgefahr

Medikamente: Propofol oder Thiopental, Succinylcholin (größere Kinder), ndMR, Opioid, Sevofluran

Monitoring: Pulsoxymetrie, EKG, NIBP, (T-Sonde)

Besonderheiten: RSI, Magen absaugen

Schmerztherapie: Wundrandinfiltration, evtl. TAP-Block, Piritramid, Ibuprofen supp.

17.3 **Augeneingriffe**

Philipp Deetjen

OP: Häufige Eingriffe: Strabismus-OP, Sondierung bei Tränenwegsstenose

Anästhesie: LMA oder ITN

Aufklärung: Allgemeinanästhesie

Medikamente: Propofol oder Thiopental, ndMR, Opioid, Sevofluran

Monitoring: Pulsoxymetrie, EKG, NIBP, T-Sonde

Besonderheiten

- Augen-OP häufig in LMA möglich, da meist keine vollständige Relaxierung notwendig ist (Absprache mit Operateur)
- **Cave!** Diskonnektionsgefahr durch Nähe des Operateurs zur LMA
- LMA bei Sondierung von Tränengangsstenose geeignet (Absaugkatheter durch die Nase in den Rachenraum einführen, um Spülflüssigkeit abzusaugen), keine nasale ITN
- Assoziation eines Strabismus mit anderen kongenitalen Syndromen (ggf. mit erschwerter Intubation) möglich, aber keine Verbindung zu maligner Hyperthermie
- **Strabismus-OP**
  - **Okulokardialer Reflex** (Bradykardien, Arrhythmien) bei Zug an Augenmuskeln → sofortiges Unterbrechen des chirurgischen Stimulus + ggf. Atropin i.v.
  - **Risikofaktor für PONV** → immer PONV-Prophylaxe, evtl. TIVA von Vorteil

Schmerztherapie: Ibuprofen supp., Piritramid

17.4 Blasenekstrophie

Verena Sollmann

- **Formen des Epispadie-Ekstrophie-Komplexes der Bauchwanddefekte**
- **Epispadie**
- **Blasenekstrophie:** Blasenplatte im Bauchwandniveau + Symphysendehiszenz + Epispadie
- **Kloakenekstrophie:** zusätzlich Omphalozele + distale Darmatresie + meist Fehlbildungen der unteren Wirbelsäule

Anästhesie: ITN + KDA oder lumbaler PDK

Aufklärung: Allgemeinanästhesie, KDA bzw. PDK, ggf. invasives Monitoring (Art., ZVK), ggf. Bluttransfusion (2 EKs bereitstellen), ggf. Nachbeatmung, Intensivtherapie

Medikamente: Propofol oder Thiopental, ndMR, Opioid, Sevofluran

Monitoring: Pulsoxymetrie, EKG, (N)IBP, ZVD, BGA, T-Sonde, Magensonde

Besonderheiten
- OP ist kein Notfall
- Prophylaktisch latexfreies Equipment
- **Blasenekstrophie:** meist einzeitige Korrektur in 3. LW bis 3. LM
  - Blasenaufbau, Ureterneuimplantation, Genitalrekonstruktion, Beckenosteotomie
- **Kloakenekstrophie:** mehrzeitiges Vorgehen
  - **1. LW:** Urostoma, Kolostoma, Bauchwandverschluss, Spaltbeckenkorrektur
  - **1. LJ:** Genitalrekonstruktion: falls möglich Schaffung von Harn- und Stuhlkontinenz; 2 periphere Zugänge, ZVK, falls Darmeingriff (Pouch/Conduit)

- Flüssigkeitskorrekturbedarf mindestens 10–20 ml/kg/h
- Beckenosteotomie: Bauchlage
  → erhöhter Blutverlust
- Postoperativ oft Blasentenesmen
  → evtl. lumbaler PDK, Parasympathikolytika (Butyl-scopolamin 3 × 0,5 mg/kg/24 h)

Schmerztherapie: KDA, PDK, Piritramid, Metamizol, Paracetamol i.v., Ibuprofen supp.

17.5 Bronchoskopie (diagnostisch, therapeutisch)

Florian Gerheuser

OP: diagnostische Bronchoskopie (meist flexible BSK), Fremdkörperentfernung (meist starre BSK)

Anästhesie: entweder starre Bronchoskopie oder flexible Bronchoskopie über Tubus, Larynxmaske oder Endoskopiemaske nach Frey

Aufklärung: Allgemeinanästhesie

Medikamente: Propofol, kurzwirksames Opioid, Sevofluran, ggf. Atropin (10–20 µg/kg i.v.), ggf. Dexamethason (0,5–1 mg/kg)

Monitoring: Pulsoxymetrie, EKG, NIBP

Besonderheiten

- Fremdkörperaspiration häufig bei Kleinkindern
- Gilt als dringlicher Eingriff oder Notfall bei einem Säugling, einem akuten Ereignis (<24 h), Fremdkörper in Larynx oder Trachea oder akuter Dyspnoe
- Vitale Bedrohung: schwere Dyspnoe, respiratorische Erschöpfung, Hypoxämie
- Narkoseführung immer in Absprache mit dem Bronchoskopierenden

- Narkoseeinleitung inhalativ oder i.v., Narkoseführung als **TIVA** von Vorteil
  - **Entweder** in Spontanatmung unter Titration von Propofol und einem kurzwirksamen Opioid sowie Lokalanästhesie der Atemwege
  - **Oder** unter kontrollierter Beatmung mit Relaxierung (bei Fremdkörperentfernung evtl. Gefahr der Trachealverlegung durch Dislokation des Fremdkörpers nach distal)
- **Flexible Bronchoskopie**
  - Analgosedierung, möglichst mit topischer Anästhesie
  - Maske (mit Mainzer Adapter oder Endoskopiemaske nach Frey, ▶ Abschn. 16.3.1)
  - LMA
  - Endotrachealtubus
- **Starre Bronchoskopie**
  - Vorteil: weitlumiger Arbeitskanal, diverse Instrumente einsetzbar
  - Nachteil: meist großes Luftleck, Hyperkapnie schlecht erkennbar
  - Beatmung über «sideport» des starren Bronchoskops möglich

Gefahren/Komplikationen
- Vollständige Atemwegsverlegung durch «dropped foreign body»
- Hypoxämie, Hyperkapnie
- Mediastinalemphysem, Pneumothorax
- Laryngospasmus, Bronchospasmus
- Larynxverletzungen, Schleimhautverletzungen, insbesondere bei Husten unter starrer BSK
- Postinterventionelle Atemwegsschwellung, Atelektasenbildung

> ❯ Großzügige Indikationsstellung zur Nachbeatmung.
> **Cave!** Schwellungsgefahr.

17.6 Choanalatresie

Verena Sollmann

OP

- ▬ Perforation des atretischen Nasengangs
- ▬ Einlegen eines Platzhalters (Röhrchen)
- ▬ Entfernung oder Wechsel nach einigen Wochen

Anästhesie: ITN

Aufklärung: Allgemeinanästhesie, Atemwegsprobleme, evtl. postop. Intensivtherapie

Medikamente: Propofol oder Thiopental, ndMR, kurzwirksames Opioid, Sevofluran

Monitoring: Pulsoxymetrie, EKG, NIBP

Besonderheiten: Kind (NG) kommt mit fixiertem Guedeltubus, vor Relaxierung muss die sichere Maskenbeatmung gewährleistet sein!!

Schmerztherapie: Piritramid, Paracetamol i.v.

17.7 Duodenalatresie

Dietmar Craß

Anästhesie: ITN

Aufklärung: Allgemeinanästhesie, Aspirationsgefahr

Medikamente: Thiopental, ndMR, Opioid, Sevofluran, Verzicht auf N_2O

Monitoring: Pulsoxymetrie, EKG, NIBP, T-Sonde

Besonderheiten
- Zu 70 % mit anderen Anomalien assoziiert
  z. B. Herzfehler, Trisomie 21, Pankreas anulare,
  Malrotation, Analatresie)
- Typische Ileus-Symptomatik
  - Postnatal galliges Erbrechen
  - Dehydratation
  - Volumenzunahme des Abdomens mit venöser
    Abflussbehinderung
  - **Cave!** Hypochlorämische Alkalose durch rez.
    Erbrechen
  - Gefahr der Ruptur mit Mekoniumperitonitis
- Magensonde vor RSI
- Präoperativ Normovolämie anstreben
- 2 periphere Zugänge
- Extubation anstreben, postoperativ Intensivtherapie

Schmerztherapie: Wundrandinfiltration, Piritramid

17.8   Epi- und Hypospadiekorrektur

Dietmar Craß

Anästhesie: LMA + KDA
Aufklärung: Allgemeinanästhesie, KDA. Peniswurzel-
blockade reicht in der Regel nicht aus
Medikamente: Propofol, Sevofluran, (Opioid)
Monitoring: Pulsoxymetrie, EKG, NIBP, T-Sonde
Schmerztherapie: KDA (sehr gute Analgesie), Ibuprofen
supp., Piritramid selten notwendig

17.9   Harnleiterneuimplantation

Verena Sollmann

Anästhesie: ITN + KDA
Aufklärung: Allgemeinanästhesie, KDA
Medikamente: Propofol oder Thiopental, ndMR, Opioid, Sevofluran
Monitoring: Pulsoxymetrie, EKG, NIBP, T-Sonde
Schmerztherapie: KDA, postop. PCA (ab 6. bis 8. LJ möglich), Piritramid, Metamizol (evtl. Perfusor), Ibuprofen supp.

17.10   Hämangiom – Lasertherapie

Josef Bihlmayr

Anästhesie: LMA, ITN, ggf. Analgosedierung
Aufklärung: Allgemeinanästhesie
Medikamente: Propofol, Sevofluran, kurzwirksames Opioid, bei ITN Mivacurium
Monitoring: Pulsoxymetrie, EKG, NIBP
Besonderheiten
- Meist kurze Eingriffe
- Lasertherapie selbst zwar schmerzhaft, postoperativ aber kaum Beschwerden

17.11   Hydrozephalus und Shunt-Anlage

Philipp Deetjen

OP: meist ventrikulo-peritonealer Shunt, selten ventrikulo-atrialer Shunt
- Erstimplantation
- Wechsel der Ableitung bei Wachstum des Kindes

- Wechsel der Ableitung bei Dysfunktion (häufig als Notfall mit Liquoraufstau)

Anästhesie: ITN

Aufklärung: Allgemeinanästhesie, ggf. Aspirationsgefahr

Medikamente: Propofol oder Thiopental, ndMR, Opioid, Sevofluran (bis 1 MAC), oder TIVA

Monitoring: Pulsoxymetrie, EKG, NIBP, T-Sonde

Besonderheiten

- Prä- und postoperative Pupillenkontrolle
  - Zeichen eines erhöhten ICP: Blutdruckspitzen, Apnoephasen, gespannte Fontanellen, Erbrechen, Herzrhythmusstörungen
  - Falls ICP ↑ → RSI erwägen
- Lagerung des Kopfes auf Vakuummatratze, sichere Tubusfixation!
- **Cave!** Luftembolien (herznahe Venen bei VA-Shunt-Anlage)
- **OP-Phasen**
  - 1. Kraniotomie: **Cave!** Seltene Komplikation: Eröffnung des Sinus venosus (Blutung, Luftembolie)
  - 2. Legen des subkutanen Tunnels: sehr schmerzhaft
  - 3. Eröffnung des Peritoneums: Pressen vermeiden

Schmerztherapie: Wundrandinfiltration, Ibuprofen supp., Piritramid

17.12 Hickman-Katheter (Anlage und Entfernung), ZVK-Anlage

Verena Sollmann

Anästhesie: bei Neuanlage ITN (überstreckte Lagerung des Kopfes), bei Entfernung LMA

Aufklärung: Allgemeinanästhesie, i.v.-Sedierung (über Hickman) im Kinder-AWR/-Vorbereitungsraum und Einleitung im OP

Medikamente: Propofol oder Thiopental, Opioid, Mivacurium, Sevofluran
Monitoring: Pulsoxymetrie, EKG, NIBP
Besonderheiten

- Bei Hickman-Entfernung nach Narkoseeinleitung peripheren i.v.-Zugang legen
- Verzicht auf N_2O (v. a. bei hämatologischen Vorerkrankungen)

Schmerztherapie: Wundrandinfiltration, Piritramid, Ibuprofen supp.

17.13 Ileus

Verena Sollmann

Anästhesie: ITN
Aufklärung: Allgemeinanästhesie, Aspirationsgefahr, ggf. ZVK, ggf. arterieller Katheter, ggf. Bluttransfusion, ggf. postoperative Intensivtherapie und Nachbeatmung
Medikamente: Propofol oder Thiopental, Rocuronium, Succinylcholin (größere Kinder), Opioid, Sevofluran
Monitoring: Pulsoxymetrie, EKG, NIBP, ggf. IBP, T-Sonde
Besonderheiten

- RSI (ggf. Magensonde *vor* Narkoseeinleitung legen)
- Besonders hohes Aspirationsrisiko bei hohem Dünndarmileus
- Präoperatives Flüssigkeits-, Elektrolytdefizit, hohe intraoperative Flüssigkeitsverluste (mindestens 8–10 ml/kg/h)
- Verzicht auf N_2O, Hypothermiegefahr

Schmerztherapie: Piritramid, postop. PCA (ab 6.–8. LJ), Metamizol

17.14 Knochenmarkpunktion, Liquorpunktion

Dietmar Craß

Anästhesie: LMA oder Maske oder Analgosedierung
Aufklärung: Allgemeinanästhesie, i.v.-Sedierung (ggf. über Hickman) im Kinder-AWR/-Vorbereitungsraum und Narkoseeinleitung im OP-Saal
Medikamente: Propofol, kurzwirksames Opioid, Sevofluran, Verzicht auf N_2O
Monitoring: Pulsoxymetrie, EKG, NIBP
Besonderheiten

- **Keine Kortikoide** zur PONV-Prophylaxe
  (**Cave!** Tumorzellzerfall)
- Typische Nebenwirkungen von Zytostatika
  (▶ Abschn. 19.11.2)

Schmerztherapie: selten notwendig: Piritramid, NSAR nur nach Rücksprache mit Onkologie

17.15 Kraniosynostose, Kraniostenose

Josef Bihlmayr

OP

- Remodelling
- Fronto-orbitales Advancement

Anästhesie: ITN
Aufklärung: Allgemeinanästhesie, Bluttransfusion, postoperativ Intensivtherapie, IBP
Medikamente: Propofol oder Thiopental, ndMR, Opioid, Sevofluran, Verzicht auf N_2O
Monitoring: Pulsoxymetrie, EKG, IBP, T-Sonde, BGA/BZ-Kontrolle

Besonderheiten

- Alter: 6. LM bis 1. LJ
- Oft lange OP-Zeit (>4 h)
- 2 EKs bereitstellen (größere Blutverluste besonders bei syndromalen Kraniosynostosen häufig. Zumeist diffuse Blutung. Somit nicht geeignet für maschinelle Autotransfusion)
- Arterielle Kanüle
- 2–3 möglichst große periphere Zugänge, falls nicht möglich: 2-Lumen-ZVK
- Evtl. erschwerte Intubation
- Tubus sorgfältig fixieren, bei nasaler Intubation operationsbedingt evtl. fehlende Fixierungsmöglichkeit, RAE-Tubus bevorzugen
- Oberkörper nicht über 30° erhöht lagern, da sonst Gefahr der Luftembolie (lebensbedrohlich ab 0,5 ml Luft/kg i.v.)
- Vakuummatratze zur Kopffixierung
- Saaltemperatur 25–30°C, «Bair Hugger», «Hotline»
- Lokale Infiltration der Kopfhaut mit Ropivacain 0,1 % *plus* Adrenalin 1:400.000 (Herstellung: 1 ml Ropivacain 1 % ad 9 ml NaCl 0,9 % + 0,25 ml Adrenalin 1:10000; max. 1ml/kg)
- Tranexamsäure 20 mg/kg über 15 min vor Hautschnitt (nachdem alle Zugänge in situ, perioperativ fortführen mit 5 mg/kg/h)
- **Infusionstherapie**
  - VE 20 ml/kg/h ab Narkoseeinleitung, 40 ml/kg/h ab Hautschnitt
  - Hoher Blutverlust oft schon zu OP-Beginn. Aufgrund der diffusen Blutung wird der Blutverlust häufig unterschätzt. **Cave!** Hypovolämie
  - Bei Sistieren des Blutverlustes Reduktion der Infusionsmenge auf 10–20 ml/kg/h
  - Bei Blutverlust HES 6 % (angewärmt) in 20-ml-Schritten geben

▬ Frühzeitig transfundieren
▬ Evtl. Extubation, postoperativ Intensivtherapie

Schmerztherapie: Ibuprofen supp., Piritramid

17.16 Laparoschisis, Omphalozele

Dietmar Craß

OP: Bauchdeckenverschluss

Anästhesie: ITN

Aufklärung: Allgemeinanästhesie, Aspirationsgefahr, ggf. invasives Monitoring, ggf. Bluttransfusion, Nachbeatmung, postoperativ Intensivtherapie

Medikamente: Thiopental oder Propofol, Rocuronium, Opioid, Sevofluran

Bei Kreislaufinstabilität: Midazolam (50–100 µg/kg/h) und Sufentanil (0,5–1 µg/kg/h) oder Fentanyl (5–10 µg/kg/h)

Monitoring: Pulsoxymetrie, EKG, NIBP, T-Sonde, BDK, Magensonde; bei großen Defekten evtl. IBP, ZVK, BGA, BZ-Kontrollen

Besonderheiten:

▬ **Omphalozele:** Defekt an Nabelschnurbasis, hernierender Abdominalinhalt von Peritoneum/Amnion umhüllt

  ▬ 50 % mit Fehlbildungen an ZNS, Herz, Urogenitalsystem

  ▬ Beckwith-Wiedemann-Syndrom = **OMG-Syndrom:** Omphalozele, Makroglossie → **Cave!** Intubation! Viszeromegalie mit Hyperinsulinismus (bis zu 10 mg Glukose/kg/h i.v. notwendig)

▬ **Laparoschisis:** Abdominalinhalt ohne peritoneale Hülle → fetale Peritonitis, besonders hoher Flüssigkeitsverlust, Zirkulationsstörungen der prolabierten Organe

- **Cave!** Hypothermie, Hypovolämie, Elektroytverlust, Hypoproteinämie
  → Korrekturbedarf: 30–50 ml/kg/h VE
- 2 periphere Zugänge
- Saaltemperatur 28–30 °C
- RSI
- Verzicht auf N_2O

Bauchdeckenverschluss:

Cave! Abdominelles Kompartmentsyndrom

- Cavakompression → RR ↓, venöser Stau in den Beinen
- FRC ↓ → S_aO_2 ↓ → hohe Beatmungsdrücke erforderlich
- Ggf. Interponat zum Bauchdeckenverschluss
- Indikation zur Nachbeatmung großzügig stellen

Beurteilung des intravasalen Volumens
- Rekapillarisierung der Peripherie (normale RKZ ≤2 s)
- Temperatur der Peripherie (kutane T-Sonde auf dem Fußrücken)
- Systolischer Blutdruck
- Undulieren der arteriellen Druckkurve
- Undulieren der Pulsoxymetriekurve
- Tiefe Dikrotie der arteriellen Druckkurve und kleine Fläche unter der Kurve

17.17   Leistenhernie und Hodenhochstand

Dietmar Craß

OP
- Bruchlückenverschluss
- Orchidopexie

Anästhesie
- LMA oder ITN
  - + Kaudalanästhesie (<30 kg) *oder*
  - + N.-ilioinguinalis-Blockade (>30 kg) *oder*
  - + TAP-Block

Aufklärung: Allgemeinanästhesie, Regionalverfahren (insbesondere auch bei FG!)

Medikamente: Propofol, Opioid, Sevofluran

Monitoring: Pulsoxymetrie, EKG, NIBP, T-Sonde

Besonderheiten
- Leistenhernie
  - Ggf. inkarzeriert → dringliche OP-Indikation → nicht nüchterner Patient → RSI (▶ Abschn. 16.2.1)
  - Häufig FG → Vorgehen ▶ Kap. 20 → **Cave!** Postoperative Apnoephasen bis zur 60. Gestationswoche → ggf. postoperative Überwachung auf Intensivstation

Schmerztherapie: KDA (sehr gute Analgesie) oder IIB, Ibuprofen supp., evtl. TAP-Block, Piritramid (selten notwendig)

17.18 Lippen-Kiefer-Gaumen-Spalte

Josef Bihlmayr

Anästhesie: ITN
Aufklärung: Allgemeinanästhesie
Medikamente: Propofol oder Thiopental, Sevofluran, ndMR, Opioid
Monitoring: Pulsoxymetrie, EKG, NIBP, T-Sonde
Besonderheiten

- Defektverschluss zwischen 3. LM und 2. LJ
- **Cave!** Defekt im Rahmen eines Syndroms möglich: (z. B. Pierre-Robin, Treacher-Collins, u. a.)
- **Cave!** Intubationsprobleme
- Ggf. Inhalationseinleitung
- **Cave!** Zunge kann durch große Gaumenspalte in Nasopharynx fallen → Guedel-Tubus
- Wechsel von Spontanatmung zu Maskenbeatmung kann erschwert sein, ggf. LMA zur Überbrückung, ggf. bronchoskopische Intubation über LMA
- Relaxation erst unter sicherer Maskenbeatmung
- **Cave!** Laryngoskop kann in Kieferspalte rutschen → ggf. als Schutz zusammengerollte Kompresse einlegen
- RAE-Tubus (z. B. Fa. MicroCuff) → sichere Tubusfixation am Kinn!
- Ggf. Rachentamponade, Augensalbe
- Vor Extubation: Rachen und Magen sorgfältig absaugen
- Extubation des wachen Kindes
- Seitenlage zur Extubation oder unmittelbar danach

Komplikationen

- Ödematöse Zungenschwellung bis zu 24 h nach OP möglich, wenn OP-Dauer >3 h
  - **Ursache:** Kompression der Zunge durch den Sperrer mit Minderdurchblutung und postoperativ Schwellung durch Reperfusion

- **Maßnahme:** Sicherung der Atemwege mit LMA, da Intubation meist nicht möglich, danach fiberoptische Intubation durch LMA
- Schwellung persistiert meist für 5 bis 14 Tage, spontane Rückbildung

Schmerztherapie

- Ibuprofen supp., Piritramid
- Intraoperativ durch Chirurg
  - Infiltration mit Ropivacain 0,375 % + Adrenalin 1:200.000
  - Herstellung der Mischung: 20 ml Ropivacain 0,375 % + 100 µg Adrenalin, Dosis: 0,5 ml/kg (der Mischung)

17.19 Lungeneingriff

Verena Sollmann

Anästhesie: ITN + evtl. thorakale PDA
Aufklärung: Allgemeinanästhesie, evtl. PDA, evtl. IBP, ggf. Bluttransfusion, postoperative Intensivtherapie
Medikamente: Propofol oder Thiopental, ndMR, Opioid, Sevofluran
Monitoring: Pulsoxymetrie, EKG, (N)IBP, T-Sonde
Besonderheiten

- 2 periphere Zugänge
- Möglichkeiten der Einlungenventilation (▶ Abschn. 4.4.2)
- Beatmungsregime wie beim Erwachsenen
- IBP bei geplanter Einlungenventilation

Schmerztherapie: thorakale PDA oder Interkostalblockade; Piritramid, Ibuprofen supp., evtl. PCA

17.20 **Mediastinal Mass Syndrome**

Christoph Quatember

OP: Biopsie des Tumors, der Lymphknoten, KMP
Anästhesie: in LA mit Sedierung oder ITN
Besonderheiten

- **Vorkommen:** z. B. bei Lymphomen im Mediastinum
  - Hauptproblem: Verlegung/Kompression der zentralen Atemwege durch Tumormasse nach Verlust der Spontanatmung und Tonusverlust
  - Seltener kardiale Dekompensation durch Preloadabfall oder Kompression der Ventrikelausflussbahn
- **Mögliche Symptome:** Atemnot in Seiten- oder Rückenlage (Gezielt nach Symptomen fragen – Schlüsselfrage: Kann das Kind flach liegen?), Orthopnoe, obere Einflussstauung
  (evtl. Ödeme der oberen Körperhälfte), Pleuraergüsse, Perikarderguss
  - **Cave!** Kann bis Narkoseinduktion symptomarm oder symptomlos sein; falls möglich: zuerst Strahlen- oder Chemotherapie zur Tumorreduktion
  - Enge Absprache mit Onkologen und Kinderchirurgen
- **Vorgehen: Erhalt der Spontanatmung!**
  - Entweder Biopsie in LA + vorsichtiger Sedierung mit Propofol, ggf. Maske *oder*
  - ITN: inhalative Einleitung und/oder Propofol + Opioid (vorsichtig!), Einleitung in sitzender Position, Intubation bei erhaltener Spontanatmung unter Verzicht auf Muskelrelaxanzien
  - **Bei Kompression der mediastinalen Organe:** Sitzende oder seitliche Position, ggf. Bauchlagerung (!), Vorschieben des Tubus als Trachealschiene bis zur Carina, evtl. starres Bronchoskop mit Beatmungsmöglichkeit, falls nötig manuelle

Beatmung mit hohem Druck, Unterstützen der Exspiration durch manuelle Kompression des Thorax, ggf. ECMO-Bereitschaft
- Bei oberer Einflussstauung weiteren i.v.-Zugang an der unteren Extremität legen, um im Notfall kreislaufwirksame Medikamente geben zu können

17.21 Meningomyelozele (MMC)

Jörg Schimpf

OP: Zelenabtragung und Deckung
Anästhesie: ITN
Aufklärung: Allgemeinanästhesie
Medikamente: Propofol oder Thiopental, ndMR, Opioid, Sevofluran
Monitoring: Pulsoxymetrie, EKG, NIBP, T-Sonde
Besonderheiten
- Notfalleingriff wegen Infektionsgefahr nur bei offener MMC
- Latexfreies Arbeiten
- 90 % aller Kinder haben zusätzlich eine Arnold-Chiari-Malformation mit Hydrozephalus und erhöhter Inzidenz einer Unreife des Hirnstammes
- **Cave!** Apnoeanfälle
- Sensomotorische Ausfälle unterschiedlicher Höhe
- Lagerung des Kindes zur Einleitung auf großes Gelkissen mit mittiger Aussparung
- OP in Bauchlage: Tuchrollen unter oberen Thorax, Becken und Fußgelenke, Wärmematte oder «Bair Hugger»
- Liquorverlust (ca. 2 ml/kg/h) mit VE ersetzen
Schmerztherapie: Paracetamol i.v., Piritramid

17.22 Morbus Hirschsprung

Josef Bihlmayr

OP
- Kolostomie und AP-Anlage (oft besteht Ileussymptomatik)
- Resektion des aganglionären Segments und Durchzug-OP nach Peña

Anästhesie: ITN + KDA
Aufklärung: Allgemeinanästhesie, KDA, evtl. ZVK
Medikamente: Propofol oder Thiopental, ndMR, Opioid, Sevofluran
Monitoring: Pulsoxymetrie, EKG, NIBP, Magensonde, T-Sonde
Besonderheiten
- RSI (bei Kolostomie)
- Lange OP-Dauer (bei Durchzug-OP)
- 2 periphere Zugänge
- Größere Flüssigkeitsverluste
- Gefahr der Hypothermie

Schmerztherapie: KDA, Piritramid

17.23 Nekrotisierende Enterokolitis (NEC)

Josef Bihlmayr

Anästhesie: ITN
Aufklärung: Allgemeinanästhesie, Aspirationsgefahr, invasives Monitoring, evtl. Bluttransfusion, Nachbeatmung, Intensivtherapie, erhöhtes perioperatives Risiko
Medikamente: Thiopental, ndMR, Opioid, Midazolam, Verzicht auf N_2O

Monitoring: Pulsoxymetrie, EKG, (N)IBP, T-Sonde, Magensonde, BDK

Besonderheiten

- Sehr unreife Frühgeborene
- Einschleusen im Transportinkubator
- Hohe FiO_2 vermeiden → paO_2 <80 mmHg → BGA-Kontrollen, S_aO_2 <95 %, **Cave!** ROP
- Saal aufheizen: 30°C, Wärmematte, «Bair Hugger» oder OP im Inkubator
- 2 periphere Zugänge
- Schwere Störungen im Wasser-, Elektrolyt- und Säure-Basen-Haushalt
- Korrekturbedarf bis 50–60 ml/kg/h
- Bolus: VE 20–40 ml/kg
- Bei volumenrefraktärer Hypotonie ggf. Gabe eines Vasopressors notwendig (▶ Abschn. 18.10.1)
- Frühzeitig an EK- und/oder FFP-Gabe denken
- Gefahr der Hypoglykämie → BZ-Kontrollen!
- Häufig septisches Krankheitsbild mit MOV (DIC, IRDS, ANV, katecholaminpflichtiges Kreislaufversagen)

17.24 Nephrektomie

Verena Sollmann

Anästhesie: ITN + KDA (oder thorakale PDA)

Aufklärung: Allgemeinanästhesie, KDA (PDA), ggf. invasives Monitoring, ggf. Bluttransfusion

Medikamente: Propofol oder Thiopental, ndMR, Opioid, Sevofluran

Monitoring: Pulsoxymetrie, EKG, (N)IBP, T-Sonde

Besonderheiten

- RSI bei großen Tumoren mit erhöhtem intraabdominellen Druck

- 2 periphere Zugänge
- **Cave!** Intravasaler Volumenmangel nach Tumorentfernung
- Intraoperativ Pleuraeröffnung möglich

Schmerztherapie: KDA plus postoperative PCA oder thorakale PDA, Ibuprofen supp., Piritramid

17.25 Nephroblastom (Wilms-Tumor)

Verena Sollmann

Anästhesie: ITN + KDA (oder thorakale PDA)
Aufklärung: Allgemeinanästhesie, KDA (PDA), ggf. Aspirationsgefahr, invasives Monitoring, ggf. Bluttransfusion, postoperative Intensivtherapie
Medikamente: Propofol oder Thiopental, ndMR, Opioid, Sevofluran
Monitoring: Pulsoxymetrie, EKG, (N)IBP, T-Sonde, BDK, selten ZVK

Besonderheiten

- «Veno-occlusive disease» unter präoperativer Chemotherapie (z. B. hepatische Venenverschlüsse mit Hepatomegalie, Ikterus, Aszites)
- Evtl. Kardiomyopathie durch zytostatische Vorbehandlung (▶ Abschn. 19.11.2)
- Evtl. Tumorzapfen in Nierenvene und V. cava inferior
- Arterielle Hypertonie durch Renin/Angiotensin ↑
- Lungen- und Lebermetastasen entstehen frühzeitig
- RSI bei großen Tumoren mit erhöhtem intraabdominellen Druck
- Evtl. Makroglossie → erschwerte Maskenbeatmung und Intubation (Wilms-Tumor ist evtl. vergesellschaftet mit Beckwith-Wiedemann-Syndrom)

- 2 periphere Zugänge, möglichst nicht an der unteren Extremität, da Ligatur der unteren Hohlvene erforderlich werden kann
- **Cave!** Größerer Blutverlust, 2–4 EK bereitstellen

Schmerztherapie: KDA (thorakale PDA), Piritramid

17.26 Neuroblastom

Josef Bihlmayr

Anästhesie: ITN + KDA (thorakale PDA)

Aufklärung: Allgemeinanästhesie, KDA (PDA), ggf. Aspirationsgefahr, invasives Monitoring, ggf. Bluttransfusion, postoperative Intensivtherapie

Medikamente:

- Propofol oder Thiopental, ndMR, Opioid, Sevofluran
- Bereithalten: β-Blocker, Urapidil, NTG, Noradrenalin
  - **Esmolol:** Initial 200 µg/kg als Bolus, bei Bedarf Wdh. nach 2–3 min, dann ggf. 50 µg/kg/min
  - **Urapidil:** 0,25 mg/kg Bolus; 0,2–1 mg/kg/h

Monitoring: Pulsoxymetrie, EKG, (N)IBP, T-Sonde, evtl. ZVK

Besonderheiten

- RSI bei großen Tumoren mit erhöhtem intraabdominellen Druck
- Arterielle Hypertonie durch Katecholaminproduktion ↑
- K^+ ↓ Cl^- ↓ durch wässrige Durchfälle durch VIP ↑
- Meist zytostatische Vorbehandlung
- Selten Katecholaminfreisetzung bei chirurgischer Manipulation
- 2 periphere Zugänge, 2–4 EK bereitstellen

Schmerztherapie: KDA (thorakale PDA), Ibuprofen supp., Piritramid

17.27 Nierenbeckenplastik

Josef Bihlmayr

Anästhesie: ITN + KDA
Aufklärung: Allgemeinanästhesie, KDA
Medikamente: Propofol oder Thiopental, ndMR, Opioid, Sevofluran
Monitoring: Pulsoxymetrie, EKG, NIBP, T-Sonde, DK
Besonderheiten: offenes oder laparoskopisches Vorgehen möglich
Schmerztherapie: KDA, evtl. postop. PCA, Piritramid, Ibuprofen supp.

17.28 Ohrkorrektur

Verena Sollmann

Anästhesie: ITN
Aufklärung: Allgemeinanästhesie
Medikamente: Propofol oder Thiopental, ndMR, Opioid, Sevofluran
Monitoring: Pulsoxymetrie, EKG, NIBP, T-Sonde
Besonderheiten: Kopfverband wird in Narkose angelegt
Schmerztherapie: Piritramid, Ibuprofen supp.

17.29 Ösophagusatresie

Dietmar Craß

Anästhesie: ITN
Aufklärung: Allgemeinanästhesie; erhöhtes perioperatives Risiko (kardial, pulmonal, Aspiration), ggf. Bluttransfusion, evtl. invasives Monitoring, Nachbeatmung, post-OP Intensivtherapie
Medikamente: Thiopental, ndMR, Opioid, Sevofluran, N_2O-Verzicht
Monitoring: Pulsoxymetrie, EKG, (N)IBP, T-Sonde, BGA, BZ-Kontrollen
Besonderheiten

- Dringlicher Eingriff, aber keine Notfall-OP
- **Vogt IIIb:** in 87 % der Fälle: prox. Ösophagusstumpf + distale tracheo-ösophageale Fistel (TÖF)
    - Aspirationsgefahr über TÖF
- Begleitanomalien in 50 %: **VACTERL**-, **VATER**-Assoziation (**v**ertebrale, **a**norektale, **c**ardiale, **t**racheo-**e**sophageale, **r**enale, **l**imb (Extremitäten) Fehlbildungen)
- RSI in Oberkörperhochlagerung erst kurz vor OP-Beginn. Dauersog an Ösophagussonde bis zur ITN Intubation möglichst linksnasal, da die Operation in Linksseitenlage durchgeführt wird
- Nach Intubation vorsichtige Beatmung, falls Atemgeräusch seitengleich: Tubus belassen, auch wenn er evtl. proximal der TÖF liegt (Tubuslage idealerweise distal der TÖF)
- Falls Zeichen der Magenüberblähung: **Cave!** Intubation der Fistel → sofortiges Zurückziehen des Tubus bis Beatmung möglich, ggf. Tubusrotation
- Bei Magenüberblähung als Folge von insuffizienter Tubusplatzierung → Rückkehr zur Spontanatmung

anstreben → im Notfall: Gastrostomie (ITN in Anwesenheit des Chirurgen)

- **Alternative Strategie:** fiberoptische Intubation oder Intubation mit sofortiger bronchoskopischer Lagekontrolle zum Ausschluss Fistelintubation
- Magensonde intraoperativ über Anastomose vorschieben, gut fixieren
- 2 periphere Zugänge
- OP in Linksseitenlage
    - Rechtsseitiger, interkostaler, extrapleuraler Zugang
    - Evtl. intermittierend manuelle Beatmung notwendig
- Volumengabe 15–20 ml/kg/h, evtl. deutlich mehr
- Postoperativ Intensivtherapie, Nachbeatmung

❗ **Cave!**
- **Lungenkompression** → Hypoxie → OP unterbrechen und Lunge blähen, erst nach Stabilisierung OP fortsetzen
- **Kardiokompression** → RR ↓, Herzrhythmusstörungen
- **Cavakompression** → RR ↓
- **Tracheakompression, Tubusdislokation, Tubusobstruktion** durch Blut aus dem OP-Gebiet

17.30 Ösophagusbougierung

Dietmar Craß

Anästhesie: ITN

Aufklärung: Allgemeinanästhesie, erhöhtes perioperatives Risiko (Vorerkrankungen s.o.)

Medikamente: Propofol oder Thiopental, Mivacurium, kurzwirksames Opioid, Sevofluran

Monitoring: Pulsoxymetrie, EKG, NIBP
Besonderheiten
- Z. n. Laugen-, Säureingestion oder Z. n. OP einer Ösophagusatresie
    - Intubationsschwierigkeiten durch Trachealstenose
    - Kleinere Tuben bereitlegen!

17.31 Ösophagogastroduodenoskopie

Dietmar Craß

Anästhesie: ITN, ggf. Analgosedierung
Aufklärung: Allgemeinanästhesie, postoperativ Schluckbeschwerden möglich
Medikamente: Propofol oder Thiopental, Mivacurium, kurzwirksames Opioid, Sevofluran
Monitoring: Pulsoxymetrie, EKG, NIBP
Besonderheiten
- Tubus sehr gut fixieren, vor Extubation Magen absaugen (Luft!)
- Bei größeren Kindern und kurzdauernder, diagnostischer ÖGD ist die Intervention auch in Analgosedierung durchführbar, z. B. mit
    - Midazolam 0,05–0,4 mg/kg i.v.
    - Remifentanil 0,2–0,3 µg/kg langsam i.v., bei Bedarf Wdh. mit 0,1–0,2 µg/kg
    - Propofol 1 mg/kg, bei Bedarf Wdh. mit 0,5 mg/kg
- Besonders vorsichtige Laryngoskopie nach Laugen- oder Säureingestion
- Dringliche Indikation zur Intervention bei Fremdkörperingestion mit Schluckstörung, Speichelfluss oder retrosternalem Fremdkörpergefühl
- Durch Druck des Fremdkörpers auf Trachea oder Bronchien kann es zur Atemnot kommen

- Nüchternheit nicht abwarten bei Ingestion von
  - Batterien/Knopfzellen (Verätzung durch Stromfluss)
  - Spitzen und scharfkantigen Gegenständen
  - Münzen

Schmerztherapie: selten nötig, bei Bedarf Ibuprofen supp.

17.32 Persistierender Ductus arteriosus Botalli (PDA-Ligatur)

Jörg Schimpf

OP: Duktusligatur
Anästhesie: ITN
Aufklärung: Allgemeinanästhesie, invasives Monitoring, hohes periop. Risiko in Abhängigkeit vom präoperativen Zustand (kardial, pulmonal, zerebral), postoperativ Intensivtherapie, ggf. Bluttransfusion
Medikamente: Propofol oder Thiopental, Opioid, ndMR, Sevofluran, Atropin (50 µg/ml), Adrenalin und Noradrenalin (5 µg/ml) → jeweils 1-ml-Spritzen, ggf. Dobutaminperfusor (▶ Abschn. 23.1)
Monitoring: Präduktale (obere Extremität) und postduktale (untere Extremität) Pulsoxymetrie zur Kontrolle der Durchblutung vor und nach Ligatur, (N)IBP (auf IBP kann bei relativ kurzem Eingriff ggf. verzichtet werden), Ösophagusstethoskop oder präkordiales Stethoskop (Sistieren des Herzgeräuschs nach Anschlingen des Duktus!), T-Sonde, Magensonde, BDK, CO_2-Kontrolle (BGA!), BZ-Kontrolle
Besonderheiten

- Linksherzbelastung durch Li-Re-Shunt mit gesteigerter Lungendurchblutung und Gefahr der Linksherzdekompensation, erhöhte Blutdruckamplitude mit niedrigen diastolischen Werten (zerebrale Perfusion gefährdet)

- **Vermeide → PVR ↑** (→ Shuntumkehr → Re-Li-Shunt)
- **Ursachen für PVR ↑**
  - Hypoxie, Hyperkapnie
  - Schmerz, Stress → endogene Katecholamine ↑
  - Beatmungsdruck ↑, Atelektasen
  - Azidose, Hypothermie
  - Hämatokrit ↑
  - Chirurgische Manipulation
- Sehr unreife FG/NG, meist intubiert und beatmet, oft katecholaminpflichtig
- **Cave!** Latente Hypovolämie, da bei Linksherzbelastung präoperativ häufig restriktives Flüssigkeitsregime

Vorgehen
- 2 periphere Zugänge
- Narkoseeinleitung: Thiopental 3–5 mg/kg oder Etomidat 0,2–0,3 mg/kg, Rocuronium 0,6 mg/kg, Opioid
- **Cave!** Hypothermie vermeiden!
  - Saaltemperatur 28–30°C, «Bair Hugger», Kopfabdeckung, evtl. OP im Inkubator
  (evtl. auch auf der Intensivstation)
- OP in Rechtsseitenlage bei linkspostero- oder linksanterolateralem Zugang im 3. ICR
- Beatmung → Zielwerte
  - S_aO_2:   90–95 % (**Cave!** ROP!)
  - $petCO_2$: 35–40 mmHg
  - MAP: ≥35–40 mmHg anstreben
    (zerebrale Perfusion!)
- Pleuraeröffnung → evtl. manuelle Beatmung (Narkosegerät gegenüber Intensivrespirator von Vorteil)
- Intrathorakale Präparation
  - Lungenkompression
    → Atelektasen → Hypoxie → Bradykardie
    – Vorsichtiges Blähen
    – Unterbrechung der Manipulation

- Direkte Kardiokompression
- Irritation des N. vagus → Bradykardie
- Nach Duktusligatur akute Blutvolumenzunahme mit RR ↑ und HF ↑ möglich (wegen Unterbrechung der Rezirkulation)
- In dieser Phase
  - Eher zurückhaltende intraoperative Volumenzufuhr z. B. 8 ml/kg/h VE + Glukose 1 % (BZ-Kontrolle)
  - Bei Blutung: EK-Gabe (EK bereithalten) + ggf. FFP-Gabe
  - Verzicht auf N_2O (PVR ↑, Kardiodepression)
  - Postoperativ Intensivtherapie, Nachbeatmung
- **Mögliche Komplikationen**
  - Einreißen des PDA mit Blutung
  - Ligatur von Aorta oder Pulmonalarterie
  - Verletzung des N. recurrens

17.33 Phäochromozytom

Josef Bihlmayr

Anästhesie: ITN + KDA (ggf. thorakale PDA)
Aufklärung: Allgemeinanästhesie, KDA, ggf. thorakale PDA, invasives Monitoring (art. Kanüle, ZVK), ggf. Bluttransfusion, erhöhtes perioperatives Risiko, postoperative Intensivtherapie
Medikamente: Propofol oder Thiopental, Opioid, Cis-Atracurium/Rocuronium, Sevofluran
- **Präoperative Therapie:** α-Blockade plus langsame Volumensubstitution, z. B.:
  - **Phenoxybenzamin** (Dibenzyran = $α_{1+2}$-Blocker) 5–10 mg p.o.
    - Initialdosis 0,2–0,4 mg/kg/Tag p.o. als Einzeldosis

- Erhaltungsdosis 0,4–1,2-(2) mg/kg/Tag p.o. in 3–4 ED
- Lange Anschlagzeit (~24 h), lange HWZ (~24 h)
- **NW:** Reflextachykardie (ggf. β-Blockade notwendig), Hypotension (orthostatisch bedingt), Sedierung, Miosis, Kopfschmerz, Mundtrockenheit, Schwellung der Nasenschleimhaut, Diarrhoe

Vorbereitung: EKG, UKG, EK bereitstellen

Monitoring: Pulsoxymetrie, EKG, IBP, ZVD, T-Sonde, BGA

Besonderheiten: Vermeiden von Medikamenten, die zu Histaminliberation, Vagolyse oder Sympathikusaktivierung führen: Atracurium, Mivacurium, Succinylcholin, Desfluran, Morphin, Atropin, DHB

- Isovolämie herstellen
- **Cave!** Hypertension
  (insbesondere bei Tumormanipulation)
- **Cave!** Herzrhythmusstörungen
  (v. a. bei vorbestehender Kardiomyopathie)
- **Cave!** Hypotension
  (insbesondere nach vaskulärem Clamping)

Schmerztherapie: KDA (PDA), Ibuprofen supp., Piritramid

17.34 Polytrauma

Philipp Deetjen

Vorgehen: Strukturiertes Vorgehen (wie bei Erwachsenen) anhand

- **A** (Atemwege)
- **B** (Beatmung)
- **C** (Circulation)
- **D** (Defizit, neurologisch)
- **E** (Evaluation weiterer Verletzungen)

Atemwege und Beatmung

- Dyspnoezeichen: Tachy- oder Bradypnoe, Nasen-flügeln, interkostale und substernale Einziehungen
- Immer an HWS-Verletzungen denken: Intubation nur unter HWS-Stabilisierung
- Orotracheale Intubation bevorzugen (Gesichtsschädel-frakturen)
- Oxygenierung wichtiger als die Intubation → ggf. vor Intubation vorsichtige Maskenbeatmung
- Wache, dyspnoische Kinder können viel Luft schlucken → an Überblähung des Magens denken

Circulation

- Einschätzung einer Hypovolämie beim Kind schwierig → RR bis ca. 25 % Blutverlust noch normal, dann ggf. rapider Einbruch
- Hypovolämiezeichen: Blässe, schlechte Venenverhält-nisse, trockene Schleimhäute, eingesunkene Fontanelle (Säugling), marmorierte Haut, verlängerte Rekapillari-sierungszeit (>2 s), zunehmendes Eintrüben, Krampf-anfall
- Wenn peripherer Zugang nicht möglich → zügig intra-ossärer Zugang (▶ Abschn. 16.1.3)
- Frühzeitig Wärmeverlust vermeiden
- Großzügige Volumentherapie (◻ Tab. 17.1) (Kinder erhalten tendenziell eher zu wenig Volumen), gerade auch bei SHT → Bolus 20–30 ml/kg KG VE; wenn nach

◻ **Tab. 17.1** Gabe von Blutprodukten

Blutprodukt	Dosierung
EK	3 ml EK/kg: 1 g/dl Hb-Anstieg
FFP	10 ml FFP/kg: Quick-Wert ↑ um 10 %
TK	10 ml TK/kg: Thrombozyten ↑ um 20.000–50.000/μl

2. Bolus keine Besserung → Hb-Kontrolle und Blutkomponentengabe (► Abschn. 9.5)

Defizit, neurologisch (► Abschn. 17.37)

▬ Zeichen für schweres SHT: Bewusstlosigkeit, Paresen, Krampfanfall, prominente Fontanelle bei erhöhtem ICP, Mydriasis, Anisokorie

▬ Intubation ab GCS <8 (auch beim Kind: keine Reaktion auf Ansprache, kein Augenöffnen, nur ungezielte Reaktion auf Schmerzreiz)

Evaluation weiterer Verletzungen

▬ Häufig Kombinationstrauma Abdomen/Thorax

▬ Elastischer Thorax: Rippenfrakturen selten, aber geringerer Schutz für intrathorakale und Oberbauchorgane

▬ Thoraxdrainage bei Pneumothorax, Hämatothorax (► Abschn. 18.15)

▬ Abdominaltrauma: häufig konservative Behandlung möglich

Monitoring: Pulsoxymetrie, EKG, NIBP, T-Sonde, frühzeitig IBP, BGA, Labor, Kreuzblut abnehmen

Medikamente: Abhängig von Kreislaufstabilität: Thiopental, S-Ketamin, Opioid, Midazolam, ndMR

17.35 Pylorusstenose

Josef Bihlmayr

Operation: Pyloromyotomie
Anästhesie: ITN
Aufklärung: Allgemeinanästhesie, Aspirationsgefahr
Medikamente: Thiopental, Mivacurium, kurzwirksames Opioid, Sevofluran
Monitoring: Pulsoxymetrie, EKG, NIBP, postop. Apnoemonitoring

Besonderheiten

- Diagnosestellung in der Regel zwischen der 3. und 6. LW
- Hypochlorämische, hypokaliämische Alkalose muss ausgeglichen sein, sonst **erhöhte Inzidenz von postoperativen Apnoen** (präoperativ anzustrebende Zielwerte s.u.)
- Bei starker Hypovolämie und verminderter Gewebeperfusion: Laktatazidose (kann die metabolische Alkalose maskieren)
- Einleitung: über Magensonde sorgfältig absaugen, MS entfernen, vorsichtige Maskenbeatmung, nach Intubation erneut MS legen
- 1 peripherer Zugang, sehr kurze OP-Dauer

Schmerztherapie: Wundrandinfiltration, Piritramid, Paracetamol i.v.

> **Präoperativ vor Pyloromyotomie anzustrebende Zielwerte**
> - pH: <7,45
> - BE: <+5 mmol/l
> - K^+:   >3,5 mmol/l
> - Na^+:   >130 mmol/l
> - Cl^-:   >90 mmol/l

17.36 Rektoskopie

Verena Sollmann

Anästhesie: Maske, LMA
Aufklärung: Allgemeinanästhesie
Medikamente: Propofol, Sevofluran, kurzwirksames Opioid
Monitoring: Pulsoxymetrie, EKG, NIBP

Besonderheiten: Steinschnittlagerung nach Narkoseeinleitung

Schmerztherapie: selten notwendig: Piritramid

17.37 Schädel-Hirn-Trauma

Philipp Deetjen

OP: Je nach Befund Ventrikelsonde, Trepanation, Hämatomausräumung, Dekompressionskraniotomie

Medikamente: abhängig von Kreislaufstabilität: Propofol, Thiopental, S-Ketamin, ndMR, Sevofluran, Opioid, Midazolam

Monitoring: Pulsoxymetrie, EKG, IBP (CPP-Steuerung; Ziel: >50 mmHg), T-Sonde

Besonderheiten

- Häufigste Todesursache bei Kindern >1. LJ
- SHT bestimmt die Prognose beim Polytrauma
- Tendenz zu diffusen Schäden
- Bei SG sind vital bedrohliche Blutverluste nach intrakraniell möglich
- Weniger Epidural- und Subduralhämatome als bei Erwachsenen
- Größere Hirnödemneigung als beim Erwachsenen
- Äußere Zeichen einer Verletzung können fehlen, da Schädelkalotte nachgeben kann
- Aggressive Therapie zur Vermeidung von sekundären Schäden durch Hirndruckanstieg, Hypoxie oder Hypotonie
- Auf ausreichenden Blutdruck achten, frühzeitig IBP
- Indikation zur Intubation wie bei Erwachsenen, orotracheale Intubation bevorzugen, bei Gesichtsschädelfrakturen eventuell schwierige Intubation
- Immer auch an zervikales Spinaltrauma denken

- Intubation nur unter Stabilisierung der HWS
- 30°-Oberkörperhochlagerung
- Kopf gerade lagern, um venösen Abfluss zu optimieren
- Bei Hirndruckzeichen (z. B.: gespannte Fontanelle beim SG, Pupillendifferenz beim bewusstlosen Kind)
- **→ Maßnahmen zur Senkung des ICP bzw. Prävention eines ICP-Anstiegs**
  - Tiefe Narkose und Relaxierung
  - Thiopental-Boli 3 mg/kg, als Perfusor: 2–6 mg/kg/h
  - Mannitol (0,25–1 g/kg = 2,5–10 ml/kg → bei peripherer Gabe 1:1 verdünnen)
  - Milde Hyperventilation paCO$_2$ (30–35 mmHg → ansonsten Gefahr der Vasokonstriktion mit zerebraler Ischämie)
  - Neurochirurgische Optionen (Ventrikeldrainage, Trepanation)

17.38 Strahlentherapie

Josef Bihlmayr

Anästhesie: Sedierung oder Larynxmaske in assistierter Spontanatmung
Aufklärung: tiefe Sedierung, ggf. Allgemeinanästhesie
Medikamente: Propofol 2–5 mg/kg (titrieren!) oder als Perfusor (z. B. 6–10 mg/kg/h)
Monitoring: Pulsoxymetrie, (EKG), ggf. O$_2$-Brille mit integrierter endtidaler CO$_2$-Messung
Besonderheiten: Monitoring über Videokamera (inkl. Beobachtung der Atemexkursion)
Schmerztherapie: postinterventionell normalerweise keine Schmerztherapie notwendig

17.39 Tonsillektomie, Adenotomie (TE, AT)

Dietmar Craß

Anästhesie: ITN (RAE-Tubus) für TE; LMA (LMA Flexible), ggf. RAE-Tubus für AT
Aufklärung: Allgemeinanästhesie
Medikamente
- Propofol, Mivacurium, kurzwirksames Opioid, Sevofluran
- PONV-Prophylaxe ab 3. LJ (Dexamethason 150 µg/kg i.v. + Granisetron 10–20 µg/kg i.v.)
- TIVA vorteilhaft

Monitoring: Pulsoxymetrie, EKG, NIBP
Besonderheiten
- Gehäuft Kinder mit obstruktivem Schlafapnoesyndrom (OSAS)
  - Leitsymptom: Nächtliches Schnarchen (mindestens 3 × pro Woche)
  - Prämedikation nur unter Aufsicht (vorsichtige Dosierung)
  - Gehäufte Inzidenz postoperativer respiratorischer Komplikationen
  - µ-Agonisten senken den Tonus des M. hypoglossus → κ-Agonisten bevorzugen (z. B. Nalbuphin)
  - Bei gesichertem OSAS keine ambulanten Eingriffe
- Ggf. erschwerte Maskenbeatmung durch große Adenoide/Tonsillen
- Oft rez. Infekte der oberen Atemwege (großzügige OP-Freigabe)
- Präoperativ Salbutamolinhalation (► Abschn. 12.2)
- i.v.-Einleitung grundsätzlich bevorzugen
- **Cave!** Einseitige Intubation bzw. Verrutschen der LMA durch Einführen des Mundsperrers mit Reklination des Kopfes (die LMA wird durch den Sperrer rachen-

wärts gedrückt → Gegenzug während des Einführens des Sperrers)
- Extubation des möglichst wachen Kindes, zuvor Pharynx, Magen absaugen → Blutung?
- Seitenlage des Kindes unmittelbar vor oder nach Extubation, damit Blut und Sekret abfließen können

Schmerztherapie: Ibuprofen supp., Paracetamol i.v., Piritramid

17.39.1   Nachblutung nach TE/AT

Anästhesie: ITN
Aufklärung: Allgemeinanästhesie, Aspiration, ggf. Transfusion, ggf. invasives Monitoring
Medikamente
- Propofol oder Thiopental, S-Ketamin, Rocuronium, (Succinylcholin bei größeren Kindern), Opioid, Sevofluran
- **Cave!** Bei Hypovolämie kein Propofol verwenden

Monitoring: Pulsoxymetrie, EKG, (N)IBP
Besonderheiten
- Nachblutung meist unmittelbar oder 5–10 Tage postoperativ
- Blutverlust oft schwer abschätzbar
  - Evtl. HF ↑, Blässe, Apathie, Rekapillarisierungszeit verlängert (>2 s)
  - Hb kann bei akuter Blutung und fehlendem Volumenersatz im Normbereich liegen
  - RR kann beim wachen Kind trotz Blutverlust noch normal sein
- Volumensubstitution möglichst vor bzw. parallel zur Narkoseeinleitung
- Vor Einleitung möglichst keine Magensonde legen
  - Blutungsgefahr ↑
  - Koagel nicht absaugbar

- 2 periphere Zugänge (intraossäre Punktion, falls notwendig)
- RSI in Anwesenheit des HNO-Kollegen, Anästhesie- und OP-Sauger in Bereitschaft, Magillzange (Blutkoagel), ITN evtl. unter Verwendung der HNO-Stirnlampe (Helligkeit des Laryngoskoplichts durch Blut schnell ↓)
- Vor Extubation des wachen Kindes Mund, Rachen, Magen absaugen

Schmerztherapie: Piritramid

17.40 Trichterbrustkorrektur

Verena Sollmann

OP
- Zumeist jugendliche Patienten
- Gebogener Stahlbügel wird thorakoskopisch assistiert retrosternal, transthorakal durchgezogen (verbleibt ca. 3 Jahre in situ)

Anästhesie: ITN + PDK. Als gute Alternative zum PDK zur peri- und postoperativen Analgesie hat sich in unserer Klinik folgendes Vorgehen etabliert:
- Prämedikation mit Pregabalin (75 mg p.o. am Vorabend und am OP-Tag)
- Narkose als balancierte Opioidnarkose *plus*
- S-Ketamin 1 mg/kg i.v. zur Einleitung sowie 0,5 mg/kg/h bis ca. 30 min vor OP-Ende
- **Perioperative Schmerztherapie**
  - PCA-Pumpe *plus*
  - S-Ketamin 100 mg/24 h per inf. für 24–48 h *plus*
  - Pregabalin (Lyrica) 2 × 75 mg p.o. *plus*
  - Novalgin 4 × 30 gtt. + Ibuprofen 4 × 400 mg p.o. im Wechsel für 72 h

Aufklärung: Allgemeinanästhesie, PDK oder PCA
Medikamente
- Propofol, Thiopental, ndMR, Opioid
- Balancierte Anästhesie oder TIVA; Verzicht auf N_2O

Monitoring: Pulsoxymetrie, EKG, IBP, T-Sonde, ggf. BGA
Besonderheiten
- Mögliche assoziierte Erkrankungen: Mitralklappen-prolaps (15 %), Ehlers-Danlos-Syndrom, Marfan-Syndrom, Homozystinurie
- Durch Trichterbrust nur sehr selten Beeinträchtigung von Herz und Lunge: EKG: evtl. ST ↓, Rechtstyp (beides ohne Krankheitswert)
- 2 periphervenöse Zugänge, Blutgruppe
- PDK (Th$_{6/7}$ oder Th$_{7/8}$), Anlage beim wachen Patienten (als Alternative zum oben beschriebenen Vorgehen)
- **Cave!** Vasovagale Synkope bei Adoleszenten häufig
- Mögliche Komplikationen durch Einbringen des Bügels
  - Pneumothorax bds.
  - Herzrhythmusstörungen (durch Perikardkontakt) → Defibrillator bereit halten
  - Verletzung intrathorakaler Gefäße
- Am Ende der Thorakoskopie Lunge blähen
- Keine Spontanatmung bis zum Nahtverschluss der Inzisionen (Pneumothoraxgefahr)
- PONV-Prophylaxe

Schmerztherapie: PDA oder PCA, Ibuprofen, Metamizol

17.41 **Verbrennung/Verbrühung**

Christoph Quatember

Ausdehnung: Hand des Patienten entspricht 1 % KOF
Einteilung

> ❱ Die Verbrennungstiefe ist erst nach 3–5 Tagen abschließend beurteilbar

- **Grad I:** Erythem, lokales Ödem (Epidermis), schmerzhaft, reversibel
- **Grad IIa:** oberflächlich, Blasenbildung, Erythem wegdrückbar, feuchter Wundgrund (Epidermis + Dermis), sehr schmerzhaft, reversibel
- **Grad IIb:** tief, Blasenbildung, Erythem nicht wegdrückbar, trockener Wundgrund, sehr schmerzhaft, Narbenbildung
- **Grad III:** weiß-grauer Wundgrund, trocken, Nekrosen, fehlende Rekapillarisierung (Epidermis + Dermis + Subcutis), keine Schmerzen, irreversibel
- **Grad IV:** Verkohlung, alle Hautschichten + darunter liegende Knochen/Faszien, keine Schmerzen, irreversibel

> ❗ **Cave!**
> Die Ausdehnung der Verbrennung wird oft überschätzt, die Tiefe oft unterschätzt.

Pathophysiologie
Lokale Gewebeschädigung → Mediatorfreisetzung → Aktivierung von Gerinnung, Fibrinolyse, Komplementsystem, Kallikrein-Kinin-System → **massive Beeinträchtigung aller Organsysteme = Verbrennungskrankheit**

- **Herz-Kreislauf-System:** initial ausgeprägter intravasaler Volumenmangel, Hypotonie, myokardiale Depression, im Verlauf Hypertonie und Tachykardie

- **Lunge/Atemwege:** Inhalationstrauma → Broncho-spasmus, FRC ↓, Thorax- und Lungencompliance ↓, oft begleitende Rauchgasintoxikation mit Kohlen-monoxid und Zyaniden, im Verlauf häufig Pneu-monien, Entwicklung eines ARDS möglich
- **Weitere mögliche Komplikationen:** Flüssigkeits- und Wärmeverluste, Enzephalopathie, ICP ↑, akutes Nierenversagen, Stressulkus, Eiweißverluste, Koagulo-pathie, Immunsuppression

■ **Anästhesiologische Versorgung**

Analgosedierung: suffiziente Analgesie und Stressabschir-mung sind essenziell → rektale oder nasale Gabe von Mida-zolam und S-Ketamin möglich (Dosierung ▶ Abschn. 2.2.2)

Gefäßpunktionen
- Venenpunktion im verbrannten Areal im Notfall erlaubt
- Frühzeitig an intraossäre Punktion denken
- Bei Verbrennungen >20 % KOF → Arterie, ZVK erwägen

Atemwege
- Bei V. a. Inhalationstrauma großzügige Indikation zur Intubation
- RSI, möglichst nasale ITN (Umintubation im Verlauf ödembedingt oft nicht mehr möglich), mit erschwerter ITN rechnen
- Nach Stabilisierung → Bronchoskopie zur Beurteilung des pulmonalen Verletzungsausmaßes

Kreislauf
- Volumenmangel therapieren, evtl. Bolusgabe 20 ml/kg VE
  - Abschätzen der Kreislaufsituation → Rekapillarisie-rungszeit (<2 s)

- ▬ Kolloide (Humanalbumin) nur bei sonst nicht zu stabilisierendem Kreislauf (z. B. bei Begleitverletzungen)
- ▬ Abschätzen des Volumenbedarfs in den ersten 24 h
  - ▬ **1. Tag:** Grundbedarf nach der 4–2–1-Regel plus 4 ml × kg KG × verbrannte KOF (in % KOF) Die Hälfte der errechneten Menge am 1. Tag
  - ▬ **2. Tag:** Grundbedarf nach der 4–2–1-Regel plus 1 ml/kg × verbrannte KÖF in %
  - ▬ Die Hälfte der errechneten Menge in den ersten 8 h: am Tag 1
- ▬ Ständige klinische Reevaluationen notwendig, Überinfusion vermeiden
- ▬ Diurese >1 ml/kg/h, Säuglinge 1,5–2 ml/kg/h
- ▬ Während der ersten 24–48 Stunden v. a. Gefahr von Hypovolämie und Hyponatriämie
- ▬ Nach 36–72 Stunden v. a. Gefahr von Hypervolämie und Hypernatriämie
- ▬ Oftmals Kaliumsubstitution nötig

Monitoring: SpO_2, EKG, (N)IBP, T-Sonde, DK, MS, BGA, Gerinnungsmonitoring, evtl.: CO-Hb, Met-Hb, Zyanid

❯ Grundsätzlich: Auskühlung vermeiden, auf steriles Arbeiten achten!

Häufige Eingriffe: Verbandswechsel (meist in Analgosedierung möglich), Débridements, Spalthauttransplantationen
Medikamente
- ▬ Thiopental, Propofol (**Cave!** Volumenmangel)
- ▬ S-Ketamin, Opioid
- ▬ KI für Succinylcholin nach Ablauf der ersten 24 h
- ▬ ndMR → Dosis ↑ (verminderte Aktivität der Acetylcholinesterase)
- ▬ TIVA bevorzugen; inhalative Anästhetika führen bei großen Débridements und Spalthautdeckungen durch Vasodilatation evtl. zu größeren Blutverlusten

Allgemeines

- Bei großflächigen Verbrennungen (evtl. mit intraoperativer Umlagerung)
  - Suffiziente Abdeckung nicht möglich → Saal aufheizen
- Bei großen Débridements und Spalthautdeckungen
  - Ausreichend EKs und FFPs bereitstellen

Kriterien für die Verlegung von Kindern in ein Brandverletztenzentrum

- >10 % mindestens zweitgradig verbrannte KOF
- Verbrennung von Gesicht, Händen, Füßen, Anogenitalregion
- Inhalationstrauma oder Stromunfall
- Kinder <1 LJ

> Bundesweite Vergabe von Schwerbrandverletzten-betten über die Berufsfeuerwehr Hamburg (Tel. 040–42851–3998) oder über die örtliche Rettungsleitstelle (Tel. 112).

17.42 Zirkumzision

Jörg Schimpf

Anästhesie: LMA + Peniswurzelblockade (▶ Abschn. 10.4)
Aufklärung: Allgemeinanästhesie, Peniswurzelblockade
Medikamente: Propofol, Opioid, Sevofluran
Monitoring: Pulsoxymetrie, EKG, NIBP
Schmerztherapie

- Peniswurzelblockade (postoperativ sehr gute Analgesie!)
- Ibuprofen supp., selten notwendig: Piritramid

17.43 Zwerchfellhernie (kongenital)

Dietmar Craß

OP: Reposition der hernierten Organe und Hernienverschluss

Anästhesie: ITN

Aufklärung: Allgemeinanästhesie, hohes perioperatives Risiko (pulmonal, kardial, Aspiration), ggf. invasives Monitoring, ggf. Bluttransfusion, Nachbeatmung, postoperativ Intensivtherapie

Medikamente: Thiopental, Rocuronium, Opioid, evtl. Sevofluran, evtl. Midazolam

TIVA mit Sufentanil (0,5–1 µg/kg/h) oder Fentanyl (5–10 µg/kg/h) und Midazolam (50–100 µg/kg/h) möglich

Monitoring: Pulsoxymetrie (prä- und postduktal), EKG, IBP, evtl. ZVD-Messung, T-Sonde, BGA-/BZ-Kontrollen, BDK

Besonderheiten

- 80 % linksseitiger Defekt
- 50 % Begleitanomalien (20 % Herz, ZNS, GIT, urogenital)
- Lungenhypoplasie (ipsilateral oder beidseits)
  - FRC ↓, Compliance ↓, Resistance ↑, PAP ↑
  - Hypoxie, Hyperkapnie, Azidose → PAP ↑
  - **Persistierende fetale Zirkulation** (PFC → paO_2 ↓, PAP ↑) → Re-Li-Shunt über Ductus Botalli
- **Cave!** Gefahr eines Barotraumas bds. → Spannungspneumothorax → endinspiratorischen Druck begrenzen (P_{max} <25 mbar), AF ↑
- Keine Notfalloperation, Kind präoperativ stabilisieren → pH >7,2
- 2 periphere Zugänge, IBP (z. B. Nabelarterie), ZVK
- FiO_2 in Anpassung an S_aO_2 und paO_2, Beatmung im PCV-Modus

- Magensonde, RSI, Maskenbeatmung möglichst meiden, Verzicht auf N_2O!!
- Flüssigkeitsbedarf >10 ml/kg/h, Diurese beachten
- **Reduktion eines Re-Li-Shunts:** Senkung des PVR durch
  - Hyperventilation (paCO$_2$ ~ 30 mmHg), aber **Cave!** Beatmungsdrücke ↑
  - FiO$_2$ ↑ (O$_2$ ist stärkster pulmonalarterieller Dilatator)
  - Pufferung (pH ↑ >7,5) (▶ Abschn. 18.21)
  - Tiefe Analgesie, tiefe Sedierung, tiefe Relaxierung, Normothermie
  - Ggf. iNO, Prostazyklin (Iloprost) inhalativ, Epoprostenol [Flolan 5–10 (–20) ng/kg/min]
  - Anheben des SVR bzw. MAP durch Volumen, Noradrenalin
- Nach Darmverlagerung ins Abdomen zunächst Verbesserung der pulmonalen Situation, nach Peritonealverschluss (PIP ↑, Kompression der V. cava inferior) erneute Verschlechterung möglich, Beatmungsdrücke weiterhin begrenzen
- Entfaltung der hypoplastischen Lunge strukturell bedingt nicht möglich
- Thoraxdrainage ohne Sog (da sonst Gefahr der Mediastinalverlagerung und Herniation der kontralateralen Lunge)
- Nachbeatmung obligat

17.44 Zystoskopie

Verena Sollmann

Anästhesie: LMA
Aufklärung: Allgemeinanästhesie
Medikamente: Propofol, kurzwirksames Opioid, Sevofluran
Monitoring: Pulsoxymetrie, NIBP, EKG
Besonderheiten: Steinschnittlagerung, evtl. mit Kollagen-unterspritzung (= endoskopische Antirefluxplastik)
Schmerztherapie: Ibuprofen supp., selten notwendig: Piritramid

Komplikationen und Notfälle

Simone Grimmer, Barbara Gallitzendörfer-Davidov,
Josef Bihlmayr, Jörg Schimpf, Verena Sollmann,
Dietmar Craß, Philipp Deetjen, Michael Hadrawa

© Springer-Verlag GmbH Deutschland,
ein Teil von Springer Nature 2018
J. Schimpf, D. Craß, V. Sollmann (Hrsg.), *Kompendium Kinderanästhesie*
https://doi.org/10.1007/978-3-662-54398-6_18

18.1   Anaphylaxie, anaphylaktischer Schock

Simone Grimmer, Barbara Gallitzendörfer-Davidov

Besonders häufig bei Kindern: Latexallergien (bis zu 75 % aller Allergien).

- **Medikamentöse Prophylaxe**
Möglichst 60 min vor Allergenkontakt. Wiederholung evtl. 8 h nach Exposition.

> **Beachte:** Eine Prophylaxe kann die Wahrscheinlichkeit sowie die Schwere einer allergischen Reaktion reduzieren, aber nicht sicher verhindern.

- Dimetinden (Fenistil) 0,1 mg/kg i.v.
- Ranitidin (Ranitic) 1 mg/kg i.v.
- Prednisolon (Solu Decortin H) 2 mg/kg i.v.

- **Therapie einer allergischen Reaktion (Stadium I/II)**
- Allergenzufuhr stoppen
- VE 10–20 ml/kg i.v.
- O_2-Gabe
- **Antihistaminika**
  - Dimetinden (Fenistil) 0,1 mg/kg i.v.
    (bei fehlendem i.v.-Zugang: 20–40 µg/kg s.l.)
  - Ranitidin (Ranitic) 1 mg/kg i.v.
- **Glukokortikoide** (kutane, bronchopulmonale Reaktion)
  - Prednisolon (Solu Decortin H) 2–5 mg/kg i.v. oder
  - Dexamethason (Fortecortin) 0,5–1 mg/kg i.v.
- **Ggf. Adrenalin** 0,1–0,5 µg/kg i.v. (evtl. repetitive Gabe), ggf. Adrenalininhalation, Dosierung
  - ▶ Abschn. 18.4

- **Therapie eines anaphylaktischen Schocks (Stadium III/IV)**
- ggf. ITN und Reanimation, FiO$_2$ 1,0
- VE >40 ml/kg, ggf. HES
- Adrenalin 5–10–(30) μg/kg i.v. (evtl. repetitive Gabe)
- Glukokortikoide und Antihistaminika wie bei Stadium I/II beschrieben

- **Diagnostik**
- Sofortdiagnostik: Bestimmung der Serumtryptase nach 1 h und 6 h
- Spezifische Diagnostik: sollte 4 bis 6 Wochen nach dem Ereignis erfolgen

18.2 Aspiration

Josef Bihlmayr

- **Vorgehen bei Verdacht auf Aspiration**
- Verlängerte Überwachung im AWR unter pulsoxymetrischer Kontrolle. Kinder, die nach 2 h klinisch unauffällig sind, können auf Station oder nach Hause entlassen werden
- Bei klinischen Zeichen einer Aspiration (pulmonale Spastik, SpO$_2$ ↓, etc.) → Diagnostik (Rö-Tx, BGA), großzügige Verlegung auf eine Intensivstation

- **Vorgehen bei gesicherter Aspiration**
- Sofortiges orales und pharyngeales Absaugen des Aspirats
- Intubation und endotracheales Absaugen noch vor aktiver Beatmung
- Beatmung initial mit 100 % O$_2$ und PEEP, schrittweise Reduktion der FiO$_2$

- Bronchoskopische Inspektion und ggf. Absaugung (keine Lavage!)
- Da nach 2 h eine Verschlechterung der Symptomatik unwahrscheinlich ist, kann bei klinisch unauffälligen Patienten ein Extubationsversuch durchgeführt werden
- Großzügige Indikationsstellung zur Verlegung auf die Intensivstation
- **Medikamentöse Therapie**
  - β_2-Sympathomimetika zur Bronchospasmolyse, falls notwendig
  - Kein routinemäßiger Einsatz von Antibiotika
  - Glukokortikoide sind nicht indiziert

18.3   Bradykardie und Tachykardie

Jörg Schimpf

Altersabhängige Normwerte für physiologische Herzfrequenzen (▶ Abschn. 1.3 und ▶ Abschn. 23.2).

Das HZV ist bei SG direkt von der Herzfrequenz abhängig. Das Schlagvolumen ist kaum steigerbar.

18.3.1 Bradykardie

- Ursachen (Auswahl)
- **Hypoxämie** (bis zum Beweis des Gegenteils)
- Hypothermie
- Dekompensierte Dehydratation
- Hypervolämie
- Hypoglykämie
- Pneumoperitoneum
- Erhöhter Hirndruck
- Elektrolytstörungen

- Kardiale Überleitungsstörung
- Irritationen des parasympathischen Nervensystems (z. B. okulokardialer Reflex bei Augen-OPs, Vagusreiz durch Laryngoskopie, HNO-Mundsperrer, ZVK-Anlage, Zug am Mesenterium)
- Medikamente (z. B. Opioide, Succinylcholin, Cholinesterasehemmer, Clonidin, etc.)

- **Therapie**

> Bei Bradykardie muss immer zuerst eine Hypoxämie ausgeschlossen werden!

- Beseitigung der zugrunde liegenden Ursache
- O_2-Gabe
- Atropin 10–20 µg/kg i.v.
- Adrenalin 1–5 µg/kg i.v.
- Volumengabe
- Wärme
- Glukosegabe
- Bei Pneumoperitoneum → Druck ablassen

18.3.2 Tachykardie

Zunächst prüfen, um welche Form der Tachykardie es sich handelt (Sinustachykardie, VT, Tachyarrhythmie). In den meisten Fällen handelt es sich bei kardial nicht vorerkrankten Kindern um eine Sinustachykardie.

- **Ursachen (Auswahl)**
- Hypovolämie
- Blutung
- Mangelnde Analgesie, zu flache Narkose
- Allergie, Anaphylaxie

- Pneumothorax (Atemwegsdruck ↑, abgeschwächtes Atemgeräusch, ggf. RR ↓)
- Sepsis/SIRS
- Medikamente (z. B. Atropin, Katecholamine, Desfluran, etc.)
- Maligne Hyperthermie (Frühsymptom – im weiteren Verlauf häufig tachykarde Rhythmusstörungen)

- **Therapie ursachenspezifisch**
- Volumengabe (10–20 ml/kg VE, ggf. wiederholen)
- Bluttransfusion (zuvor Hb-Kontrolle)
- Narkose vertiefen, zusätzliche Analgesie
- Therapie einer allergischen Reaktion (▶ Abschn. 18.1)
- Entlastung eines (Spannungs-) Pneumothorax (▶ Abschn. 18.15)
- Therapie einer MH (▶ Abschn. 18.13)

Falls die Ursache einer Bradykardie oder Tachykardie nicht sofort offensichtlich ist, sollte ein systematischer und standardisierter Check erfolgen, z. B. nach der ABCD-Regel (Atemwege, Beatmung, Kreislauf, Medikamente und Sonstiges).

18.4   Bronchospasmus

Simone Grimmer, Barbara Gallitzendörfer-Davidov

- **Beim intubierten Kind**
- Narkose vertiefen (Sevofluran ↑ (zusätzliche Bronchodilatation), Propofol Bolus 2–3 mg/kg i.v.)
- Falls notwendig, relaxieren
- $FiO_2 = 1,0$
- β_2-Sympathomimetika
  - **Inhalativ**
    - z. B. Fenoterol (Berotec) mit Adapter über Tubus applizieren (1–2 Hübe ≙ 100 bis 200 µg)

- **Tipp**: Spray ohne Mundstück in 50-ml-Perfusor-
  spritze mit Spritzenstempel auch ohne Adapter
  über Tubus applizierbar
- **Intravenös**
  - z. B. Reproterol (Bronchospasmin)
    1 µg/kg langsam i.v. (0,2–2,0 µg/kg/min)
  - z. B. Terbutalin (Bricanyl) 5 µg/kg über 20 min i.v.
    (off label use)
- **Subkutan** (Bricanyl)
  - Bis 2. LJ: 50–100 µg s.c.
  - 3.–6. LJ: 100 µg s.c.
  - 7.–15. LJ: 150 µg s.c.
- Prednisolon (SDH) 2–5 mg/kg i.v. oder
  Dexamethason (Fortecortin) 0,5–1 mg/kg i.v.
- S-Ketamin 0,5–1 mg/kg i.v.
- Adrenalin 1–3 µg/kg i.v.
- Lidocain (Xylocain) 1,5 mg/kg i.v.

- **Beim nicht intubierten Kind**
- Vernebelung via Maske
  - Racenephrin = Micronephrin: 0,5 ml in 5 ml NaCl
    0,9 % *oder*
  - Adrenalin: 200 µg/kg ($\triangleq$ 0,2 ml/kg + 2 ml NaCl
    0,9 % → gängige Praxis, aber keine Zulassung) *oder*
  - Salbutamol (Sultanol)
    - **<8. LJ** 0,25–0,5 mg/LJ ad 3 ml NaCl 0,9 %,
      max. 2 mg
    - **>8. LJ** 1,25–2,5 mg
  - β_2-Sympathomimetika (Fenoterol) (1–2 Hübe $\triangleq$
    100–200 µg)
- i.v.-Medikation bei Bedarf wie beim intubierten Kind
- **Geduld!**

18.5   Cuffhernie

Simone Grimmer, Barbara Gallitzendörfer-Davidov

Akute lebensbedrohliche Komplikation. Bei den heute verwendeten Trachealtuben extrem selten.

■ **Ursache**

Die luftgefüllte Tubusmanschette gleitet nach distal und verlegt ganz oder teilweise die Tubusöffnung.

■ **Klinische Zeichen**

- Exzessiver Anstieg der Beatmungsdrücke
- Hypoxie
- Hemmung des venösen Rückstroms (RR ↓)
- Auskultatorisch in- und exspiratorischer Stridor
- Evtl. prompte Besserung auf Lageveränderung des Kopfes

■ **Therapie**

- Bei Verdacht: Tubus entblocken. Ist dadurch wieder Beatmung möglich, ist eine Cuffhernie wahrscheinlich → Tubus wechseln («If in doubt – take it out»)

18.6   Elektrolytstörungen

Verena Sollmann

18.6.1 Hypokalzämie

■ **Definition**

- Totales Ca^{2+} <2,1 mmol/l
- Ionisiertes Ca^{2+} <1,1 mmol/l

- **Ursachen**
- U.a. Massivtransfusion mit hoher Transfusionsgeschwindigkeit, da das enthaltene Citrat Ca^{2+} bindet
    - EK-Gabe   >2,0 ml/kg/min
    - FFP-Gabe   >1,0 ml/kg/min

- **Therapie**
- Ca^{2+}-Glukonat 10 % 0,3 ml/kg langsam i.v.

18.6.2 Hypokaliämie

- **Definition**
- K^+ <3,5 mmol/l, Substitution ab <2,5 mmol/l

- **Therapie**
- KCl 7,45 % (1 ml = 1 mmol) 0,5 mmol/kg über 60 min unter EKG-Kontrolle

18.6.3 Hyperkaliämie

- **Definition**
- K^+ >6–7 mmol/l

- **Therapie**
- **Laborkontrolle** (Abnahmefehler häufig z. B. infolge venöser Stauung)
- **K^+-Zufuhr stoppen**
- **Ca^{2+}-Glukonat 10 %**, 0,2–0,5–1,0 ml/kg i.v. über 5 min
- **Natriumbikarbonat 8,4 %** 1:1 mit Aq. dest. verdünnen: 1–2 ml/kg i.v. (als KI)
    - Faustregel: NaBic 1 mmol/kg senkt den Kaliumspiegel um 1 mmol/l

▬ **Glukose-Insulin-Infusion** G 20 % 2,5 ml/kg *plus* 0,1–0,2 IE Insulin/kg i.v. (als KI); ggf. wiederholen oder als Dauerinfusion:
2–4 ml/kg/h (→ BZ engmaschig überwachen)
▬ **Terbutalin** (Bricanyl) 5 µg/kg über 20 min i.v.
▬ **Furosemid** (Lasix) 1 mg/kg i.v.

❯ 1 IE Insulin pro 3 g Glukose verschiebt 1 mmol K^+ nach intrazellulär.

▪▪ **Beispiel der genauen Berechnung einer Glukose-Insulin-Infusion**
▬ Kind 10 kg, K^+-Istwert = 7 mmol/l, K^+-Zielwert = 5 mmol/l, EZV = 0,2 l/kg
  ▬ 10 kg × 0,2 l/kg = 2 l EZV
  ▬ 2 l × 2 (K^+_{Ist} minus K^+_{Ziel})
  ▬ → 4 mmol K^+ sind zu «verschieben»
  ▬ → 4 IE Insulin + 12 g Glukose über 30 min i.v.

18.6.4 Hypomagnesiämie

▪ **Definition**
▬ <0,3 mmol/l, Vorkommen meist nur bei schwerkranken Kindern

▪ **Therapie**
▬ Mg^{2+}-Sulfat 10–30 mg/kg langsam i.v. unter EKG- und RR-Kontrolle

18.7   Epiglottitis

Josef Bihlmayr

- ▪ **Klinische Zeichen**
- ▬ 5-mal **D** = **d**rooling, **d**ysphagia, **d**ysphonia, **d**yspnea, **d**ehydratation

- ▪ **Vorgehen**
- ▬ Intubation in Anwesenheit eines HNO-Arztes oder Kinderchirurgen in Krikothyreotomie- bzw. Tracheotomiebereitschaft (▸ Abschn. 16.3.3)
- ▬ Inhalationseinleitung mit O_2/Sevofluran des z. B. auf dem Schoß der Mutter sitzenden Kindes
- ▬ Esmarch-Handgriff
- ▬ Peripherer Zugang erst in Narkose
- ▬ Notfalls intraossär → bei absehbar schwierigen Venenverhältnissen Desinfektion des entsprechenden Hautareals vor Narkoseeinleitung
- ▬ Sevofluran, ggf. Propofol oder Thiopental, Atropin
- ▬ Laryngoskopie und Intubation in tiefer Inhalationsanästhesie (ca. 5 min Sevofluran 4 Vol % → wichtig: Spontanatmung erhalten)
- ▬ Ggf. leichter Druck auf den Thorax → Speichelblasen zur Identifizierung des Trachealeingangs
- ▬ Kleinere Tubusgrößen bereithalten, ggf. Mandrin oder Absaugkatheter durch den Tubus vorschieben (Schienung) (▸ Abschn. 16.3.2)
- ▬ **Cave!** Keine schmerzhaften Manipulationen vor ausreichender Narkosetiefe
- ▬ Antibiose: Ceftriaxon (Rocephin) oder Amoxicillin/ Clavulansäure (Augmentan)

18.8   Hypo- und Hyperglykämie

Simone Grimmer, Barbara Gallitzendörfer-Davidov

18.8.1 Hypoglykämie

- Definition
- BZ <45–50 mg/dl (<2,5 mmol/l), (FG <35 mg/dl), großzügige intraoperative BZ-Messung

- Therapie
- Bolus 2 ml G 10 %/kg i.v.
- Danach Dauerinfusion 1,5–3 ml/kg/h G 20 % (5–10 mg/kg/min)
- Glukagon 0,5 mg/kg s.c. (<25 kg) bzw. 1 mg/kg s.c. (>25 kg)

18.8.2 Hyperglykämie

- Definition
- BZ >200 mg/dl

- Therapie
- Alt-Insulin 0,05–0,1 IE/kg i.v.

18.8.3 Ketoazidotische Entgleisung

- Definition
- BZ >200 mg/dl, pH <7,3, Bikarbonat <15 mmol/l, Ketonkörper in Serum und Urin, massive Dehydratation

- **Therapie**
- Volumenzufuhr, VE 20–40 ml/kg (in der ersten Stunde)
- *plus* Alt-Insulin 0,1 IE/kg/h i.v.
- *plus* ggf. K^+-Substitution 0,5 mmol/kg (über 60 min)
  (▶ Abschn. 18.6.2)

🛇 **Cave!**
**Langsames Senken des BZ (max. 80 mg/dl/h =
5 mmol/l/h) wegen der Gefahr eines Hirnödems!**

18.9 Hypoxämie, Hyper- und Hypokapnie

Dietmar Craß

18.9.1 Hypoxämie

- **Pulsoxymetrische Messung**
- Setzt pulsatiles Signal voraus
- Messgenauigkeit ±2 %
  (bei SpO_2 zwischen 80 % und 100 %)
- Unter 80 % wird die SpO_2 zunehmend ungenauer

- **Ursachen für Messungenauigkeiten
  der pulsoxymetrischen Messung (Auswahl)**
- Minderperfusion (kalte Hände und Füße)
- Bewegungsartefakte
- Dyshämoglobinämien (Met-Hb, CO-Hb)
- Farbstoffe wie Methylenblau

- **Ursachen für Hypoxämie und Maßnahmen
  (Auswahl)**
- **Aspiration:** siehe Therapie der Aspiration
  (▶ Abschn. 18.2)
- **Atelektase:** Lunge vorsichtig blähen (p_{max} 30 mbar,
  PEEP 10–15 mbar für 1–2 min)

- **Blutdruckabfall:** Volumengabe, Vasopressorgabe
- **Bronchospasmus:** siehe Therapie des Bronchospasmus (▸ Abschn. 18.4)
- **Fehl- bzw. einseitige Intubation:** Lagekorrektur mittels Auskultation (apikal und lateral), Tasten der Tubusspitze im Jugulum, erneute Laryngoskopie zur Sicherstellung der Tubuslage
- **Hypoventilation:** Tubus überprüfen (Diskonnektion, Obstruktion?), Beatmungsgerät überprüfen (korrekte Funktion, korrekte Einstellung?) → im Zweifel: **Handbeatmung**
- **Laryngospasmus:** siehe Therapie des Laryngospasmus (▸ Abschn. 18.11)
- **Re-Li-Shunt (fetale Shunts):** FiO$_2$ 1,0, Narkosevertiefung (Opioide, Propofol), ggf. Noradrenalin 0,1 μg/kg (▸ Abschn. 20.2.4)
- **Tracheales Sekret:** absaugen

18.9.2 Hyperkapnie

Endtidale CO$_2$-Messung im OP bei Kindern üblicherweise als Infrarot-Absorptionsmessung im Nebenstrom.

Bei Neu- und Frühgeborenen ist trotz tubusnaher Messung und Minimierung des Totraums mit einer hohen Messungenauigkeit zu rechnen. Bei diesen Patienten ist vor größeren operativen Eingriffen eine arterielle oder kapilläre BGA zur Bestimmung eines CO$_2$-Referenzwertes empfehlenswert.

- ▪ **Ursachen für Hyperkapnie (Auswahl)**
- **Schmerz, Stress, Hypertonie** (z. B. durch mangelnde Narkosetiefe)
- **Hyperdyname Kreislaufsituation** (z. B. Sepsis/SIRS)
- **Hypoventilation** (z. B. Beatmungsgerät falsch eingestellt, Frischgasmangel)

- **Fieber** (oder Anstieg der Körpertemperatur durch inadäquate Wärmemaßnahmen)
- **Stoffwechsel** (z. B. MH, thyreotoxische Krise)
- **CO_2-Resorption** ↑ (z. B. bei laparoskopischen OPs)
- **CO_2-Absorber verbraucht** (inspiratorisches CO_2 ↑ [>5 %])

18.9.3 Hypokapnie

- **Ursachen für Hypokapnie (Auswahl)**
- **Hypotonie** (z. B. durch zu tiefe Narkose)
- **Hyperventilation** (z. B. druckkontrollierte Beatmung nach Beendigung eines Pneumoperitoneums nicht nachreguliert)
- **Hypothermie** (Auskühlung prä- und intraoperativ)
- **Lungenembolie**
- **Totraumventilation** (z. B. Größe des Beatmungsfilters nicht altersgerecht, Totraumvergrößerung durch Tubusverlängerung («Gänsegurgel»))
- **Schock** (Volumenmangel, Blutverlust, Allergie, Low-Cardiac-Output)
- **Leckage des Beatmungssystems** (z. B. Anzeige falschniedriger Werte bei ungeblocktem oder zu kleinem Tubus)

- **Plötzlicher Verlust der CO_2-Kurve**
- **Herz-Kreislaufstillstand** (Kontrolle von EKG und Pulsoxymetrie)
- **Fulminante Lungenembolie**
- **Tubusdislokation, Diskonnektion**
- **Tubusverlegung** (Sekret, Blut, Abknickung)
- **Systemkalibrierung** («immer im ungünstigsten Augenblick»)

Falls die Ursache für $SpO_2 \downarrow$, $etCO_2 \uparrow$ oder $etCO_2 \downarrow$ nicht sofort offensichtlich ist, sollte ein systematischer und standardisierter Check nach der ABCD-Regel erfolgen (Atemwege, Beatmung, Kreislauf, Medikamente und Sonstiges).

18.10 Arterielle Hypotension und arterielle Hypertension

Verena Sollmann

Die Auswahl der richtigen Manschettengröße ist Voraussetzung für eine korrekte Blutdruckmessung. Eine geeignete Blutdruckmanschette umschließt ca. 2/3 des Oberarms. Eine zu schmale Manschette führt zu falsch hoch gemessenen Blutdruckwerten und eine zu breite Manschette zu falsch niedrigen Werten.

- **Indikationen für eine invasive Blutdruckmessung**
- OPs mit hohen Volumenumsätzen oder drohenden großen Blutverlusten
- Intrakranielle Eingriffe
- Herz- und thoraxchirurgische Eingriffe
- Kinder mit schweren Störungen des pulmonalen Gasaustauschs
- Zu erwartende längerfristige postoperative Nachbeatmung

18.10.1 Arterielle Hypotension

Bei längerer intraoperativer Hypotension besteht die Gefahr von postoperativen Krampfanfällen sowie einer hypoxisch-ischämischen Enzephalopathie, insbesondere bei kleinen Kindern. Um dieses Risiko zu minimieren,

▫ **Tab. 18.1** Anzustrebende MAD-Mindestwerte [mmHg] in Abhängigkeit vom Alter				
FG	NG	SG	KK	SK
30	35–40	40–45	50	60

sollten die in ▫ Tab. 18.1 aufgeführten altersabhängigen MAD-Werte nicht oder nur für kurze Zeit unterschritten werden. Insbesondere die Kombination von Hypotonie und Hypokapnie ist zu vermeiden.

- **Ursachen (Auswahl)**
- Falsche Blutdruckmanschettengröße (häufige Ursache)
- Zu tiefe Narkose (reduzierter Bedarf z. B. bei Hypothermie)
- Blutdrucksenkende Medikamente (z. B. Vasodilatatoren)
- Hypovolämie (z. B. durch lange Nüchternzeiten)
- Hypoxie, Bradykardie
- Regionalanästhesieverfahren (SPA, PDA, KDA → vor allem bei älteren Kindern. Bei kleineren Kindern in der Regel keine Sympathikolyse)
- Irritationen des parasympathischen Nervensystems (→ Bradykardie → Hypotonie)
- Behinderung des venösen Rückstroms (z. B. Pneumoperitoneum)
- (Spannungs-) Pneumothorax
- Kardiale Ursachen (Herzrhythmusstörungen, Herzinsuffizienz, Embolie, etc.)
- Allergische Reaktion

- **Maßnahmen**
- Kontrollmessung, ggf. Extremität wechseln
- Adäquate Blutdruckmanschettengröße verwenden
- Reduktion der Narkosetiefe

- Weglassen oder Dosisreduktion Blutdruck senkender Medikamente
- Volumensubstitution (VE, 10 ml/kg, ggf. Wdh., ▶ Abschn. 8.2)
- Atemwege kontrollieren, Oxygenierung sichern
- Parasympathischen Reiz unterbrechen (Laryngoskopie, ZVK-Anlage, etc.)
- Bei laparoskopischen OPs peritonealen Überdruck reduzieren
- Therapie eines (Spannungs-) Pneumothorax, ▶ Abschn. 18.15
- Ausschluss bzw. Therapie kardialer Ursachen
- Zufuhrstopp eines Allergie auslösenden Medikaments, Therapie einer Allergie, ▶ Abschn. 18.1
- Vasopressoren (Bolusgabe)
  - **Akrinor:** 2 ml Akrinor + 8 ml NaCl 0,9 % → davon 0,05–0,1 ml/kg
  - **Ephedrin:** 0,1–0,2 mg/kg (1 Amp. = 50 mg ad 100 ml NaCl 0,9 % ~ 0,5 mg/ml)
  - **Noradrenalin:** 0,05–0,1 µg/kg
- Vasopressoren (kontinuierliche Gabe)
  - **Noradrenalin:** Start mit 0,05–0,1 µg/kg/min
  - **Dopamin:** 2–5–10 µg/kg/min

18.10.2   Arterielle Hypertension

- **Ursachen (Auswahl)**
- Falsche Blutdruckmanschettengröße (häufige Ursache)
- Zu flache Narkose (meist zusätzlich Tachykardie), z. B. wg. erhöhtem Anästhetika- und Analgetikabedarf bei wiederholten Eingriffen (z. B. «Verbrennungskinder»)
- Blutdrucksteigernde Medikamente (z. B. Katecholamintherapie oder LA mit Adrenalinzusatz durch den Operateur)

- Relaxanzienüberhang (meist zusätzlich Tachykardie)
- Hirndruck ↑
- Shivering
- Sekundäre Hypertonien (primäre Hypertonien sind bei Kindern extrem selten)
  - → Aortenisthmusstenose, renovaskuläre Erkrankungen, Tumoren (z. B. Nephroblastom, Neuroblastom, Phäochromozytom), AGS u. a.

- **Maßnahmen**
- Adäquate Blutdruckmanschettengröße verwenden
- Narkose vertiefen
- Blutdruck steigernde Medikamente reduzieren bzw. absetzen
- Hirndrucktherapie
- Relaxanzien antagonisieren oder bis zum Abklingen der Wirkung Narkose wieder vertiefen
- Therapie des Shivering, ▶ Abschn. 18.19
- «Echte» antihypertensive Therapie ist bei Kindern sehr selten notwendig

18.11 Laryngospasmus

Josef Bihlmayr

- **Definition**
- Reflektorischer Verschluss der Stimmritze

- **Symptome**
- **O₂-Sättigungsabfall**
- Inspiratorischer Stridor (mit fehlendem Atemgeräusch über den Lungen)
- Konsekutiv Bradykardie (Spätzeichen!)

- **Therapie**
- O_2-Gabe (100 %)
- Esmarch-Handgriff
  (**Cave!** Nicht bei zu flacher Narkose)
- Maskenbeatmung mit Überdruck (CPAP 10–15 mbar)
  (**Cave!** Mageninsufflation), Absaugen von Sekret oder
  Blut aus dem Mund
- Propofol 1,0–3,0 mg/kg
- Succinylcholin 0,5–1,0 mg/kg (selten notwendig),
  (**Cave!** Bei eingetretener Bradykardie!!)
- Ggf. Reintubation
- Bei rez. Laryngospasmus vor Extubation Lidocain 2 %
  1,5 mg/kg i.v. *plus* ggf. Propofol 1 mg/kg i.v. bzw. Extu-
  bation in tiefer Narkose

- **Risikofaktoren**
- Mangelnde Erfahrung des Anästhesisten
- Manipulation bei zu flacher Narkose
  (**Cave!** Extubation im Exzitationsstadium)
- Sekret oder Blut in den oberen Atemwegen
  (**Cave!** HNO-Eingriffe)
- Infekt der oberen Atemwege
  (Verneblung mit Salbutamol ▶ Abschn. 12.2)
- Nikotinabusus der Eltern
- Kinder <1 Jahr

- **Differenzialdiagnosen**
- Inspiratorischer Stridor = extrathorakale Atemwegsverlegung, z. B. Glottisödem
- Exspiratorischer Stridor = intrathorakale Atemwegsverlegung, z. B. Bronchospasmus

18.12 Latexallergie

Verena Sollmann

■ **Allgemeines**

Die häufigsten Auslöser einer intraoperativen anaphylaktischen Reaktion bei Kindern sind Muskelrelaxanzien, Antibiotika, Kolloide und Latex.

Ursache ist eine Typ-I-(IgE)-Reaktion. Beim Kontaktekzem besteht eine Typ IV-Reaktion. Eine allergische Reaktion wird am häufigsten durch Kontakt von Latex mit Schleimhäuten, Peritoneum, Blasenschleimhaut, Nasenschleimhaut (z. B. durch Inhalation von Puderstaub aus Latexhandschuhen) ausgelöst. Der Beginn tritt häufig verzögert ein (~ 30–60 min nach Einleitung).

■ **Risikofaktoren/auffällige Anamnese für Latexallergie**

- Hautschwellung nach Latexkontakt (Luftballon)
- Allergie gegen exotische Früchte (z. B. Kiwi, Papaya, Bananen)
- Atopie (allergisches Asthma bronchiale)
- Multiple Vor-OPs, z. B. urogenitale Fehlbildungen, MMC oder Hydrozephalus

■ **Prophylaxe zur Vermeidung einer Latexallergie**

- Kinder mit o. g. Fehlbildungen werden ab Geburt **latexfrei** behandelt

■ **Diagnostik einer Latexallergie**

- Nachweis mittels Pricktest, RAST, Latex-CAP-FEIA

- **Prophylaxe einer intraoperativen Allergie/Anaphylaxie auf Latex**
- Bei Verdacht auf Latexallergie perioperativ latexfreie Materialien verwenden (am besten hausinterne Latexliste/Materialkoffer für OP und Stationsbereich erstellen)
- Zusätzlich bei nachgewiesener Latexallergie: OP an 1. Stelle, falls Luftkontamination mit Latex durch vorherige OP möglich
- Zusätzlich bei gesicherter Allergie vom Schweregrad III und IV
  - 30 min präoperativ → medikamentöse Prophylaxe mit Dimetinden 0,1 mg/kg i.v.
    plus Ranitidin 1 mg/kg i.v.
- Zusätzlich bei Schweregrad IV: Methylprednisolon oder Prednisolon 2 mg/kg i.v.

- **Therapie einer allergischen Reaktion/Anaphylaxie**
- ▶ Abschn. 18.1

18.13 Maligne Hyperthermie

Simone Grimmer, Barbara Gallitzendörfer-Davidov

Häufigkeit: 1:15.000 bis 1:50.000 aller Kindernarkosen.

- **Frühe klinische Symptome**
- Tachykardie
- Tachypnoe (spontanatmender Patient) oder Anstieg des $etCO_2$
- Masseterspasmus oder generalisierter Rigor
- Hautrötung, später Zyanose
- Hypoxie

- **Späte klinische Symptome**
- Tachykarde Herzrhythmusstörungen
- Anstieg der Körpertemperatur
- Hyperkaliämie
- Gerinnungsstörungen
- Zeichen der Rhabdomyolyse (Myoglobinurie, Oligo-, Anurie, Nierenversagen)
- Im Endstadium Multiorganversagen

- **Therapie (bereits bei Verdacht)**
- Trigger stoppen
- Hilfsperson holen
- FiO_2 1,0, Hyperventilation (mindestens 2- bis 3-faches AMV); Ziel: Normokapnie
- Evtl. Narkosegerät austauschen
- **Dantrolen 2,5 mg/kg über 15 min als Bolus, Wdh. falls keine Besserung** (wenn bei 10 mg/kg keine klinische Besserung, MH-Diagnose überprüfen)
- Legen mehrerer i.v.-Zugänge (optimal ZVK wegen Venenreizung durch Dantrolen, Arterie)
- Kontrolle von EKG, Temperatur, $etCO_2$, BGA
- Laborkontrollen → Na^+, K^+, CK, Myoglobin, Laktat, Gerinnung, Thrombozyten, Transaminasen
- Kühlung (u. a. Magen- und Harnblasenspülung, kalte Infusionslösung, Oberflächenkühlung)
- Natriumbikarbonat 2 mmol/kg i.v., dann weiter nach BGA
- Urinausscheidung beachten, evtl. Furosemid 1 mg/kg i.v.
- Überwachung auf der Intensivstation
- Bundesweite 24 h-**Notfallnummer 08221–9628940** und **08221–9600**
- Info: www.mhaus.org

Bei **MH-assoziierten Vorerkrankungen** (Central Core Disease, King-Denborough-Syndrom, Muskeldystrophie etc.)

oder **MH in der Familienanamnese** besteht eine Indikation für eine triggerfreie Narkose.

Triggerfreie Narkose
- Kein Succinylcholin
- Keine Inhalationsanästhetika außer ggf. N_2O, (Verwendung frischer Beatmungsschläuche, Austausch des CO_2-Absorbers, Ausbau des Vapors)
- Falls möglich Regionalverfahren anwenden

> **Sichere Medikamente bei MH-Verdacht**
> - Barbiturate, Propofol, Benzodiazepine
> - Opioide
> - Nichtdepolarisierende Muskelrelaxantien
> - Lokalanästhetika
> - N_2O
> - Neostigmin
> - DHB

18.14 Pädiatrisches postnarkotisches Emergence-Delir (päd-ED)

Verena Sollmann, Michael Hadrawa

Bei einem postoperativ unruhigen Kind, d. h. einem Kind mit einem pädiatrischen Emergence-Delir (päd-ED), ist zwischen einem Delir und einer Agitation zu differenzieren, da sich die therapeutischen Maßnahmen unterscheiden können. Es kann ratsam sein, die Eltern präoperativ über das Auftreten eines päd-ED aufzuklären und zu informieren, dass diese Verhaltensstörung auch länger anhalten kann.

18.14.1 päd-ED

- **Risikofaktoren für ein päd-ED**
- Kinder im Vorschulalter (2–6 Jahre)
- Ängstliche Kinder mit ängstlichen Eltern
- Inhalationsanästhesien
- Eingriffe im Kopf-/Halsbereich
- Lärm/Unruhe im AWR
- Prämedikation mit Midazolam (selten)

> Eine Differenzierung zwischen Delir und Agitation ist im klinischen Alltag oft schwierig.

- **Prävention des päd-ED**
- Angstreduktion prä-OP (Zuwendung, Ablenkung mit z. B. Videos oder Tablet-PC, Sedierung mit Midazolam, Clonidin, Dexmedetomidin)
- Präemptive Analgesie, z. B. Regionalanästhesie
- TIVA oder Propofol-Bolus gegen Ende einer Inhalationsnarkose
- Ruhige AWR-Atmosphäre
- Kind ausschlafen lassen

- **Stufentherapieschema**
- Zuwendung
- Schmerzen ausschließen (evtl. Stufentherapieschema Schmerztherapie)
- PONV ausschließen (evtl. Stufentherapieschema PONV)
- **Propofol** 0,5–1 mg/kg i.v. (evtl. 1–2× wiederholen) **unter ärztlicher Aufsicht!**
- **S-Ketamin** 0,5–1 mg/kg i.v. (nicht repetitiv) **unter ärztlicher Aufsicht!**
- **Clonidin** 1 µg/kg i.v. oder 3–5 µg/kg rektal (**Cave!** langanhaltende Sedierung!)

18.14.2   Delir

Hierbei handelt es sich um eine akute Psychose. Die Ursache ist unbekannt. Möglicherweise Neuroinflammation oder rasches Aufwachen aus der Narkose.

- **Symptome**
- Keine Interaktion mit der Umgebung, kein Blickkontakt
- Keine Kontaktaufnahme mit dem Kind möglich
- Desorientiertheit (Kind schaut durch Person durch)
- Ungezielte Bewegungen
- Hyperaktivität mit Schreien und Treten

- **Therapie**
Siehe Stufentherapieschema päd-ED
- Die Gabe von Benzodiazepinen ist beim Delir nicht indiziert, ggf. Flumazenil 0,02 mg/kg bei V. a. paradoxe Reaktion auf Midazolam

18.14.3   Agitation

Ursachen sind Schmerz, Hunger, Übelkeit, i.v.-Zugang, Angst, Doppelbilder

- **Symptome**
- Kind ist agitiert und untröstlich
- Kind ist wach und reagiert auf seine Umgebung
- Zielgerichtete Bewegungen und Äußerungen

- **Therapie**
- Beseitigung der Ursache
- Analgesie (bei KUSS >4), antiemetische Therapie etc.
- Zuwendung, trösten, trinken lassen

18.15 Pneumothorax

Dietmar Craß

■ **Vorkommen**

ZVK-Anlage, Mukoviszidose, Thoraxtrauma, Überdruck-beatmung, Lungenhypoplasie (z. B. Zwerchfellhernie), bronchopulmonale Dysplasie, Mekoniumaspiration.

■ **Symptome**
- Dyspnoe, Nasenflügeln
- Atemabhängige Schmerzen
- Hypoxämie/Zyanose
- **Bei Spannungspneumothorax zusätzlich** RR-Abfall, HF-Abfall, Vorwölbung des Abdomens

■ **Diagnose**
- Größere Kinder: Auskultation → fehlendes Atem-geräusch, Rö-Tx
- Kleinere Kinder: Diaphanoskopie mit Kaltlichtlampe, Rö-Tx

■ **Therapie**
Thoraxdrainage
- 4.–5. ICR mittlere Axillarlinie, Rippenoberrand oder evtl. 2. ICR MCL (Drainage nach Monaldi) (Drainagengrößen ▶ Kap. 6, ▶ Tab. 6.9)

Im Notfall
- **Venenverweilkanüle in 2. ICR der MCL** (ggf. Dreiwegehahn und Spritze)

18.16 PONV

Philipp Deetjen

«**P**ost**o**perative **n**ausea and **v**omiting»: häufige postoperative Komplikation bei Kindern.

- ■ **Risikofaktoren**
- ▬ Kinder im Alter vom 3. bis 10. LJ
- ▬ Anamnese bei Kind, Eltern oder Geschwistern
- ▬ Kinetose in der Anamnese
- ▬ **Narkosemedikamente:** N_2O, volatile Anästhetika, Opioide, Ketamin
- ▬ **OPs:** HNO-Eingriff, Strabismus-OP, Laparotomie, Laparoskopie
- ▬ OP-Dauer über 30 min
- ▬ Präoperative Angst, Stress

- ■ **Prophylaxe**
- ▬ Ausreichende intraoperative Flüssigkeitsgabe
- ▬ Absaugen des Magens (Blut, Luft) vor Narkoseausleitung
- ▬ **Generell 2-fach PONV-Prophylaxe bei Kindern ab 3 Jahren** (2 Antiemetika oder TIVA + 1 Antiemetikum)
- ▬ **3-fach PONV-Prophylaxe bei Kindern mit hohem Risiko** (TIVA + 2 Antiemetika)
- ▬ **Medikamente**
    - ▬ **Dexamethason** 0,15 mg/kg (max. 8 mg) **KI** → onkologische Erkrankungen (▶ Abschn. 19.11.3)
        - – **Cave!** Bei Diabetes mellitus, Adipositas (Hyperglykämiegefahr)
    - ▬ **5-HT₃-Antagonist**
        - – **Tropisetron** (Navoban) 0,1 mg/kg i.v. (max. 2 mg)

- **Granisetron** (Kevatril) 0,02 mg/kg i.v. (max. 1 mg)
- **Dimenhydrinat** (Vomex) 0,5–1 mg/kg i.v. (ab 6. LJ)
- **TIVA mit Propofol**

- **Therapie**
(▶ Abschn. 12.4.5)

18.17 Propofolinfusionssyndrom

Philipp Deetjen

- **Pathogenese**

Nach längerer Infusion von höher dosiertem Propofol (>5 mg/kg/h, >48 h Dauer – in Einzelfällen schon nach kurzer Infusionsdauer) kann eine Beeinträchtigung des Transports freier Fettsäuren zu den Enzymen der Fettsäureoxidation (durch Hemmung der Acyl-CoA-Dehydrogenase und der Carnitin-Palmitoyl-Transferase) auftreten und zu einer Entkoppelung der mitochondrialen Atmungskette führen. Infolgedessen kommt es zu einem intrazellulären Energiedefizit mit Laktatazidose und Zelluntergang.

Gefährdet sind v. a. schwer kranke Kinder und Erwachsene, Patienten mit erhöhtem Katecholamin- und Kortisolspiegel oder unzureichender Glukosezufuhr.

- **Symptome**
- Frühmarker: Laktatazidose (BE unter –10 mmol/l)
- Rhabdomyolyse von Herz- und Skelettmuskulatur (CK-Anstieg)
- Bradykarde Herzrhythmusstörungen mit Kreislaufversagen
- Hepatomegalie mit Anstieg der Transaminasen

— Nierenversagen (Myoglobinurie)
— Hyperlipidämie

- **Therapie**
— Stoppen der Propofol-Zufuhr
— Herz-Kreislaufstabilisierung, Schrittmacherstimulation
— Hämofiltration

- **Prävention**
— **Cave!** TIVA über mehr als 3 h Dauer (Dosisbeschränkung, regelmäßige intraoperative Laktatkontrolle)
— Bei Kindern <3 Jahren Dosisreduktion auf 2,5 mg/kg/h nach 1 h (Empfehlung der Arzneimittelkommission der deutschen Ärzteschaft)
— Keine Langzeitsedierung mit Propofol bei Kindern <16 Jahre (keine Zulassung)

18.18 Pruritus

Verena Sollmann

- **Ursachen**
Nach Opioidgabe
— Inzidenz nach intrathekaler Gabe wesentlich häufiger als nach epiduraler und selten nach i.v.-Gabe
— Exzitation von spezifischen Juckreizneuronen in der Peripherie und im RM
— Histaminausschüttung spielt keine wesentliche Rolle

Nach HES-Gabe
— Speicherung intrazellulär nach längerer Gabe (keine spezielle Therapie)

- **Therapie (opioidbedingter Pruritus)**
- Naloxon (Narcanti) 1–2 µg/kg i.v.
- Propofol 0,5–1 mg/kg i.v.
- Nalbuphin (Nubain) 0,1 mg/kg i.v. (max. 4 mg)

18.19 Shivering

Verena Sollmann

- **Vorkommen**
- Shivering ist erst ab dem 4.–6. LJ möglich
- Dient der Wärmeproduktion und -erhaltung
- Führt zu massivem Anstieg des O_2-Verbrauchs
  - **Cave!** Pulmonale/kardiale Dekompensation bei entsprechenden Vorerkrankungen
- Nach Inhalationsanästhesie häufiger als nach TIVA
- Differenzialdiagnose: bakterielle Einschwemmung

- **Prophylaxe**
- Wärmeerhaltende Maßnahmen (großzügige Temperaturmessung)

- **Therapie**
- Wärme
- Clonidin 1–2 µg/kg i.v.
- Evtl. Nalbuphin 0,1 mg/kg i.v.

18.20   Störungen des Säure-Basen-Haushaltes

Verena Sollmann

━━ Bei schweren Störungen des Säure-Basen-Haushalts Narkose möglichst verschieben und zunächst symptomatische Therapie einleiten
━━ Eine bekannte chronische Alkalose/Azidose sollte nicht akut vollständig ausgeglichen werden

18.20.1   Metabolische Azidose

■ **Definition**
━━ pH <7,35, HCO_3 <21 mmol/l, schwere Azidose BE <−10

■ **Therapie**
━━ **Natriumbikarbonat 8,4 % in ml = BE × kg × 0,3 (bei NG 0,4)**, 1:1 mit Aqua dest. verdünnen
━━ Zunächst nur die Hälfte der errechneten Menge i.v. geben, danach Kontrolle

18.20.2   Metabolische Alkalose

■ **Definition**
━━ pH >7,45, HCO_3 >28 mmol/l

■ **Therapie**
━━ NaCl 0,9 % (bei hypochlorämischer Alkalose)
━━ Korrektur mit HCl nur bei Symptomen einer schweren Alkalose

- **HCl 7,25 % (2 molar) in ml = BE × kg × 0,3**, 1:10 mit NaCl 0,9 % verdünnen
- Zunächst nur die Hälfte der errechneten Menge i.v. geben, danach Kontrolle
- Maximale Infusionsgeschwindigkeit: 0,25 mmol HCl/kg/h (entspricht 1,25 ml/kg/h der wie oben beschrieben verdünnten Lösung)

18.21 Volumenmangelschock

Simone Grimmer, Barbara Gallitzendörfer-Davidov

- **Symptome**
- Blasse Haut, trockene Schleimhäute
- Rekapillarisierungszeit ↑ (>2 s), Konjunktivaldurchblutung ↓
- Eingesunkene Fontanellen (tastbar bis 9.–18. LM)
- Apathie, Bradypnoe
- Tachykardie, später Bradykardie
- Arterielle Hypotonie

- **Therapie**

Kinder haben im Verhältnis zu Erwachsenen einen großen Extrazellulärraum, deswegen ist die intravasale Volumenwirksamkeit von Vollelektrolytlösungen umso geringer, je kleiner die Kinder sind.

Volumensubstitution (▶ Abschn. 9.2)
- Beginn mit VE, initialer Bolus 10–20 ml/kg, ggf. wiederholen
- Bei persistierender Kreislaufinstabilität: VE und Kolloide (HES 130.000), initialer HES-Bolus 5–10 ml/kg
- Bei kritischer Hämodilution: EK-Gabe erwägen (kritischer Hb → ▶ Abschn. 9.3)

Cave! Höchstdosis von HES beachten (s. ▶ Abschn. 8.2), insbesondere bei Nierenfunktionsstörung.

Vasopressor-Gabe

- z. B. Noradrenalin oder Adrenalin 0,1–1,0 µg/kg i.v. oder kontinuierliche Gabe

Minimalziel

- **Tastbarer Puls** (~ RR_{syst} >60 mmHg)
    - **Bei SG:** A. brachialis
    - **Ab 1. LJ:** A. carotis/A. radialis

18.22 Zerebraler Krampfanfall

Simone Grimmer, Barbara Gallitzendörfer-Davidov

- **Ursachen**
- Unkomplizierter Fieberkrampf (95 %)
- ZNS-Erkrankung (Meningitis, Enzephalitis, Trauma, Tumor, Epilepsie)
- Stoffwechselstörung (Hypoglykämie, Elektrolytentgleisungen, Urämie)
- Akzidentelle i.v.-Applikation von Lokalanästhetika bei Regionalanästhesie

- **Therapie**
- O_2-Gabe, ggf. Sicherung der Atemwege/Beatmung
- Anhaltenden Krampfanfall durchbrechen
    - **Midazolam** (Dormicum) 0,1–0,2 mg/kg i.v., 0,75 mg/kg rektal
    - **Diazepam** (Valium) 0,5 mg/kg rektal (NG/SG: 2,5 mg; 1.–3. LJ: 5 mg; ab 4. LJ: 10 mg)
    - **Clonazepam** (Rivotril) langsame Injektion 0,5–1 ml/min (1:1 verdünnen, entspr. 0,5 mg/ml)

- **Lorazepam** (Tavor) 0,05 mg/kg i.v., max. 4 mg ED
  (s. l. 10–20 kg 1 mg, >20 kg 2 mg)
- **Propofol oder Thiopental** (Trapanal) 2–5 mg/kg i.v.
- Ursächliche Therapie
  - Evtl. Hypoglykämie oder Elektrolytentgleisungen
    ausgleichen
  - Evtl. antibiotische Therapie
  - Evtl. Kortikoide

Das Kind mit Vorerkrankungen

Simone Grimmer, Barbara Gallitzendörfer-Davidov,
Verena Sollmann, Philipp Deetjen, Christoph Quatember,
Jörg Schimpf, Markus Deisenberg

© Springer-Verlag GmbH Deutschland,
ein Teil von Springer Nature 2018
J. Schimpf, D. Craß, V. Sollmann (Hrsg.), *Kompendium Kinderanästhesie*
https://doi.org/10.1007/978-3-662-54398-6_19

■ Einleitung

Eltern von Kindern mit schweren Systemerkrankungen oder angeborenen Anomalien sind heutzutage in der Regel sehr gut über diese Krankheiten informiert. Sie nutzen dabei zumeist das Internet oder Selbsthilfegruppen als Informationsquelle. Da es sich dabei häufig um seltene Erkrankungen handelt, sind die Eltern oftmals besser über die Krankheit und mögliche Probleme informiert, als der Anästhesist, der das Aufklärungsgespräch führt.

Es ist deshalb für den aufklärenden Anästhesisten sinnvoll, Informationsmaterial der Eltern sowie mitgebrachte Arztbriefe oder Berichte über Krankenhausaufenthalte mit einzubeziehen. Eine nicht zu unterschätzende Informationsquelle sind **vorhandene Narkoseprotokolle**. Informationen über Intubierbarkeit, Verwendung und Dosierung von Medikamenten und perioperatives Vorgehen sind essentiell.

Zur Planung des anästhesiologischen Vorgehens ist die Zusammenarbeit mit Pädiatern (z. B. Kinderkardiologen, Hämato-Onkologen, etc.), Kinderchirurgen und pädiatrischen Intensivmedizinern unbedingt notwendig.

Auch wenn es für die meisten dieser Erkrankungen kaum Kliniken mit großen Fallzahlen gibt, sollten Kinder mit schwerwiegenden Systemerkrankungen in Zentren behandelt werden, die über ausreichende kinderanästhesiologische Erfahrung verfügen und in denen perioperativ die Möglichkeit besteht, die Kinder intensivmedizinisch zu betreuen.

■ Informationen zu seltenen Erkrankungen im Internet findet man z. B. bei:

▬ **Orphanet** – The portal for rare diseases and orphan drugs
  ▬ http://www.orpha.net
▬ **OrphanAnesthesia**
  ▬ http://www.orphananesthesia.eu/

19.1 ADHS (Aufmerksamkeits-Defizit-Hyperaktivitäts-Syndrom)

Simone Grimmer, Barbara Gallitzendörfer-Davidov

Häufigkeit: 4 % aller Kinder (3–15 %)
Beginn im Vorschulalter, Persistenz bis ins Erwachsenen-
alter möglich

19.1.1 Pathogenese

Vermutlich verringerte Stoffwechselaktivität im frontalen
Kortex und den Basalganglien aufgrund einer Dysfunktion
dopaminerger und anderer Transmittersysteme.

19.1.2 Leitsymptome

- Motorische Unruhe (siehe «Der Zappelphilipp» von
  Dr. H. Hoffmann, 1845)
- Konzentrationsstörungen (Ablenkbarkeit, Unaufmerk-
  samkeit)
- Störung in der Affektkontrolle

19.1.3 **Therapie**

- Psychotherapeutische Verfahren und medikamentöse Therapie

19.1.4 **Medikamente**

- **Methylphenidat (Ritalin)**
  - Amphetamin (dopaminerge Wirkung)
  - Wirkbeginn: 30 min, Wirkdauer: 1–3 h, Dosierungsintervall: 6 h
  - Therapiebeginn mit 5–10 mg p.o., Steigerung bis 1 mg/kg/Tag (max. 60 mg)
  - Retardform: z. B. Concerta mit einer Wirkdauer von 12 h
  - Einnahme von Methylphenidat oft nur an Schultagen, «drug holiday» am Wochenende
  - Nebenwirkungen
    - Tachykardie/Hypertonie
    - Reduktion der Krampfschwelle
    - Thrombopenie
    - Wechselwirkung mit z. B. β-Blockern, Phenytoin, Carbamazepin

- **Atomoxetin (Strattera)**
  - Selektiver Noradrenalin-Wiederaufnahmehemmer
  - Therapiebeginn mit 0,5 mg/kg, Steigerung bis 1,2 mg/kg/Tag
  - Nebenwirkungen
    - Tachykardie
    - Hypertonie
    - Senkung der Krampfschwelle

19.1.5 Perioperatives Vorgehen und anästhesiologische Besonderheiten

▬ Klarer, ruhiger und einfühlsamer Umgang mit Eltern und Kind sind wichtig
▬ Die Sorgen der Eltern bezüglich eines erhöhten Narkose- und OP-Risikos sind unbegründet
▬ Sowohl präoperatives Absetzen als auch perioperative Weitergabe von Methylphenidat sind möglich
▬ Ambulante Eingriffe sind möglich

19.1.6 Prämedikation

▬ Midazolam in üblicher Dosierung (► Abschn. 2.2.1). Eine Häufung paradoxer Reaktionen nach Midazolam bei ADHS ist bisher **nicht** sicher nachgewiesen (meist eher unzureichende Dosis)
▬ Clonidin: Dosierung (► Abschn. 2.2.1)

19.1.7 Narkoseführung

▬ Alle Narkoseverfahren (TIVA, balancierte Anästhesie) sind möglich
▬ Selten kann ein erhöhter Narkosemittelbedarf auftreten. Die Gabe von Clonidin 1–2 µg/kg i.v. kann hilfreich sein

19.2   Asthma bronchiale

Simone Grimmer, Barbara Gallitzendörfer-Davidov

Häufigste chronische Erkrankung im Kindesalter mit bronchialer Hyperreagibilität.

19.2.1 Leitsymptom

Obstruktion durch
- Bronchospasmus
- Schleimhautödem, -entzündung
- Erhöhte Schleimsekretion mit muköser Dyskrinie

19.2.2 Mögliche Auslöser eines Bronchospasmus

- Infektionen der Atemwege
- Manipulation an den Luftwegen
- Allergene
- Luftverschmutzung (z. B. Zigarettenrauch), kalte Luft
- Anstrengung
- Emotionale Faktoren

19.2.3 Anästhesiologisches Vorgehen

- Präoperative Visite

Anamnese
- Medikamentöse Einstellung (z. B. Menge an Sympathomimetika/Tag)
- Anzahl der Exazerbationen, ICU-Aufenthalten bzw. stationären Einweisungen

- Dauermedikation mit Kortikoiden?
- Aktuelle Infekte? Allergien?
- Belastbarkeit im Vergleich zu Gleichaltrigen?

Klinische Befunde
- Produktiver Husten, Dyspnoe mit Einsatz der Atemhilfsmuskulatur
- Auskultation: exspiratorisches Giemen und Brummen, bei überblähter Lunge leises Atemgeräusch, hypersonorer Klopfschall und tiefstehende Zwerchfelle
- LUFU: Peak Flow, FEV_1, Bronchodilatationstest
- Ggf. Rö-Tx, UKG, BGA

Prämedikation
- Dauermedikation weiterführen, ggf. β-Mimetika präoperativ inhalieren
- Verwendung von EMLA-Pflaster
- Verneblung mit Salbutamol (▶ Abschn. 12.1)
- Midazolam in üblicher Dosierung
- Bei allergischer Disposition: ggf. H_1- und H_2-Blockade (▶ Abschn. 18.1)

- Narkoseführung

Geeignete Medikamente
Propofol, Midazolam, Sevofluran, Rocuronium, Cisatracurium, Vecuronium, Fentanyl, Remifentanil, Sufentanil, Alfentanil, S-Ketamin (Bronchodilatation, aber erhöhte Bronchialsekretion)

Ungeeignete Medikamente (Histaminliberation, parasympathomimetische Wirkung)
Thiopental, Desfluran, Atracurium, Mivacurium, Succinylcholin, Morphin, NSAR, Cholinesterasehemmer
- Wenn möglich Masken- bzw. Larynxmaskenanästhesie bevorzugen, da die Atemwege weniger irritiert werden als durch eine Intubation

━ Sowohl TIVA als auch balancierte Narkose sind möglich
━ Intubation sowie Extubation möglichst in tiefer
  Narkose, ggf. zusätzlich Lidocain 1,5 mg/kg i.v.

Einstellung des Beatmungsgeräts
━ Druckkontrollierte Beatmung, Exspirationszeit ver-
  längern (Flowkurve beachten!), PEEP sinnvoll,
  ggf. permissive Hyperkapnie
━ Keine Antagonisierung einer Restrelaxation mit
  Cholinesterasehemmern
  → Abwarten: «time is not toxic»

19.3   Das Kind mit Behinderung

Verena Sollmann

Eine Vielfalt von Erkrankungen und Syndromen kann zu
einer unterschiedlich ausgeprägten geistigen und/oder kör-
perlichen Behinderung führen.
Beispiele:
━ **Zerebralparese** (CP = «cerebral palsy»: Sammelbegriff
  für prä- oder peripartale Hirnschädigung (z. B. durch
  Hypoxie) oder Hirnanomalie)
━ **Trisomie 21**

19.3.1 Zerebralparese

▪ **Besonderheiten bei der Anamneseerhebung**
Befragung der Bezugsperson über
━ Entwicklungszustand des Kindes
━ Nebenerkrankungen (z. B. Epilepsie, Reflux)
━ Atemwegsinfekte (z. B. durch rezidivierende
  Aspirationen)

- Latexallergie
- Kyphoskoliose (pulmonale Reserve eingeschränkt?)
- Recherche über anästhesierelevante Besonderheiten der Erkrankung (Fallberichte, Internet s. o.: ▶ Kap. 19)

- **Prämedikation**
- Dauermedikation weiterführen
- Möglichst Verzicht auf präoperative Sedierung oder Dosisreduktion, da erhöhte Gefahr der Atemwegsobstruktion oder Apnoe bestehen kann

- **Besonderheiten beim Anästhesieverlauf**
- Sorgfältige Lagerung von Kindern mit Kyphoskoliose, spastischen Kontrakturen oder paretischen Extremitäten
- Reduzierte Empfindlichkeit gegenüber Propofol, Opioiden und Inhalationsanästhetika möglich
- Verkürzte Wirkdauer von Muskelrelaxanzien durch Muskelinaktivität sowie Antikonvulsiva möglich
- Die Auswahl der Tubusgröße richtet sich eher nach dem Alter und dem Kleinfingerdurchmesser und orientiert sich weniger am Körpergewicht. Größendifferenzen können am besten mit blockbaren Tuben ausgeglichen werden
- Evtl. erschwerte Intubation durch Kiefer- und Zahnfehlstellungen sowie unzureichende Mundöffnung
- Erhöhte Gefahr einer Hypothermie wegen geringerem subkutanen Gewebes sowie geringer eigener Wärmeproduktion

! Cave!
Durch zu geringe Trinkmengen vor der Operation kann eine latente Hypovolämie entstehen, die bei Narkoseeinteilung zu einem starken Blutdruckabfall führen kann.

- **Postoperative Besonderheiten**
- Gehäuftes Auftreten von Atemwegsobstruktionen, Aspirationspneumonien und Apnoen
- Indikation zur intensivmedizinischen Überwachung großzügig stellen

19.3.2 Trisomie 21 (Down-Syndrom, Häufigkeit: 1:660)

Kinder mit Trisomie 21 sind bei entsprechender Förderung sehr lernfähig. Im Vordergrund stehen zumeist Fehlbildungen und Begleitsymptome.

- **Häufige Fehlbildungen und Begleitsymtome**
- Herzfehler bei 50 % aller Kinder mit Trisomie 21: ASD, VSD, pulmonaler Hypertonus, AV-Kanal, Fallot-Tetralogie
- Gefäßanomalie: Doppelter Aortenbogen oder Pulmonalisschlinge → Trachealstenose
- Duodenal-, Analatresie, ösophagotracheale Fistel, subklinische Hypothyreose
- Laryngo- oder Tracheomalazie, subglottische Stenose
- Gastro-ösophagealer Reflux
- Immundefizit mit häufigen pulmonalen Infekten, Leukämie
- Geistige Retardierung, Epilepsie (10 %)
- Muskuläre Hypotonie, schlaffer Bandapparat → atlantoaxiale Instabilität (bis 20 %), ggf. präoperativ seitliche Funktionsaufnahme der HWS ab 2.–6. LJ
- Obstruktive Schlafapnoe durch Makroglossie, Tonsillen- und Adenoidhyperplasie und Muskelhypotonie

- **Anästhesierelevante Probleme**

Anamnese

- Pulmonale Infekte? Endokarditisprophylaxe erforderlich? Dauermedikation (Epilepsie, Herzinsuffizienz)? Schnarchen? Schlafapnoe?
- Prämedikation vorsichtig dosieren wegen erhöhter Empfindlichkeit gegenüber Sedativa
    - **Cave!** Atemwegsobstruktion, Apnoe

Anästhesieablauf

- Evtl. schwierige Venenpunktion durch ausgeprägtes subkutanes Fettgewebe
- Vorsichtige Kopf- und HWS-Lagerung wegen atlantoaxialer Instabilität
- Maskenbeatmung und Intubation möglicherweise erschwert aufgrund Makroglossie bei Mikrogenie mit Hypertrophie der Tonsillen
- Tubusgröße wegen häufiger subglottischer Stenosen etwas kleiner wählen (ID minus 0,5 bis 1 mm)
- Erhöhte Empfindlichkeit gegenüber Anästhetika, Opioiden und Muskelrelaxanzien
- Hypothermieneigung wegen Muskelhypotonie und Hypothyreose
- Postoperativ: Erhöhte Gefahr einer Atemwegsobstruktion (besonders typisch nach TE)

19.4   Das Kind mit chronischer Kortikoidsubstitution

Verena Sollmann

19.4.1 Perioperative Kortisonsubstitutions-therapie bei chronischer Kortikoideinnahme

- ▪ **Indikation**
- ▬ Primäre (z. B. AGS, ▶ Abschn. 19.4.2) oder sekundäre NNR-Insuffizienz (ACTH-Mangel)
- ▬ Während oder nach systemischer Kortikoidtherapie (>10 Tage Dauer in den letzten 6 Wochen)

- ▪ **Folge**
- ▬ Sekundäre adrenokortikale Insuffizienz, daher in Stresssituationen Unfähigkeit, Steroide adäquat zu produzieren → Addison-Krise
- ▬ Da es kein allgemein festgelegtes Substitutionsschema gibt, sollte die perioperative Kortikoidtherapie möglichst durch einen pädiatrischen Endokrinologen begleitet werden

- ▪ **Perioperative Substitution (Anhaltswerte)**

Kleine chirurgische Eingriffe
- ▬ Keine zusätzliche Kortikoidgabe

Mittlere chirurgische Eingriffe
- ▬ Intraoperativ: Hydrokortison 2 mg/kg i.v. (ED)

Große chirurgische Eingriffe
- ▬ Intraoperativ: Hydrokortison 1–2 mg/kg i.v. (evtl. Wdh. nach 6 h)

◻ **Tab. 19.1** Charakteristika von Kortikoiden			
	Relative glukokortikoide Potenz	Relative mineralokortikoide Potenz	Cushing-Schwelle* [mg/d]
Hydrokortison (Hydrocortison)	1,0	1,0	30,0
Prednisolon (Solu-Decortin H)	4,0	0,8	7,5
Methylprednisolon (Urbason, Medrate)	5,0	0,5	6,0
Dexamethason (Fortecortin)	30,0	0,0	1,5

* Dosierung bezogen auf ~70 kg Körpergewicht.

- Postoperativ: Hydrokortison 1–2 mg/kg alle 4–6 h i.v., bzw. im Verlauf Umstellung auf orale Gaben
- Bei unkompliziertem Verlauf Reduktion der Dosis (i.d.R. das 3- bis 5-fache der normalen Erhaltungsdosis) über 3 Tage auf die präoperative Dosis

19.4.2 Substitutionstherapie bei adrenogenitalem Syndrom (AGS)

Das AGS entsteht durch verschiedene autosomal-rezessiv vererbte Defekte der NNR-Enzymsynthese:

- Reaktiv gesteigerte ACTH-Sekretion mit Nebennieren-Hyperplasie, gesteigerter Androgensynthese sowie mangelnder bzw. fehlender Kortisolproduktion

▬ **Folgen:** Virilisierung
  ▬ Bei Mädchen: Pseudohermaphroditismus femininus
  ▬ Bei Jungen: Makrogenitosomie

Formen des AGS
▬ Unkompliziertes AGS
▬ AGS mit Salzverlustsyndrom
  (Na^+-Verlust, K^+-Retention, häufigste Form)
▬ AGS mit arterieller Hypertonie

Therapie
▬ Lebenslange Hormonsubstitution mit Hydrokortison
  10–15 mg/m^2/Tag in 3 ED (~0,3–0,5 mg/kg) und
  Fludrocortison (Astonin H) 2-mal 50 µg/Tag

- **Perioperative Substitutionstherapie (Anhaltswerte)**
▬ Erhöht wird nur die Hydrokortisondosis, nicht die
  Fludrocortisondosis
▬ Halbe orale Hydrokortisondosis entspricht ungefähr
  der i.v.-Dosis

Kleine chirurgische Eingriffe
▬ Übliche Medikation und 2- bis 3-fache Hydrokortisondosis i.v. bei Narkoseeinleitung

Große chirurgische Eingriffe
▬ Intraoperativ: das 3- bis 5-Fache der üblichen Hydrokortisondosis
▬ 1. bis 3. postoperativer Tag: das 3-Fache der üblichen
  Hydrokortisondosis
▬ 4. bis 6. postoperativer Tag: das 2-Fache der üblichen
  Hydrokortisondosis
▬ Ab dem 6. postoperativen Tag: übliche Hydrokortisondosis

- **Besonderheiten während des Eingriffs**
- Kontrolle des Volumenstatus, Na$^+$, K$^+$, BZ
- Verstärkte Wirkung von Muskelrelaxanzien

19.5 Diabetes mellitus

Philipp Deetjen

Diabetes mellitus bei Kindern zumeist Typ 1, zunehmend aber auch Typ 2, seltener im Zusammenhang mit anderen Erkrankungen (z. B. Mukoviszidose, Prader-Willi-Syndrom, Down-Syndrom, Turner-Syndrom) oder genetischen Defekten (z. B. MODY = «maturity-onset diabetes of the young»).

- **Anamneseerhebung**
- Insulintagesbedarf?
- Aktueller Blutzuckerwert? (Diabetes sollte präoperativ gut eingestellt sein, ansonsten elektive Operationen verschieben)
- Aktuell infektfrei? (erhöhter Insulinbdarf)
- Neigung zu Blutzuckerentgleisungen?
- Folgeschäden vorhanden? (periphere oder autonome Neuropathie, Nephropathie)
- Art der Insulintherapie? (intensivierte Insulintherapie, Insulinpumpe)
- Hinweise für ein «stiff joint syndrome»? (eingeschränkte Beweglichkeit von HWS und Larynx mit möglicherweise erschwerter Intubation bei bis zu 40 % der Typ-1-Diabetiker)

- **Besonderheiten der Narkoseführung**
- Kinder mit Diabetes möglichst an 1. Stelle im OP-Plan
- Zielblutzucker perioperativ: 90–220 mg/dl (~5–12 mmol/l)

- Vermeiden von Hypo- und Hyperglykämien in der perioperativen Phase
- Deshalb Zusammenarbeit mit Pädiatern anstreben
- **Mögliches Vorgehen**
  - Morgendliche Gabe von 50 % der üblichen Insulindosis
  - Perioperative Infusion von Glukose 5 % (Erhaltungsbedarf)
  - Regelmäßige BZ-Kontrollen (1- bis 2-stündlich)
  - Falls BZ >220 mg/dl: Gabe von Altinsulin 0,1 IE/kg i.v.
  - Falls BZ <50–70 mg/dl: Bolusgabe Glukose (z. B. Glukose 20 %, 2 ml/kg)

- **Anästhesierelevante Probleme**
- Mögliche Probleme bei Insulinmangel
  - Katabole Stoffwechsellage mit resultierender Hyperglykämie
  - Vermehrte Lipolyse mit konsekutiver Ketoazidose
  - Osmotische Diurese mit Dehydratation
- Bei unaufschiebbaren Eingriffen und ketoazidotischer Entgleisung
  - Großzügige Volumenzufuhr (z. B. 20–40 ml/kg)
  - Im Verlauf Start mit kontinuierlicher Insulinzufuhr (0,1 IE/kg/h)
  - **Cave!** Hirnödem bei zu raschem Abfall des Blutzuckerspiegels
  - Evtl. K^+-Substitution

- **Postoperative Besonderheiten**
- Möglichst frühzeitig normale Nahrungsaufnahme
- Kleine Eingriffe bei stabil eingestellten Diabetikern sind ambulant möglich

19.6 Epilepsie

Philipp Deetjen

- **Häufigkeit**
- 3 bis 5 % aller Kinder erleiden Krampfanfälle (meist Gelegenheitskrämpfe)
- 0,5 bis 1 % entwickeln eine Epilepsie (chronisch-rezidivierende Anfälle)

- **Mögliche Ursachen einer symptomatischen Epilepsie**
- Neonatale Asphyxie, Z. n. zerebraler Infektion, Hirntumor, SHT, Hirndruckerhöhung, Stoffwechselstörung, Hypotonie, Intoxikation (z. B. Lokalanästhetika), Fieber

- **Mögliche Auslöser eines epileptischen Anfalls**
- Hypoglykämie, Stress, Schlafentzug, Hyperventilation, Infektion, Lichtstimulation

- **Perioperatives Vorgehen und anästhesiologische Besonderheiten**

Bei Kindern mit bekannter, gut eingestellter Epilepsie wird die Medikation perioperativ fortgeführt. Eine Zunahme der Anfallshäufigkeit in letzter Zeit muss bei elektiven Eingriffen präoperativ abgeklärt werden (ggf. neuropädiatrisches Konsil).

Narkoseführung
- Fast alle Anästhetika wirken anfallsprotektiv
- Die Wirkdauer von Anästhetika kann durch Enzyminduktion oder -inhibition der Antiepileptika verändert sein
- Der Bedarf an nichtdepolarisierenden Muskelrelaxanzien ist meist erhöht (Up-Regulation der Rezeptoren)

- Vermeiden von S-Ketamin, Etomidat (Krampfschwelle ↓)
- Vermeiden von Hyperventilation, Hyperthermie,
  Hypoglykämie (Krampfschwelle ↓)
- Propofol kann als Anästhetikum und zum Durchbrechen eines Status epilepticus verwendet werden. Allerdings sind postoperative Krampfanfälle beschrieben

- **Therapie eines epileptischen Anfalls**

Ziel
- Sofortiges Durchbrechen des Anfalls, da die Gefahr
  einer zerebralen Ischämie mit Entwicklung eines Hirnödems besteht
- Sicherstellung der Vitalfunktionen, ggf. Atemwegssicherung (Aspirationsgefahr)
- Schutz vor anfallsbedingten Verletzungen

Medikamente
- **Midazolam** (Dormicum) 0,1–0,2 mg/kg i.v., i.m.,
  0,4 mg/kg sublingual, nasal, rektal, Wirkbeginn:
  3–5 min, → anschließend kontinuierliche Gabe mit
  0,1–0,4 mg/kg/h
- **Lorazepam** (Tavor) 0,05–0,1 mg/kg i.v. oder sublingual
  (s.l. 10–20 kg 1 mg, >20 kg 2 mg)
  - Vorteil von Lorazepam: längere Wirkdauer (4–14 h),
    daher ist i.d.R. keine kontinuierliche Gabe nach An-
    fallsende erforderlich, weniger atemdepressiv und
    sedierend
- **Diazepam** (Valium) i.v. 0,03–0,5 mg/kg, Rektiolen
  <15 kg 5 mg, >15 kg 10 mg, Wirkdauer ca. 30 min
- **Clonazepam** (Rivotril) langsame Injektion von
  0,5–1 ml/min (1:1 verdünnen, entspr. 0,5 mg/ml),
  Wirkdauer ca. 30 min

- **Therapie eines Status epilepticus**

(◼ Tab. 19.2)

Definition: Anfallsdauer >30 min oder rezidivierende Anfälle mit anhaltendem Bewusstseinsverlust.

Nach einem perioperativen epileptischen Anfall sollte das Kind postoperativ intensivmedizinisch überwacht werden. **Cave!** Atemdepression.

◼ **Tab. 19.2** Therapie eines Status epilepticus

Medikament	Dosierung
Thiopental (Trapanal)	4–7 mg/kg i.v., danach 3–5 mg/kg/h
Midazolam (Dormicum)	0,2 mg/kg i.v., danach 0,1–0,4 mg/kg/h
Propofol	1–2 mg/kg i.v., danach 2–10 mg/kg/h
Diazepam (Valium)	0,2–0,5 mg/kg i.v.

19.7 Hämatologische Erkrankungen

Christoph Quatember

Bei Kindern mit hämatologischen Erkrankungen sollte, neben einer standardisierten Gerinnungsanamnese mittels Gerinnungsfragebogen (Fragebogen z. B. erhältlich unter: http://www.ak–kinderanaesthesie.de/fachmaterial/stellung nahmen.html), je nach Krankheit und in Rücksprache mit pädiatrischen Hämatologen, eine gezielte Gerinnungsdiagnostik, z. B. mit Einzelfaktorenanalyse, durchgeführt werden. Die routinemäßigen Gerinnungsparameter, wie Quick- und PTT-Wert, sind für die Detektion einer klinisch relevanten Koagulopathie meist wenig aussagekräftig.

19.7.1 Anämie (allgemein)

- **Hb-Normalwerte**

(◼ Tab. 19.3)

◼ Tab. 19.3 Hämoglobin-Normalwerte	
Alter	Hb-Wert
NG	16–22 g/dl
3 Monate	8–10 g/dl
1 Jahr	10–12 g/dl
2–5 Jahre	12–13 g/dl
6–10 Jahre	11–14,5 g/dl
>10 Jahre	14,5 g/dl

- **Ursachen**
- Physiologische Anämie (Trimenonreduktion)
    - Bei Neugeborenen führt die Umstellung von fetalem auf adultes Hämoglobin (HbF → HbA) zur Entwicklung einer Anämie mit den niedrigsten Hb-Werten von ca. 8–10 g/dl ca. 8–12 Wochen nach der Geburt
- Vermehrter Abbau oder verminderte Produktion von Hämoglobin
- Blutverlust

Wenn der Hb-Wert im präoperativen Blutbild unter dem Normbereich → Ursachenabklärung notwendig!

> Anämie erhöht bei Früh- und Neugeborenen die Inzidenz und Ausprägung eines Apnoe-Bradykardie-Syndroms.

- **Pathophysiologie**

Ein Abfall des Hb-Wertes führt zur Reduktion der Sauerstofftransportkapazität.

- **Kompensationsmechanismen**
- Steigerung des Herzzeitvolumens (v. a. über eine Steigerung der Herzfrequenz)
- Steigerung der Sauerstoffextraktion (z. B. durch erhöhte 2,3-DPG-Spiegel mit Rechtsverschiebung der Sauerstoffbindungskurve → Sauerstoffabgabe in der Peripherie ↑)
- Sind die Kompensationsmechanismen erschöpft, kommt es zu Tachypnoe, Müdigkeit, Tachykardie und in extremen Fällen zu Herzinsuffizienz
- Auch anscheinend stabile und an niedrige Hb-Werte adaptierte Kinder können bei Unterschreiten ihres kritischen Hb-Wertes plötzlich dekompensieren

Eine Anämie reduziert die sowieso schon knappen perioperativen Sicherheitsreserven. Kinder mit einer chronischen Anämie mit Werten von 7–9 g/dl können normalerweise sicher anästhesiert werden, wenn perioperativ kein größerer Blutverlust zu erwarten ist. Die Transfusionsgrenze muss immer individuell festgelegt werden, abhängig von Alter und zusätzlichen Erkrankungen des Kindes (▶ Kap. 9).

- **Anästhesiologisches Vorgehen bei Anämie**
- Elektive Eingriffe bei Unterschreiten der individuellen Transfusionsgrenze verschieben und Hb-Wert präoperativ anheben bzw. Therapie der Ursache für die Anämie
- Bei Notfalleingriffen, abhängig von Transfusionsgrenze und zu erwartendem Blutverlust perioperativ Bluttransfusion erwägen (Memo: ggf. bestrahlte EKs verwenden)

- Vorsichtige Sedierung
- Ausreichende Präoxygenierung
- **Cave!** Myokarddepressive Wirkung der Hypnotika → Einleitungsdosis titrieren
- Perioperativ Normovolämie, Normokapnie und Normothermie anstreben
- Kind muss zur Extubation gut wach sein und suffizient atmen
- Im Aufwachraum und bei Transporten Sauerstoffgabe erwägen

19.7.2 Sichelzellanämie

Autosomal rezessiv vererbt, gehäuft bei Menschen aus den Mittelmeerländern und aus Afrika

- **Pathophysiologie**
- Vorliegen eines abnormen Hämoglobins (HbS), mit veränderten β-Ketten (Austausch von Glutamin gegen Valin)
- Bei lokaler oder systemischer Hypoxie kommt es zu einer Formveränderung der Erythrozyten und zur Bildung sogenannter «Sichelzellen» → Sichelzellkrise
- Beginn der Symptomatik meist mit 3–6 Monaten

- **Sichelzellkrise**
- Verminderte Verformbarkeit der Erythrozyten → Ausbildung von Gefäßverschlüssen mit Organ- und Knocheninfarkten → akute Schmerzen, z. B. abdominelle Koliken, akutes Thoraxsyndrom (Lungeninfarkte)
- Verkürzte Überlebenszeit der Erythrozyten, Hämolyse

- **Komplikationen**

Niereninsuffizienz, Kardiomyopathie, Paresen und Krampfanfälle durch multiple zerebrale Infarkte

- **Anästhesiologisches Vorgehen**
- Anamnese: vorausgegangene Sichelzellkrise mit Organschäden
- Blutbild, Nierenfunktionswerte
- Häufig schwieriger Venenstatus
- **Vermeiden einer Sichelzellkrise**
  - Stress und Schmerzen vermeiden → ausreichende präoperative Sedierung und perioperative Schmerztherapie
  - Dehydratation vermeiden → möglichst kurze Nüchternzeiten, bereits präoperativ intravenöse Flüssigkeitssubstitution
  - Hypothermie vermeiden → Temperaturmessung, Wärmemanagement
  - Hypoxie und Hypotonie vermeiden
  - Azidose vermeiden → Normoventilation, (kapilläre) BGA
  - Hämostase vermeiden → keine Blutsperre, RR-Manschette und Lagerung regelmäßig überprüfen

19.7.3 Thalassämie

Autosomal rezessiv vererbt, gehäuft bei Menschen aus den Mittelmeerländern, Afrika, Asien oder von den pazifischen Inseln. Synthesedefekt der α- bzw. β-Ketten des Hämoglobins. Als Folge eines gestörten Gleichgewichts der Polypeptidkettensynthese des Hämoglobins kommt es zu (hypochromer) Anämie, Hämolyse und ineffektiver Erythropoese mit konsekutiver Hämosiderose.

- **Thalassaemia minor**

α-Ketten betroffen, heterozygot, milde mikrozytäre Anämie.

- **Thalassaemia major**

β-Ketten betroffen, homozygot, schwere hämolytische Anämie, Symptombeginn ca. im 3.–4. LM (der Wechsel von γ-Ketten auf β-Ketten des Hämoglobins unterbleibt). Häufige Transfusionen notwendig.
Symptome: Splenomegalie, Thrombopenie, Knochenmarkhyperplasie, Leberzirrhose, Diabetes mellitus, Hämosiderose mit resultierender Herzinsuffizienz und evtl. Herzrhythmusstörungen.

▪▪ Anästhesiologisches Vorgehen
- Zusätzliche Laborwerte: Blutbild, Ferritin, LDH
- Vermeiden von Oxidantien (können eine Hämolyse auslösen): z. B. Prilocain, Nitroprussid, Sulfonamide, Penicilline, Vitamin K
- Vermeiden von Hypothermie, Hypoxie, Hypotonie und Azidose
- **Cave!** Evtl. Oberkiefervergrößerung
  → evtl. Intubationsprobleme

19.7.4 Von-Willebrand-Jürgens-Syndrom

Häufigste angeborene Gerinnungsstörung (meist autosomal-dominant); Mangel bzw. Veränderung des von-Willebrand-Faktors (vWF). Der vWF ist auf Thrombozyten, in Endothelzellen und im Plasma lokalisiert.

- **Funktionen des vWF**
- Anheftung von Thrombozyten an das Endothel und Thrombozytenaggregation nach Verletzung eines Gefäßes (primäre Hämostase)

- Träger- und Schutzprotein für den Gerinnungsfaktor VIII (Mangel an vWF führt zu einer quantitativen Verminderung des Faktor VIII)

- **Klassifizierung**
- **Typ I:** quantitativer Mangel des vWF (milde Symptomatik) (60–80 %)
- **Typ II:** qualitativer Defekt des vWF → mehrere Unterformen, Typ IIa am häufigsten (Bindungsfähigkeit des vWF an Thrombozyten und Kollagen ↓) (20–40 %)
- **Typ III:** völliges Fehlen bzw. Verringerung des vWF auf <5 % (schwere Verlaufsform, sehr selten) (3 %)

- **Anamnese**
- Verstärkte Blutung nach kleineren Verletzungen
- Häufig Schleimhautblutungen
- Verlängerte Blutung nach z. B. TE oder Zahnextraktion (häufigstes Symptom)

- **Diagnose**
- Blutungszeit und PTT verlängert (bei Typ I oft normal)
- vWF-Aktivität vermindert
- PFA («platelet function analyzer»)-Test verlängert (höchste Sensitivität)
- Ristocetin-Cofaktor-Aktivität vermindert (repräsentiert die Aktivität des vWF in Prozent, bezogen auf den Durchschnitt eines Normalkollektivs)
- Zur Differenzierung der Subtypen → Multimeranalyse

- **Anästhesiologisches Vorgehen**
- Zusammenarbeit mit Hämatologen anstreben
- Die Aktivität des vWF sollte für größere Eingriffe bei 50–80 % liegen
- Vermeiden von Medikamenten, welche die Thrombozytenaggregation hemmen

- **Typ I:** Desmopressin (Minirin) → führt zur Ausschüttung von endogenem vWF (0,3–0,4 µg/kg, 30 min präoperativ als KI, Wdh. frühestens nach 12–24 h (wg. Tachyphylaxie))
- **Typ II + Typ III:** Faktor VIII-Konzentrat (z. B. Haemate), 1 IE/kg erhöht die Faktorenaktivität um 1,5–2 %, (rekombinantes Faktor-VIII-Konzentrat enthält keinen vWF)
- Schleimhautblutungen: Tranexamsäure (Cyklocapron) 10 mg/kg bis 3- bis 4-mal/Tag p. o. oder i. v. bzw. lokal betupfen

19.7.5 Hämophilie A und Hämophilie B

X-chromosomal-rezessiv vererbte Koagulopathien (→ nur männliche Patienten vom Vollbild betroffen, Frauen als Konduktorinnen können eine milde Symptomatik zeigen), Genmutation mit Mangel an Faktor VIII (Hämophilie A) oder Faktor IX (Hämophilie B).

- **Symptome**

Gelenkblutungen, Blutungen in die Muskulatur, ausgeprägte Hämatome. Je nach Schweregrad treten auch Spontanblutungen auf (gelegentlich Hirnblutungen). Nach Schnitt- oder Schürfwunden sind die Blutungen nicht verstärkt, da die primäre Hämostase intakt ist. Klinisch sind die beiden Formen nicht zu unterscheiden!

- **Diagnose**
- Blutungsanamnese, Familienanamnese
- Quick normal, PTT verlängert
- Faktor-VIII- bzw. Faktor-IX-Aktivität vermindert

- **Anästhesiologisches Vorgehen**
- ▬ Zusammenarbeit mit Hämatologen
- ▬ Keine intramuskulären Injektionen
- ▬ Vorsichtige Manipulation an den Atemwegen (Blutungsgefahr)
- ▬ Regionalanästhesieverfahren sind kontraindiziert
- ▬ NSAR zur Analgesie vermeiden
- ▬ Faktorenaktivität 100 % anstreben
- ▬ **Hämophilie A:** ggf. Desmopressin (Minirin) 0,4 µg/kg (Effekt bei schwerer Hämophilie nur unzureichend)
  - ▬ Substitution von Faktor VIII (HWZ 8–12 h), präoperativ 50–80 IE/kg, bei längeren Operationen oder hoher postoperativer Blutungsgefahr ggf. 4 IE/kg/h kontinuierlich (1 IE Faktor VIII/kg erhöht die Faktorenaktivität um 1–2 %)
- ▬ **Hämophilie B:** Desmopressin nicht wirksam. Substitution von Faktor IX (HWZ 18–24 h), präoperativ 50–80 IE/kg (1 IE Faktor IX/kg erhöht die Faktorenaktivität um 0,8–1 %)

19.7.6 Hemmkörperhämophilie

Angeborene oder erworbene IgG-Antikörper gegen (transfundierte) Faktoren VIII und IX. Tritt vor allem bei schweren Verlaufsformen der Hämophilie mit häufig notwendigen Gaben von Faktorenkonzentraten auf.

- **Therapie**
- ▬ Hoch dosierte Gabe von Faktor VIII und IX, alternativ Prothrombinkomplex oder rekombinanter Faktor VIIa (NovoSeven)
- ▬ In Akutsituationen ist eine vorübergehende Reduktion des Hemmkörpertiters durch Plasmapherese und ggf. Immunadsorption möglich

19.8   Das Kind mit Herzfehler

Jörg Schimpf, Markus Deisenberg

19.8.1 Allgemeines

Kinder mit kardialen Erkrankungen bilden eine sehr heterogene Gruppe. Ziel dieses Abschnittes ist es, allgemeine Aspekte und Probleme des perioperativen anästhesiologischen Vorgehens bei nichtkardiochirurgischen Operationen von herzkranken Kindern darzustellen. Ausgewählte hämodynamische Konstellationen werden besprochen.

Es gibt keine evidenzbasierten Empfehlungen für die anästhesiologische Betreuung und Narkoseführung bei Kindern mit angeborenen Herzfehlern (AHF). Umso wichtiger ist daher im Einzelfall ein detailliertes Verständnis der individuellen hämodynamischen Situation. Eine enge Zusammenarbeit mit dem Kinderkardiologen ist dabei essentiell. Kinder mit schweren Herzfehlern sollten nur an Zentren mit entsprechender kinderanästhesiologischer Erfahrung operiert werden, an denen auch eine kinderkardiologische Betreuung sowie eine adäquate perioperative intensivmedizinische Versorgung gewährleistet ist.

19.8.2 Anamnese und körperliche Untersuchung

Folgende Fragen sollten geklärt werden:

- Bekannte kardiale Diagnosen? (die Eltern sind oft sehr gut informiert)
- Durchgeführte oder geplante (Herz)-Operationen?
- Schriftliche kardiologische Befunde vorhanden? (letzte Arztbriefe etc.)
- Medikamentenanamnese

- Zeichen einer Herzinsuffizienz oder sonstigen kardialen Beeinträchtigung? (Tachypnoe oder Dyspnoe, Schwitzen, Jugularvenenstau, kaltschweißige Extremitäten, Trinkschwäche, eingeschränkte Leistungsfähigkeit, Wachstumsretardierung, Palpitationen, Schwindel, AP-Beschwerden, etc.)
- Begleitmissbildungen oder Syndrome vorhanden?
  - Weitere Organinsuffizienzen?
  - Intubationsprobleme zu erwarten?
- Schrittmacher oder AICD vorhanden?
- Verlauf der körperlichen Belastbarkeit über die letzten Wochen und Monate
- Auskultation von Herz und Lungen

In enger Kooperation mit dem Kinderkardiologen werden präoperative Befunde interpretiert und festgelegt, welche weiteren technischen Untersuchungen notwendig sind. Ebenso werden perioperativ evtl. notwendige Umstellungen der Dauermedikation, die Notwendigkeit einer Endokarditisprophylaxe (▶ Abschn. 19.8.6) sowie Notwendigkeit und Zielwerte einer Antikoagulation besprochen. Prinzipiell werden kardial wirksame Medikamente und Antiarrhythmika auch am OP-Tag weiter gegeben. Das rechtzeitige Absetzen von Diuretika und Nachlastsenkern wie ACE-Hemmern kann dazu beitragen, den Blutdruckabfall nach Narkoseeinleitung zu verringern.

19.8.3 Spezielle Probleme

- **Herzinsuffizienz**

Als frühes Symptom tritt, als Ausdruck einer pulmonalen Kongestion und Widerstandserhöhung, häufig Tachy- oder Dyspnoe auf. Vermehrtes Schwitzen ist Ausdruck eines gesteigerten Sympathikotonus und gesteigerter Atemarbeit. Bei chronischer pulmonaler Kongestion kommt es zu Sekretstau, Atelektasenbildung und rezidivierenden pulmonalen Infekten, nach denen bei herzinsuffizienten Kindern gezielt gesucht werden muss. Eine rechtsventrikuläre Insuffizienz führt zu Leberstauung, Aszites und Darmkongestion.

Bei NG und SG beeinträchtigt die Insuffizienz eines Ventrikels den anderen Ventrikel stärker als bei größeren Kindern. Eine übermäßige Vorlaststeigerung führt zu einem Septumshift in den jeweils anderen Ventrikel mit entsprechender hämodynamischer Beeinträchtigung.

- **Zyanose**

Ursache ist ein intra- oder extrakardial gelegener Re-Li-Shunt, der Systemblut an den Lungen vorbei leitet. Auch eine primär pulmonale Ursache ist möglich. Folgen sind Polyglobulie (s. u.), Thrombozytopenie, PTT-Verlängerung, ZVD-Erhöhung und vermehrte Vaskularisation sämtlicher Gewebe.

- **Polyglobulie**

Chronische Hypoxämie und Zyanose führen über eine Steigerung der Erythropoetinsynthese zur Polyglobulie. Mögliche Folgen sind Kopfschmerzen, Müdigkeit, Sehstörungen, Myalgien, Parästhesien sowie ein deutlich gesteigertes Thromboserisiko, bedingt durch Hyperviskosität und Mikroperfusionsstörungen.

❗ **Cave!**

Lange Nüchternzeiten führen zur Dehydratation und damit zu einem stark erhöhten Thromboserisiko. Bei langer Nüchternzeit Hydrierung über einen i.v.-Zugang erwägen. Eventuell präoperativ isovolämische Hämodilution.

■ **Pleuraergüsse, Aszites**

Pleuraergüsse als Folge einer ausgeprägten Herzinsuffizienz beeinträchtigen Atmung und Hämodynamik bei kleinen Kindern ganz erheblich. Selten ist es notwendig, Pleuraergüsse bei Kindern bereits präoperativ zu entlasten. Eine intraoperative (möglichst sonografisch gesteuerte) Anlage einer Thoraxdrainage kann postoperativ den Übergang zur Spontanatmung erheblich erleichtern. Gleiches gilt für ausgeprägten Aszites. Werden große Mengen chylösen Pleuraergusses oder Aszites entlastet, empfiehlt sich ein teilweiser Ersatz mit Humanalbumin (z. B. HA 5 %).

■ **Enterales Proteinverlustsyndrom**

Durch Rückwärtsversagen mit Rückstau in die V. cava kommt es neben Leberstauung und Aszites zu einem gestörten Lymphabfluss, mit der Folge eines gesteigerten Proteinverlustes über die Darmwand. Mögliche Folgen sind Diarrhoe, periphere Ödeme und Hypalbuminämie. Das perioperative Risiko ist durch die Kombination aus insuffizienter Hämodynamik und Hypoproteinämie erhöht.

■ **Herzrhythmusstörungen**

Das Risiko für HRS ist bei größeren Kindern und Jugendlichen höher als bei SG und KK. Ursachen sind zumeist strukturelle Veränderungen des Herzens oder intrakardiale Narbenbildungen nach Korrektur eines Herzfehlers.

▬ Vorhofflimmern bei deutlicher Dilatation der Vorhöfe

▬ Supraventrikuläre HRS (intraatriale Reentry-Tachykardien) bei Narben im Bereich der Vorhöfe nach Atriotomie

▬ Ventrikuläre HRS bei myokardialer Ischämie (akut oder chronisch)

▬ Ventrikuläre HRS nach Ventrikulotomie

19.8.4 Ausgewählte hämodynamische Konstellationen

■ **Shuntvitien**

Bei einem **Li-Re-Shunt** (z. B. ASD, VSD) gelangt arterialisiertes Blut auf die venöse Seite. Es findet eine Rezirkulation von sauerstoffreichem Blut durch den Lungenkreislauf statt. Dies führt zu einem Druckanstieg im pulmonalen Gefäßbett, sowie zu einer **Volumenbelastung von Lungenkreislauf und Herz**. Die pulmonale Rezirkulation verschiebt das Verhältnis von pulmonaler zu systemischer Perfusion. Der linke Ventrikel muss ein höheres Schlagvolumen auswerfen, um eine ausreichende Durchblutung des Systemkreislaufs aufrecht zu erhalten. Dadurch sind Herzarbeit und myokardialer Sauerstoffverbrauch erhöht. In schweren Fällen können eine globale Herzinsuffizienz bzw. eine Koronarinsuffizienz die Folge sein. Hyperoxie und Hyperventilation führen zu einer Steigerung des Li-Re-Shunts und ggf. zur weiteren Zunahme der Herzinsuffizienz.

Bei einem **Re-Li-Shunt** (z. B. PFC, Li-Re-Shunt im fortgeschrittenen Stadium nach Shuntumkehr) fließt venöses Blut an der Lunge vorbei in den Systemkreislauf. Ein reduzierter pulmonaler Blutfluss geht mit einer **systemischen Hypoxämie** und (abhängig vom Hämoglobingehalt) einer **zentralen Zyanose** einher. Der pulmonalvaskuläre Widerstand ist das Stellglied für das Verhältnis von pulmonaler zu systemischer Perfusion und somit für das Maß an venöser Beimischung im Körperkreislauf. Der rechte Ventrikel ist durch den hohen pulmonalen Widerstand druckbelastet.

> Alle Herzfehler mit Shuntverbindungen lassen sich prinzipiell in zwei Bereiche einteilen:
> — Azyanotische Herzvitien mit dem klinischen Problemfeld der Herzinsuffizienz
> — Zyanotische Herzvitien mit dem klinischen Problemfeld der Hypoxämie

■ **Pulmonaler Hypertonus, Eisenmenger-Reaktion und pulmonale Widerstandskrise**

Eine klinisch relevante pulmonale Hypertonie liegt ab etwa halbsystemischem Druck in der A. pulmonalis vor. Als Anpassung an dauerhaft unphysiologisch hohe Drucke im Lungengefäßbett kommt es zu einer Hypertrophie von Intima und Media. Dadurch wird das Gefäß wandstärker, der Innendurchmesser sinkt und der Gefäßwiderstand steigt. Bei fortschreitender Belastung und Anpassung wird im Verlauf der Lungengefäßwiderstand höher als der systemarterielle Widerstand. Dadurch kommt es zu einer **Shuntumkehr:** Aus einem Li-Re-Shunt wird ein Re-Li-Shunt. Klinisch imponiert dann eine Zyanose bei einem zunächst azyanotischen Herzfehler. Dieses Phänomen wird als **Eisenmenger-Reaktion** bezeichnet. Die zeitliche Entwicklung einer solchen pulmonalen Gefäßerkrankung variiert zwischen wenigen Monaten und einigen Jahren.

Auch durch Veränderungen während einer Narkose (hoher Beatmungsdruck, Hyperkapnie, Azidose, etc.) kann es zu einer akuten Shuntumkehr kommen und aus einem Li-Re-Shunt ein Re-Li-Shunt werden. Deshalb muss auch **bei Kindern mit einem primären Li-Re-Shunt bei Infusionen und Injektionen absolut luftfrei** gearbeitet werden.

Kinder mit Herzfehlern und pulmonaler Hypertonie sind grundsätzlich gefährdet, **krisenhafte Anstiege des pulmonalarteriellen Druckes** aufgrund einer starken Widerstandserhöhung im Kapillarstrombett zu erleiden. Die Folge ist ein plötzlicher Abfall der arteriellen Sättigung, des

Druckes im linken Vorhof und des arteriellen Blutdruckes bei gleichzeitiger starker Erhöhung des pulmonalarteriellen Druckes und des zentralen Venendruckes. Pulmonale Widerstandskrisen können durch externe Trigger wie mangelnde Narkosetiefe, (Überdruck-) Beatmung oder Stress ausgelöst werden. Primäre Maßnahme ist daher die Vermeidung solcher externer Trigger.

> ❯ Die pulmonale Widerstandskrise kann sehr schnell zur akuten Rechtsherzinsuffizienz führen!

■ **Fallot-Tetralogie, akute Fallot-Krise**

Die Fallot-Tetralogie ist durch folgende anatomische Veränderungen charakterisiert:

- **Pulmonalstenose** (valvulär oder infundibulär)
- **Ventrikelseptumdefekt** (subaortal)
- **über dem VSD reitende Aorta**
- **rechtsventrikuläre Hypertrophie** (entwickelt sich sekundär)

Die hämodynamische Situation ist entscheidend vom Ausmaß der rechtsventrikulären Ausflusstraktobstruktion (RVOTO) abhängig. NG sind zumeist nur diskret zyanotisch, da die RVOTO erst im Laufe der ersten Lebenswochen und -monate zunimmt. Parallel hierzu nehmen Re-Li-Shunt und Zyanose, v. a. in Situationen, in denen der systemarterielle Widerstand sinkt, zu. Vor allem bei ausgeprägter Pulmonalstenose besteht die Gefahr von potenziell lebensbedrohlichen hypoxämischen Anfällen (s. u.). Eine primär korrigierende OP erfolgt zumeist um den 6. LM. Dabei wird der VSD verschlossen und es findet eine Spaltung oder Resektion der Infundibulumstenose sowie die Dilatation oder Exzision der dysplastischen Pulmonalklappe statt.

- **Hypoxämische Anfälle**

Ursächlich führt ein Spasmus (sympathikusinduziert) des hypertrophierten Infundibulum zu einer kritischen Reduktion der Lungenperfusion. Größere Kinder reagieren mit einer Kauer- oder Hockstellung. Durch diese Körperposition erreichen die Kinder eine Steigerung des systemarteriellen Widerstandes. Die konsekutiv gesteigerte Lungenperfusion mindert akut die Hypoxämie.

> **Akuttherapie des hypoxämischen Anfalls**
> - Nachlasterhöhung
>   - Mechanisch durch Anwinkeln von Beinen und Armen
>   - Pharmakologisch durch Gabe von Noradrenalin
> - Sauerstoffgabe
> - Sedierung
> - Volumengabe
> - CPR bei hypoxiebedingter Bradykardie

- **Hypoplastisches Linksherzsyndrom (HLHS), univentrikuläre Zirkulation**

Morphologisch liegt eine linksventrikuläre Hypoplasie, eine Atresie, Hypoplasie oder Stenose der Mitralklappe und/oder der Aortenklappe sowie eine Hypoplasie der Aortenwurzel vor. Ein großer Ductus arteriosus gewährleistet die Körperperfusion über die Pulmonalarterie. Pulmonalvenöses Blut gelangt über ein Foramen ovale oder einen ASD in den rechten Ventrikel und durchmischt sich dort mit dem systemvenösen Blut. Der rechte Ventrikel wird zum Systemventrikel und muss dieses Mischblut sowohl in den Pulmonalkreislauf als auch in den Systemkreislauf pumpen. Die Kreisläufe sind durch den Duktus parallel geschaltet. Ein **Offenbleiben des Duktus ist überlebenswichtig**.

Die Blutmenge, die durch den Pulmonal- bzw. System-kreislauf fließt, wird dabei vom jeweiligen Gefäßwiderstand bestimmt. Nur eine Ausgeglichenheit der Widerstandsver-hältnisse gewährleistet eine ausreichende Oxygenierung und gleichzeitig eine suffiziente Organperfusion. Die bei Geburt meist unauffälligen NG geraten deshalb bei sich schließen-dem Duktus (meistens innerhalb der ersten 48 h) rasch in einen schlechten klinischen Zustand mit blassgrauem Haut-kolorit, schwachen Pulsen, Tachykardie und Tachydyspnoe. Falls keine Behandlung zur Wiedereröffnung des Duktus erfolgt, kommen die Kinder rasch zu Tode.

Falls keine primäre Herztransplantation durchgeführt wird, erfolgt die **operative Korrektur eines HLHS** in drei Schritten

■■ Norwood-OP I (im NG-Alter)
Ziel ist die Umwandlung in eine duktusunabhängige univen-trikuläre Zirkulation durch:
- Entfernung des Vorhofseptums
- Durchtrennung des A. pulmonalis-Hauptstammes und End-zu-Seit-Anastomosierung auf die Aortenwurzel
- Anlage eines zentralen aortopulmonalen Shunts (Blalock-Taussig-Anastomose)
- Verschluss des Duktus

Systemvenöses Blut wird so über die A. pulmonalis in die Aorta gepumpt und die Lungenperfusion wird dann durch den aortopulmonalen Shunt gewährleistet. Die Durchmi-schung des Blutes findet auf Vorhofebene statt.

■■ Norwood-OP II = Partielle cavopulmonale Anastomose (PCPC) (im Alter von 4–6 Monaten)
- Direkte Verbindung der V. cava sup. mit der rechten A. pulmonalis **(sog. Glenn-Anastomose)**

Entfernung der Blalock-Taussig-Anastomose, daraus resultiert eine teilweise Kreislauftrennung zur Volumenentlastung des Systemventrikels um die Menge des venösen Blutes aus der oberen Körperhälfte (sog. **Hemifontanzirkulation**).

■ ■ **Norwood-OP III = Totale cavopulmonale Anastomose (TCPC) (im Alter von ca. 2 Jahren)**

Es wird eine Verbindung auch der V. cava inf. mit der Pulmonalarterie durch einen Tunnel, entweder durch den rechten Vorhof oder extrakardial hinter dem Vorhof, geschaffen. Dieser Eingriff komplettiert die Kreislauftrennung. Die Zyanose ist beseitigt, und der Systemventrikel auch um das venöse Blut der unteren Körperhälfte entlastet (sog. **Fontanzirkulation**).

❯ Bei einer Fontanzirkulation erfolgt der pulmonale Blutfluss ausschließlich passiv; d. h. jede Steigerung des pulmonalvenösen Widerstands (hoher Beatmungsdruck, PEEP, Hyperkapnie, etc.) führt unmittelbar zur Reduktion des pulmonalen und konsekutiv zur Reduktion des systemischen Blutflusses.

■ **Duktusabhängigkeit**

Bestimmte Herzfehler sind duktusabhängig, d. h. ein Offenbleiben des Ductus arteriosus ist vital erforderlich, um den Blutkreislauf aufrecht zu erhalten.

▬ Vitien, bei denen Blut nicht auf normalem Wege in die Pulmonalarterie kommt. Sie haben eine duktusabhängige Lungendurchblutung, also einen Li-Re-Shunt über den Duktus, z. B. Vitien mit hochgradiger Pulmonalstenose oder eine Pulmonalatresie

▬ Alle Vitien, bei denen das Blut nicht auf normalem Weg in die Aorta kommt. Sie haben eine duktusabhängige Durchblutung der Aorta, also einen Re-Li-

Shunt über den Duktus, z. B. hochgradige Aortenstenose oder -atresie, hypoplastisches Linksherzsyndrom
- Transposition der großen Arterien, bei der die Kreisläufe «kurzgeschlossen» sind und nur über das Foramen ovale und den Duktus in Verbindung stehen, um sich dort zu durchmischen

Durch die Gabe von **Prostaglandin E** kann verhindert werden, dass sich der Duktus postnatal verschließt. Der physiologische Stimulus für den Verschluss ist vor allem Sauerstoff. Daher muss die Gabe von Sauerstoff bei einem Kind mit duktusabhängigem Vitium kritisch erfolgen. Die gleichzeitige Gabe von Prostaglandinsynthesehemmern (Ibuprofen, Indomethacin u. a.) verbietet sich.

■ ■ Nebenwirkungen von Prostaglandin E
(PGE_1 = Minprog [Alprostadil])
- Erhebliche Sekretproduktion
- Ödeme
- Neigung zur Hyperpyrexie (gestörte Thermoregulation)
- Apnoeneigung (evtl. postoperative Extubation nicht möglich)
- Periphere Vasodilatation (Blutdruckabfall, Hautrötung)
- Neigung zu Hypoglykämien (gestörte Blutzuckerregulation)
- Bradykardie/Tachykardie
- Irritabilität, Unruhe

■   Kind nach Herztransplantation
Wegen der Immunsuppression ist steriles Arbeiten bei invasiven Tätigkeiten besonders wichtig. Immunsuppressiva werden perioperativ nicht pausiert.

Folgen der autonomen Denervierung eines
transplantierten Herzens
— Physiologische Reflexe werden verhindert
— Ruhe-Herzfrequenz ↑
— Herzfrequenz als Indikator von Narkosetiefe und
Volumenstatus ungeeignet
— Dichte von β-Rezeptoren ↑
→ Sensitivität gegenüber Katecholaminen ↑
— Atropin erhöht die Herzfrequenz nicht
→ Adrenalin bereithalten
— Noradrenalin führt zum Anstieg von Blutdruck und
Herzfrequenz
— Vasodilatatoren können zu ausgeprägtem Blut-
druckabfall führen
— Opioide haben keine negativ chronotropen Effekte
— Pancuronium steigert die Herzfrequenz nicht

19.8.5 Perioperatives Vorgehen

■ Prämedikation

Überdosierung eines Benzodiazepins kann durch Atemdepression und Hyperkapnie ebenso zu einem Anstieg des
pulmonalvaskulären Widerstandes führen, wie Schreien
und Toben eines nicht prämedizierten Kindes. Vor allem bei
Shuntvitien kann das zur Hypoxämie führen.

❯ Das Vorgehen der Wahl ist eine vorsichtige Prämedikation mit Benzodiazepinen (z. B. Midazolam) unter
pulsoxymetrischer Überwachung.

Falls noch kein venöser Zugang vorhanden ist, sollte die be-
treffende Stelle mit EMLA-Pflaster anästhesiert werden
(▶ Abschn. 2.2). Die präoperative Nüchternzeit sollte vor

allem bei Kindern mit Polyglobulie (Thrombosegefahr) so kurz wie möglich gehalten werden (s. o.).

▪ Gefäßzugänge

Mehrfach kardial voroperierte Kinder haben oftmals desolate periphere Venenverhältnisse. Besteht eine obere oder untere Einflussstauung, sollte der venöse Zugang an der jeweils anderen Körperhälfte gelegt werden. Bei **Shuntvitien** ist, unabhängig von Alter und Gewicht, die **Verwendung von Luftfiltern obligat.**

Bei Shuntvitien kann es durch intraossäre Punktion zu paradoxen Knochenmarkembolien kommen. Auf eine intraossäre Punktion aus «semielektiver Indikation» (▶ Abschn. 16.1.3) sollte deshalb verzichtet werden. Infusion und Injektion von Medikamenten sollten möglichst ohne Druck erfolgen. Bei passiver Lungenperfusion (Fontanzirkulation) kann auch eine kleine Lungenembolie zu einer relevanten Erhöhung des pulmonalvaskulären Widerstands und somit zur akuten Dekompensation führen.

Die Anlage eines ZVK ist häufig nach vorausgegangenen Kanülierungen und evtl. Thrombosen schwierig. Wenn möglich sollte die ZVK-Anlage unter sonografischer Kontrolle erfolgen. Es muss äußerste Sorgfalt auf das Vermeiden einer Luftembolie verwendet werden. Bei atrialen und atrioventrikulären Septumdefekten ist es möglich, den ZVK versehentlich in den LA oder den LV vorzuschieben.

❶ Cave!

- — Wenn bei einer Glenn-Anastomose der aortopulmonale Shunt entfernt wurde, kann eine Thrombose der oberen Hohlvene dazu führen, dass keine Lungenperfusion mehr erfolgt, was den Tod des Patienten zur Folge haben kann
- — Bei passiver Lungenperfusion kann eine mit einem Pneumothorax einhergehende Reduktion der pul-

> monalen Compliance zu einem Anstieg des PVR
> und damit zu einer lebensbedrohlichen hämody-
> namischen Beeinträchtigung führen

Arterielle Punktionen sind bei kardial voroperierten Kindern oftmals schwierig, weil die üblichen arteriellen Punktionsstellen zumeist mehrfach vorpunktiert sind. Bei Aortenisthmusstenose entspricht der Druck am rechten Arm dem Druck in der Aorta ascendens und damit dem zerebralen und myokardialen Perfusionsdruck. An den übrigen Extremitäten werden zumeist falsch niedrige Werte gemessen.

■ Narkoseeinleitung und Narkoseführung

Wenn bei eingeschränkter kardialer Funktion negativ inotrope Effekte vermieden werden sollen, kann Etomidat als Einleitungshypnotikum verwendet werden. Je aufgeregter ein Kind zum Zeitpunkt der Narkoseeinleitung ist, desto stärker wirkt sich eine narkosebedingte Reduktion des Sympathikotonus aus. Negativ chronotrope und inotrope Effekte sowie Vasodilatation sind die Folge und führen zum Abfall von Blutdruck, sowie Vor- und Nachlast. Durch eine ausreichende pharmakologische Prämedikation können diese Effekte abgeschwächt werden. Inhalative Narkoseeinleitungen sind bei gut kompensierten Vitien ohne Shunt oder mit nur geringem Shuntvolumen problemlos durchführbar. Bei Herzfehlern, bei denen eine Hyperkapnie oder Hypoxie zu einer kritischen Reduktion der Lungenperfusion führen kann, sollte eine intravenöse Narkoseeinleitung bevorzugt werden. Intraoperativ ist die Verwendung eines volatilen Anästhetikums (z. B. Sevofluran), trotz seiner dosisabhängigen, negativ inotropen und vasodilatatorischen Eigenschaften, meist problemlos möglich. Auf die Verwendung von N_2O sollte verzichtet werden. Opioide sind aufgrund ihrer hämodynamischen Stabilität gut einsetzbar. Zu beachten sind ein möglicher Abfall der Herzfrequenz, sowie,

vor allem bei Volumenmangel, ein möglicher Blutdruckabfall durch Vasodilatation.

Bei einem **Li-Re-Shunt** ist durch die pulmonale Rezirkulation der arterielle Konzentrationsanstieg intravenös ver-
abreichter Anästhetika verzögert, da ein Teil des Schlag-
volumens des linken Ventrikels wieder in den Pulmonalkreislauf gelangt. Auf die Induktionsgeschwindigkeit vola-
tiler Anästhetika hat ein Li-Re-Shunt nur einen geringen
Effekt. Zwar ist das pulmonale HZV erhöht, dafür aber ist
die Partialdruckdifferenz erniedrigt, da ein Teil des in die
Lunge ausgeworfenen Blutes das Anästhetikum bereits aufgenommen hat. Der Netto-Effekt ist deshalb unerheblich.

Bei einem **Re-Li-Shunt** beschleunigt die partielle Umge-
hung des Lungenkreislaufs den Wirkungseintritt intravenö-
ser Anästhetika, da sie direkt in die systemische Zirkulation
gelangen. Die Induktionsgeschwindigkeit mit volatilen
Anästhetika ist reduziert, weil das Blut aus dem Lungenkreislauf mit Shuntblut verdünnt wird. Die endtidale Anäs-
thetikakonzentration spiegelt daher die effektive arterielle
Konzentration, vor allem während Ein- und Ausleitung der
Narkose, nur ungenau wieder.

- ■ **Monitoring**
- ▬ **EKG**
  - ▬ Überwachung von Herzrhythmus und -frequenz,
    sowie ggf. ST-Strecken-Veränderungen
- ▬ **SpO₂**
  - ▬ Bei offenem Duktus entspricht die präduktale
    Messung dem Wert in den hirnversorgenden
    Arterien
  - ▬ Bei Werten <75 % wird die Messung ungenau
- ▬ **(N)IBP**
  - ▬ Erste Blutdruckmessung möglichst schon vor
    Narkoseeinleitung

- Generell ist die Indikation zur invasiven Blutdruck-messung großzügig zu stellen
- Evtl. Seitendifferenz bei offenem Duktus, Aorten-isthmusstenose u. a.
- **Blutgasanalyse**
  - Bei kritisch kranken Kindern sollte möglichst bald nach Narkoseeinleitung eine arterielle BGA durch-geführt werden (Vermeidung von Hypo- und Hyperkapnie und Azidose, Kontrolle von BZ, Hb und Elektrolyten)
  - Bei sehr langen Eingriffen sollte die BGA regel-mäßig (z. B. alle 1–2 h) wiederholt werden
- **etCO$_2$**
  - Bei Re-Li-Shunt wird mit der endtidalen CO$_2$-Messung der arterielle CO$_2$-Wert unterschätzt
  - Die etCO$_2$-Konzentration sollte nach Narkose-einleitung mit dem arteriellen CO$_2$-Wert abge-glichen werden. Der etCO$_2$-Wert dient dann als Verlaufsparameter
- **ZVD**
  - Dient vor allem als Verlaufsparameter
  - Bei Fontanzirkulation entspricht der ZVD (bei exakter Messung) dem pulmonalarteriellen Druck
- **TEE**
  - Sinnvoll zur Differentialdiagnostik bei hämodyna-mischer Instabilität
  - Setzt bei angeborenen bzw. korrigierten Herzfehlern spezielle Kenntnisse voraus

- **Atemwege und Beatmung**

Angeborene Herzfehler sind häufig mit Syndromen assoziiert. Nach kraniofazialen Dysmorphien muss deshalb gesucht und nach Intubationsproblemen bei früheren Narkosen ge-fragt werden. Je nach Eingriff ist die Verwendung einer LMA prinzipiell möglich. Bei geplanter Nachbeatmung empfiehlt sich die nasale Intubation → **Cave!** Choanalatresie bei z. B. CHARGE-Assoziation.

Die Gabe von Sauerstoff zur Präoxygenierung führt zu einer Steigerung der Lungendurchblutung. Andererseits verlängert die Gabe von Sauerstoff die Apnoezeit. Die Vor- und Nachteile von Sauerstoff müssen im Einzelfall, vor allem bei bekanntem schwierigen Atemweg, gegeneinander abgewogen werden.

> Bei Vitien mit deutlich vermehrtem pulmonalen Blutfluss und grenzgradig kompensierter Herzinsuffizienz kann bereits die Gabe von Sauerstoff unter Spontanatmung durch Reduktion des pulmonalvaskulären Widerstandes und konsekutiver Steigerung des pulmonalen Blutflusses zur linksventrikulären Dekompensation führen.

Die intraoperative Beatmung erfolgt nach den gewohnten Prinzipien (▶ Kap. 5), wobei Hyperkapnie und hohe Beatmungsdrucke grundsätzlich zu vermeiden sind. Die Verwendung eines PEEP ist in den meisten Fällen sinnvoll (▶ Abschn. 5.2) und wirkt bei Linksherzinsuffizienz kardial entlastend. **Bei passiver Lungenperfusion kann bereits die Verwendung eines geringen PEEP zu einer kritischen Reduktion der Lungendurchblutung führen.** Endotracheales Absaugen sollte, vor allem bei Kindern, die gefährdet sind eine pulmonale Widerstandskrise (▶ Abschn. 19.8.4) zu erleiden, nur in tiefer Narkose erfolgen (evtl. Opioidbolus geben).

■ Infusionstherapie und Transfusion

Herzkranke Kinder haben häufig, vor allem durch chronische Diuretikagabe, einen intravasalen Volumenmangel. Solche Kinder sind grundsätzlich gefährdet, während der Narkoseeinleitung einen profunden Blutdruckabfall zu erleiden, insbesondere, wenn zusätzlich Nachlastsenker, wie ACE-

Hemmer, zur Dauertherapie gehören. Deshalb ist es besonders wichtig, vor Narkoseeinleitung auf einen ausgeglichenen Volumenstatus zu achten (kurze Nüchternzeiten, Beginn der Infusionstherapie bereits auf Station). Zur Narkoseeinleitung ist ggf. ein Flüssigkeitsbolus (z. B. VE 5–10 ml/kg) indiziert. Gerade Kinder mit passiver Lungendurchblutung (Fontanzirkulation) reagieren sehr empfindlich auf einen Abfall der Vorlast. Andererseits kann bei Kindern mit ausgeprägter Herzinsuffizienz die Gabe von Flüssigkeit schnell zu einer Volumenüberladung führen. Zur Steuerung der Volumentherapie kann eine intraoperative TEE hilfreich sein. Für den Ausgleich des intraoperativen Korrekturbedarfs gelten die bekannten Prinzipien (▶ Kap. 8). Bei Volumenüberladung ist die Indikation zur Nachbeatmung großzügig zu stellen.

Kinder mit zyanotischen Herzfehlern haben meist eine deutlich eingeschränkte Anämietoleranz und müssen frühzeitig transfundiert werden. Sollte ein Kind mit Immundefizienz (z. B. DiGeorge-Syndrom, Z. n. Herztransplantation etc.) eine Fremdblutgabe erhalten, sind Blutprodukte zuvor zu bestrahlen. Wann immer möglich, sollte die maschinelle Autotransfusion zum Einsatz kommen. Flüssigkeitsregime und Transfusionsgrenze sollten unbedingt im Vorfeld mit dem Kinderkardiologen besprochen werden.

■ Regionalanästhesie

Periphere Regionalanästhesieverfahren und Wundrandinfiltrationen führen zu keiner nennenswerten Veränderung der Hämodynamik. Sie können bei den meisten Kindern mit Herzerkrankungen durchgeführt werden. Bei Kindern mit Aortenisthmusstenose sollte wegen möglicherweise vergrößerten Interkostalgefäßen auf eine Interkostalblockade verzichtet werden.

Rückenmarknahe Regionalanästhesieverfahren bergen die Gefahr von Vor- und Nachlastsenkung. Bei Patienten mit Herzfehlern, bei denen das Verhältnis von pulmonalem zu systemischem Blutfluss vom Gleichgewicht der jeweiligen vaskulären Widerstände abhängt (z. B. Truncus arteriosus communis oder Patienten mit systemisch-pulmonalen Shunts), sollte deshalb auf rückenmarknahe Verfahren verzichtet werden. Bei passiver Lungendurchblutung kann ein Abfall der Vorlast fatale Folgen haben. Am ehesten scheint ein fraktioniertes Aufspritzen einer Katheterperidural- oder Kaudalanästhesie möglich. Eine individuelle Nutzen-Risiko-Abwägung ist wichtig. Eine Antikoagulation ist in die individuelle Risikoabwägung einzubeziehen. Diese ist postoperativ möglichst rasch wieder aufzunehmen.

19.8.6 Endokarditisprophylaxe

Der folgende Abschnitt ist modifiziert nach S2k-Leitlinie: «Infektiöse Endokarditis und Endokarditisprophylaxe im Kindes- und Jugendalter» (2014)

- **Kardiale Erkrankungen, bei denen eine Endokarditisprophylaxe indiziert ist**
- Nichtoperierte zyanotische Herzfehler
- Palliativ mit einem aortopulmonalen Shunt versorgte zyanotische Herzfehler
- Operierte Herzfehler mit
  - Implantation von Conduits oder
  - Residuellen Defekten mit turbulenter Blutströmung im Bereich des Fremdmaterials
- Alle mit Fremdmaterial operierten bzw. interventionell behandelten Herzfehler während der ersten sechs Monate nach dem Eingriff
- Patienten nach Klappenersatz (mechanisch/biologisch)
- Patienten nach Klappenrekonstruktion mit Fremdmaterial

◻ **Tab. 19.4** Indikation zur perioperativen Antibiotikaprophylaxe in Abhängigkeit von der OP-Lokalisation

Lokalisation	Prophylaxe	Keine Prophylaxe
Oropharynx	Zahnsanierung Gingiva-Manipulationen Perforation der oralen Mukosa Tonsillektomie Adenotomie	Lokalanästhesie im gesunden Gewebe Platzierung von Klammern, Prothesen Nahtentfernung Wundversorgung an Lippen/Mukosa
Respirationstrakt	Inzision der Mukosa Bronchoskopie mit Laser/PE Starre Bronchoskopie	Laryngoskopie Intubation (oral/nasal) Flexible Bronchoskopie ohne PE
Gastrointestinaltrakt, Urogenitaltrakt		TEE Ösophagusbougierung Gastroskopie (auch mit PE) Zystoskopie (auch mit PE) Koloskopie (auch mit PE) Anlage Blasendauerkatheter
Haut/Weichteile/Knochen	Unguis incarnatus	Laserung/Entfernung von Warzen
Gefäße/Nerven		Anlage/Manipulation von Venenkathetern Anlage von Nervenblockaden

◼ Tab. 19.5 Perioperative Antibiotikaprophylaxe

Wann?	Was?	Wie?	Wie viel? [mg/kg]
Endokarditisprophylaxe bei Eingriffen, die ansonsten ohne perioperative Antibiose erfolgen			
Kleine Eingriffe, Tageschirurgie	Amoxicillin	p.o.	50 (max. 2 g)
Größere Eingriffe	Ampicillin	i.v.	50 (max. 2 g)
Perioperative Antibiotikaprophylaxe (unabhängig von evtl. Endokarditisrisiko)			
Unfallchirurgie/ Orthopädie	Cefuroxim	i.v.	50 (max. 1,5 g)
Neurochirurgie	Cefuroxim	i.v.	50 (max. 1,5 g)
Implantation von Fremdmaterial	Cefuroxim	i.v.	50 (max. 1,5 g)
Abdominaleingriff ohne Darmeröffnung	Cefuroxim	i.v.	50 (max. 1,5 g)
Abdominaleingriff mit Darmeröffnung	Cefuroxim	i.v.	50 (max. 1,5 g)
	+ Metronidazol		15 (max. 0,5 g)
Urogenitaltrakt	Cefuroxim	i.v.	50 (max. 1,5 g)
Septische Erkrankung	Nach Antibiogramm	i.v.	
Infiziertes/verschmutztes Gewebe	Ampicillin	i.v.	50 (max. 2 g)
	+ Gentamicin		2 (max. 120 mg)
Allergie auf Penicillin/ Cephalosporin	Clindamycin	i.v.	20 (max. 600 mg) über 60 min

- Z. n. Endokarditis
- Z. n. Herztransplantation mit Klappenpathologie

Ein **bisher unbekanntes Herzgeräusch** sollte präoperativ abgeklärt werden. Falls dafür keine Zeit ist, kann eine Endokarditisprophylaxe verabreicht werden.

- Anamnese, die einen Herzfehler nahelegt
- Systolisches Herzgeräusch, lauter als 3/6
- Jedes diastolische Herzgeräusch

- **Perioperative Antibiotikaprophylaxe**

❯ Nicht alle Kinder mit einem erhöhten Endokarditisrisiko benötigen eine Antibiotikaprophylaxe – entscheidend ist, ob eine Bakteriämie durch den Eingriff zu erwarten ist (◘ Tab. 19.4).

Durchführung:
- 30–60 min vor OP-Beginn, grundsätzlich Einmalgabe (◘ Tab. 19.5).

19.9 Mukoviszidose (Zystische Fibrose, CF)

Markus Deisenberg

19.9.1 Allgemeines

- Häufigste letal verlaufende Erbkrankheit (1:2.000)
- Eingeschränkte Lebenserwartung (ca. 32 Jahre)
- Genmutation auf Chromosom 7 führt zu defekten Cl^--Kanälen mit zähem Sekret in allen exokrinen Drüsen (pulmonal, intestinal, hepatobiliär, genital)

19.9.2 **Symptome**

Lunge:
- Sekretstau und rezidiverende Bronchialinfekte mit zunehmend resistenten Keimen (Pseudomonas, Stenotrophomonas maltophilia, Staph. aureus)
- Atelektasen, Bronchiektasen, Lungenemphysem und -fibrose, Pneumothorax, Hämoptysen
- Folgen: pulmonale Restriktion, Obstruktion, respiratorische Globalinsuffizienz, pulmonale Hypertonie

Herz: Cor pulmonale, selten Myokardfibrose
Leber: biliäre Zirrhose mit portaler Hypertension, Ösophagusvarizen, Koagulopathie
Pankreas: exokrine und endokrine Insuffizienz mit Diabetes mellitus, Mangelernährung mit Osteoporose
Darm:
- Mekoniumileus des Neugeborenen (bis 20 %)
- Distales intestinales Obstruktionssyndrom (DIOS) → Koprostase

- **Symptomatische Therapie**
- Sekretolyse, -drainage
- Medikamentöse Bronchospasmolyse
- Systemische und inhalative Antibiose zur Prophylaxe und Therapie
- O_2-Inhalation (Rechtsherzentlastung)
- Hochkalorische Ernährung mit Enzym- und Vitaminsubstitution
- Diabetestherapie

19.9.3 **Anästhesiologisches Vorgehen**

- **Typische Eingriffe bei Mukoviszidose-Patienten**
- Ileostomie bei NG
- Broncho-alveoläre Lavage
- Gastrostomie, Portanlage
- Nasale Polypenentfernung

- **Anamnese**
- Schwere der Erkrankung (Arztbriefe vorhanden)?
- Aktuelle Medikation? Blutzuckereinstellung?
- Letzte Antibiose? Aktueller Infekt? Keimspektrum?

- **Klinische Befunde/Diagnostik**
- Belastbarkeit, Zyanose, Trommelschlegelfinger, Ödeme
- BGA, Lungenfunktion, (Endstadium: FEV_1 <30 % plus respiratorische Globalinsuffizienz)
- Rö-Tx, ggf. Tx-CT
- UKG, EKG
- Abdomen-Sono (Leberzirrhose, portale Hypertension)
- Labor: BB, Elektrolyte, Transaminasen, Gerinnung, Blutzucker, CRP

- **Prämedikation**
- Keine medikamentöse Prämedikation bei respiratorischer Insuffizienz

- **Narkoseführung**
- Wann immer möglich, sollten Operationen im infektfreien Intervall durchgeführt werden
- Gut steuerbare Medikamente bevorzugen, um einen Überhang mit Beeinträchtigung der Atmung und der Bronchialtoilette zu vermeiden

- Vermeiden von
    - Atropin (Sekreteindickung)
    - N_2O (Pneumothoraxgefahr, PVR ↑)
    - Histaminfreisetzenden Medikamenten (z. B. Thiopental, Atracurium, Mivacurium)
- Sowohl TIVA als auch balancierte Anästhesie sind möglich (möglichst in Kombination mit einem Regionalverfahren)
- Rückenmarknahe Regionalverfahren → Blockade nicht höher als Segment Th_8 (wg. Beeinträchtigung der Atmung!)
- Nasale Intubation vermeiden (erhöhte Blutungsgefahr wegen großer Nasenpolypen)
- LMA prinzipiell möglich
- Bei langen Eingriffen Tubus bevorzugen → erleichtert regelmäßiges endotracheales Absaugen
- Evtl. postoperativ Überwachung/Nachbeatmung auf Intensivstation. Ziel ist eine frühe Extubation, ggf. gefolgt von CPAP-Maskenbeatmung/nichtinvasive Ventilation (NIV)
- **Beatmung**
    - Hohe Beatmungsdrücke zu erwarten
    - Falls notwendig «permissive Hyperkapnie»

19.10 Neuromuskuläre Erkrankungen

Markus Deisenberg

Unter dem Begriff neuromuskuläre Erkrankungen (NME) werden ca. 800 eigenständige Krankheitsbilder mit unterschiedlichen Pathomechanismen zusammengefasst. Dazu gehören Störungen des Stoffwechsels, intrazelluläre Störungen, Autoimmunprozesse sowie Membranstörungen (Ionenkanäle, Enzymsysteme).

◘ Tab. 19.6 Neuroanatomisch-topografische Einteilung der NME in Bezug zur neuromuskulären Endplatte

	Ort	Erkrankung
Präjunk-tional	Gehirn	Zerebralparese Tuberöse Hirnsklerose
	Rückenmark	Spinale Muskelatrophie Amyotrophe Lateralsklerose
	Nervenwurzel	Guillain-Barré-Syndrom
	Nerv	Polyneuropathie
Junktional	neuromuskuläre Synapse	Myasthenia gravis Kongenitale myasthenische Syndrome
Postjunk-tional	Muskelzelle	Muskeldystrophie Duchenne Muskeldystrophie Becker Myotone Dystrophie Nemalin-Rod-Myopathie Multiminicore Disease King-Denborough-Syndrom Central Core Disease

Nach dem Ort der pathologischen Veränderung in Bezug zur motorischen Endplatte kann die in ◘ Tab. 19.6 dargestellte Einteilung vorgenommen werden.

- **Leitsymptome neuromuskulärer Erkrankungen (Auswahl)**
- Muskuläre Hypotonie («floppy infant»), Myasthenie (Muskelschwäche), Myotonie (Muskelsteifheit)
- Parese, Ptosis, muskuläre (Pseudo)-Hypertrophie
- Deformität der Wirbelsäule und Gelenke, Sensibilitätsstörungen
- Respiratorische Insuffizienz, kardiale Insuffizienz, Herzrhythmusstörungen

- **Anästhesiologisches Vorgehen (allgemeine Aspekte)**

Viele NME werden erst im Kleinkindesalter symptomatisch. Deshalb ist neben der Eigenanamnese bei Kindern auch eine Familienanamnese wichtig (z. B. Frage nach hohem Fieber oder Tod nach Narkose bei Verwandten).

- **Klinische Befunde**
  - Dysphagie → Aspirationspneumonie?
  - Hinweise für eine Magenentleerungsstörung?
  - Respiratorische Insuffizienz?
    → ggf. LUFU, Rö-Tx, BGA
  - Kardiale Insuffizienz/Herzrhythmusstörungen?
    → ggf. EKG, LZ-EKG, UKG
  - AICD vorhanden?
  - Neurologischer Status (insbesondere vor Regionalanästhesieverfahren sinnvoll)
  - Gesichtsdysmorphien → Intubationsschwierigkeiten? (z. B. durch eingeschränkte Mundöffnung oder eingeschränkte HWS-Beweglichkeit)

- **Labor**
  - Kreatinkinase (muss nicht erhöht sein, dient als Ausgangswert)
  - Laktat: Leitbefund bei Mitochondriopathie

- **Prämedikation**
  - Vermeidung atemdepressiver Substanzen (**Cave!** Benzodiazepine sind zusätzlich muskelrelaxierend)
  - Vermeidung von Stress, Kälte, Lärm
    → Auslösen einer myotonen Reaktion möglich

- **Narkoseführung**
  - Triggerfreie Narkose (▶ Abschn. 18.14)
  - Vermeiden eines Tourniquets

- Bevorzugen kurzwirksamer Medikamente
  z. B. Propofol, Remifentanil, Sevofluran
  (**Cave!** MH), Mivacurium
- Zurückhaltener Einsatz von ndMR (oft verstärkte und
  verlängerte Wirkung) → neuromuskuläres Monitoring
  empfohlen
- Periphere und zentrale Regionalanästhesieverfahren
  sind prinzipiell möglich, insbesondere bei junktionalen
  und postjunktionalen NME. Folgendes ist zu beachten:
  - Präoperativ immer Dokumentation des neurologi-
    schen Status (aus medikolegalen Gründen)
  - Zurückhaltung mit Regionalanästhesieverfahren
    bei präjunktionalen NME mit sensomotorischem
    Defizit
  - Myotone Muskelkontraktionen sind unter Regional-
    anästhesie möglich

> ❶ **Cave!**
> Nervenstimulator kann myotone Reaktionen auslösen.

19.10.1 Besonderheiten einzelner Medikamente

- **N₂O (Lachgas)**
- Nicht bei Neuropathien. **Cave!** Demyelinisierung
- Nicht bei Kardiomyopathie. **Cave!** Kardiodepression

- **Volatile Anästhetika**
- Anwendung bei präjunktionalen und junktionalen
  NME möglich
- **Kontraindiziert bei postjunktionalen NME**
- **Komplikationen**
  - Rhabdomyolyse (z. B. Muskeldystrophie Duchenne
    oder Becker)

> ─ Unspezifische hypermetabolische Stoffwechsel-
>   entgleisung (z. B. Muskeldystrophie Duchenne)
> ─ Maligne Hyperthermie (z. B. King-Denborough-
>   Syndrom, Central Core Disease, Multiminicore
>   Disease, Nemalin-Rod-Myopathie)
> ─ Kardiodepression (z. B. Muskeldystrophie
>   Duchenne oder Becker)

- **Propofol**
- ─ Sicheres Medikament bei fast allen NME
- ─ Vermutlich kontraindiziert bei mitochondrialen
  Myopathien (PRIS)
- ─ **Cave!** Erstanästhesie mit Propofol für Muskelbiopsie
  wegen unbekannter Muskelerkrankung

- **Muskelrelaxanzien**
- ▪▪ Succinylcholin

Präjunktionale NME
- ─ Kontraindikation wegen möglicher massiver Hyperkaliämie durch extrajunktionale Azetylcholinrezeptoren infolge Denervierung

Junktionale NME
- ─ Sichere Anwendung bei Myasthenia gravis möglich,
  ggf. höhere Dosen erforderlich. Kontraindiziert bei
  kongenitalen myasthenischen Syndromen

Prä- und postjunktionale NME
- ─ **Kontraindikationen und Komplikationen**
  - ─ Rhabdomyolyse, maligne Hyperthermie
  - ─ Massive Muskelspasmen/Myotonien bei Muskel-
    dystrophie/Myotonie
    → **Cave!** «Cannot ventilate, cannot intubate»-
    Situation

- Extrajunktionale Azetylcholinrezeptoren können nach Succinylcholingabe zu massiver Kaliumausschüttung führen
  → **Cave!** Therapierefraktäre Bradykardie, maligne Arrhythmien

■ ■ Nichtdepolarisierende Muskelrelaxanzien

- Keine Kontraindikationen für den Einsatz von ndMR
- Wirkeintritt und Wirkdauer sind oft variabel: zurückhaltender Einsatz von ndMR bzw. Verzicht empfehlenswert
- Selbst geringste Restblockaden müssen vermieden werden (d. h. TOF-Ratio von 1 anstreben)
- Gut steuerbare ndMR bevorzugen: Mivacurium, Rocuronium (Reversierung durch Sugammadex möglich)
- **Präjunktionale NME**
  - Z. B. amyotrophe Lateralsklerose, spinale Muskelatrophie, Guillain-Barré-Syndrom → verlängerte WD
  - Bei Polyneuropathien (z. B. Friedreich-Ataxie) → normale WD
- **Junktionale NME** (z. B. Myasthenie) → erhöhte Empfindlichkeit → Dosisreduktion
- **Postjunktionale NME** (z. B. Muskeldystrophie Duchenne) → Wirkung manchmal verlängert

■ Antagonisten von Muskelrelaxanzien

■ ■ Azetylcholinesteraseinhibitoren

- **Präjunktionale NME:** Anwendung möglich
- **Junktionale NME:** Anwendung möglich (kein Effekt beim Lambert-Eaton-Syndrom)
- **Postjunktionale NME:** vorsichtige Anwendung wegen möglicher Komplikationen (Dualblock (z. B. Muskeldystrophie), myotone Reaktion (Myotonie))

■ ■ **Sugammadex**
- Sichere und effektive Reversion von Rocuronium bei NME

■ **Postoperatives Vorgehen**
- Bei V. a. Relaxans- oder Opiatüberhang sollte die Indikation zur Nachbeatmung großzügig gestellt werden
- Nach Extubation frühzeitiger Beginn mit Atemtherapie

19.10.2 Spezielle anästhesiologische Aspekte einzelner euromuskulärer Erkrankungen

■ **Präjunktionale NME**
- **Spinale Muskelatrophie (z. B. Werdnig-Hoffmann, Kugelberg-Welander):** progressive Degeneration des zweiten Motoneurons mit schlaffer Parese und Muskelatrophie
- **Guillain-Barré-Syndrom:** akute, autoimmunologische Polyradikuloneuropathie des peripheren Nervensystems nach Infekten oder Impfungen. Die Symptomatik kann möglicherweise durch zentrale Regionalanästhesieverfahren verschlimmert werden

■ ■ **Anästhesiologische Besonderheiten**
- Kontraindikation für Succinylcholin
- Empfindlichkeit gegenüber ndMR ist gesteigert
- Balancierte Anästhesie mit volatilen Anästhetika oder TIVA ist möglich
- Bei Vorliegen einer autonomen Dystonie (z. B. Guillain-Barré-Syndrom) erhöhte Empfindlichkeit auf Hypovolämie möglich

- **Junktionale NME**
- **Myasthenia gravis:** Autoimmunerkrankung mit Antikörpern gegen ACh-Rezeptoren
- **Kongenitale myasthenische Syndrome**

- - **Anästhesiologische Besonderheiten**
- Bei Myasthenia gravis kann Succinylcholin verwendet werden (oft abgeschwächter Effekt). Medikamente, die evtl. eine Myasthenia gravis verschlechtern können: Morphin, Lidocain, Succinylcholin
- Bei kongenitalen myasthenischen Syndromen ist Succinylcholin wegen möglicher Hyperkaliämie bei abnormen ACh-Rezeptoren kontraindiziert

- **Postjunktionale NME**
- Kongenitale Myopathien
- Central Core Disease
- Multiminicore Disease
- King-Denborough-Syndrom
- Nemalin-Rod-Myopathie

- - **Anästhesiologische Besonderheiten**

❶ Cave!
Postjunktionale NME disponieren zur MH-Reaktion und Hypermetabolismus.

- **Muskeldystrophien**
- **Muskeldystrophie Duchenne**
  - Häufigste Muskeldystrophie im Kindesalter (1:4.000), progressiver Verlauf
  - Symptome: stammnahe Muskelschwäche, Schluckstörung, respiratorische Insuffizienz, aggraviert durch Skoliose

- — Dilatative Kardiomyopathie in 50 % der Fälle, oft Herzrhythmusstörungen
- **Muskeldystrophie Becker**
  - — Wie Duchenne, Verlauf aber langsamer, Vorkommen seltener

■ ■ Anästhesiologische Besonderheiten

Allen Dystrophieformen gemeinsam ist ein Mangel oder eine Fehlfunktion von Dystrophin (Strukturprotein der Muskelzelle)

- — Gefahr der Rhabdomyolyse nach Gabe von Succinylcholin und volatilen Anästhetika
- — Oft erhöhte Sensibilität auf ndMR
- — Unterschiedlich ausgeprägte Kardiomyopathie

- ■ Myotonien
- — **Dystrophia myotonica Curschmann-Steinert**
  - — Zweithäufigste Myopathie (1:20.000)
  - — Verminderte Produktion der Myotonin-Proteinkinase mit Defekt der Kalziumpumpe
  - — Symptome: Herzinsuffizienz, Herzrhythmusstörungen, respiratorische Insuffizienz, Dysphagie mit Gefahr der Aspiration, mäßig ausgeprägte myotone Reaktion
- — **Myotonia Becker und Myotonia congenita Thomson**
  - — Verminderte Membranpermeabilität für Chlorid durch defekten Kanal führt zur leichteren Depolarisation der Muskelzelle mit ausgeprägter myotoner Reaktion

■ ■ Anästhesiologische Besonderheiten

- — Myotone Reaktion auslösbar durch
  - — Succinylcholin (**Cave!** «Cannot ventilate, cannot intubate»-Situation möglich)
  - — Kälte, Stress, Injektionsschmerz, TOF-Watch

- Keine Antagonisierung mit Cholinesteraseinhibitoren
  → Gefahr des Dualblocks
- Reduzierter Bedarf an ndMR
- Verzicht auf Inhalationsanästhetika wird empfohlen
  → TIVA

- **Spezielle Aspekte bei der Anästhesie zur Muskelbiopsie**

Bei unklarer Muskelerkrankung muss die Narkose so geführt werden, dass sie alle potentiellen Erkrankungen, die zur Diagnose NME führen können, berücksichtigt. Regionalanästhesieverfahren erwägen.

Sichere Medikamente: N_2O, Midazolam, S-Ketamin, Opioide
Nicht sichere Medikamente: Volatile Anästhetika, Propofol, Barbiturate, Succinylcholin

19.11 Onkologische Erkrankungen

Christoph Quatember

19.11.1 Allgemeines

Kind und Eltern befinden sich durch die lebensbedrohliche Erkrankung in einer Ausnahmesituation, der mit entsprechender Empathie begegnet werden sollte.

Häufig Narkosen für
- Knochenmarkpunktion, Liquorpunktion
- CT, MRT, Szintigraphien, Strahlentherapie
- ZVK-Anlage (z. B. Hickman- oder Broviac-Katheter)
- Große tumorchirurgische Eingriffe

Der Anästhetikabedarf ist oftmals schwer abzuschätzen (mögliche Enzyminduktion durch Chemotherapeutika mit hohem Bedarf bzw. tumorbedingt schlechter Allgemeinzustand mit niedrigem Anästhetikabedarf).

Der «Hicki» ist für die Kinder von größter Bedeutung. Deshalb muss im Umgang damit streng steril gearbeitet werden (Haube, Mundschutz, sterile Handschuhe, sterile Unterlage, gründliche Desinfektion der Konnektionsstellen, möglichst keine Diskonnektion). Falls ein Dreiweghahn benötigt wird, empfiehlt es sich, diesen präoperativ durch die kinderonkologische Station einbauen zu lassen. Auf diesen kann dann ggf. ein zweiter Dreiwegehahn angeschlossen werden. Die Eltern kennen dieses ritualisierte Vorgehen, wissen um dessen Wichtigkeit und erwarten es auch. Die Entfernung des Hickman-Katheters ist für die Kinder ein wichtiger und besonderer Tag und wird meist feierlich begangen.

Häufig Anämie, Thrombopenie, Leukopenie
→ Immunsuppression

- Streng steriles Arbeiten
- Keine rektale Prämedikation (Sepsisgefahr)
- Vorsichtiges Vorgehen bei Manipulation der Atemwege (schlecht heilende Ulzerationen)
- Punktionen mit Mundschutz und sterilen Handschuhen
- Steriles Arbeiten mit Kathetern (Hickman, Broviac)

Bei präoperativ hoch dosierter Steroidgabe → perioperative Kortikoidsubstitution (▶ Abschn. 19.4.1).

19.11.2   Anästhesierelevante Nebenwirkungen von Chemotherapeutika

Die Patienten werden meist nach Studienprotokollen behandelt. Es empfiehlt sich, beim behandelnden Onkologen Informationen bezüglich der aktuellen Chemotherapie und evtl. bereits eingetretener Nebenwirkungen einzuholen.

Einige exemplarisch aufgeführte Chemotherapeutika und deren wichtigste Nebenwirkungen

— **Daunorubicin, Doxorubicin** (Anthrazykline): Kardiomyopathie, Arrhythmien
— **Busulfan, Cyclophosphamid** (Alkylate): Kardiotoxizität, pulmonale Fibrosierung, SIADH, Niereninsuffizienz, Fanconi-Syndrom
— **Methotrexat** (Antimetabolite): Hepatitis, Niereninsuffizienz
— **Vinblastin, Vincristin:** Polyneuropathie
— **Bleomycin:** Pneumonitis, pulmonale Fibrosierung. **Cave!** FiO_2 so niedrig wie möglich (Trigger für pulmonale Fibrosierung – auch nach Abschluss der Chemotherapie relevant)
— **Cisplatin, Carboplatin:** Nephrotoxizität, Krampfanfälle, Hypermagnesiämie

Präoperative Evaluation: Anamnese, evtl. UKG, Rö-Tx, LUFU, BGA, Kreatininwert

19.11.3 Besonderheiten bei Patients mit onkologischen Erkrankungen

ALL/AML: Anämie, Thrombopenie (präoperativ bei größeren Eingriffen Blutbild und Gerinnung)
Bauchtumore
- Ileussymptomatik (Aspirationsgefahr → RSI)
- Kompression basaler Lungenabschnitte
  → FRC ↓ → Hypoxiegefahr ↑
- Vena-cava-Kompressionssyndrom
  → Vorlast ↓ → Hypotonie → evtl. Seitenlage

- Große Blutverluste möglich → Blutprodukte in ausreichender Menge bereitstellen (bestrahlte EKs verwenden, Cellsaverblut bestrahlen), Anlage großlumiger venöser Zugänge, arteriellen Zugang erwägen, postoperativ Verlegung auf Intensivstation

Lymphome
- **Cave!** «Mediastinal mass syndrome» (▶ Abschn. 17.20), Rücksprache mit Onkologen
- Patienten, bei denen der Verdacht auf eine akute Leukämie oder ein malignes Lymphom besteht, dürfen zum Zeitpunkt der Diagnosestellung keine Steroide (z. B. als antiemetische Therapie) erhalten, da Steroide bei hoher Tumorzelllast zu massiver Zelllyse mit akutem Nierenversagen sowie Hyperkaliämie, Hyperphosphatämie und Hypokalzämie mit potentiell tödlichem Ausgang führen und darüber hinaus bei Leukämien die Diagnosesicherung erschweren können

Nephroblastom (= Wilms-Tumor): (▶ Abschn. 17.25)
Neuroblastom: (▶ Abschn. 17.26)

ZNS-Tumoren
- Häufig Krampfanfälle (ausreichende Prämedikation mit Benzodiazepinen)
- Häufig besteht bereits eine Hirndrucksymptomatik (Sonnenuntergangsphänomen),
- Übelkeit und Erbrechen (Aspirationsgefahr → RSI (▶ Abschn. 16.2.1))
- Bewusstseinsstörungen (großzügige Nachbeatmung)

19.12 Angeborene Enzymdefekte und Speicherkrankheiten

Jörg Schimpf

Dieser Abschnitt stellt keine vollständige Auflistung dar. Vielmehr soll er eine Übersicht für die wichtigsten klinisch-anästhesiologischen Implikationen der häufigsten Enzym- und Speicherkrankheiten bieten. Bei den meisten dieser Krankheiten handelt es sich um seltene Erkrankungen. Systematische Untersuchungen oder Handlungsempfehlungen gibt es praktisch nicht. Zumeist finden sich in der Literatur nur einzelne Fallberichte.

19.12.1 Glykogenosen (= Glykogen-speicherkrankheiten)

- Defekte von Enzymen des Glykogenstoffwechsels führen zur Speicherung von Glykogenmolekülen v. a. in Leber, Muskulatur, Myokard, u. a.
- Insgesamt 12 Formen

> Bei Speicherkrankheiten nehmen mit zunehmendem Alter die Einlagerungen und die damit assoziierten Probleme zu.

- **Typ I – Morbus von Gierke**
- Glukose-6-Phosphatase-Mangel
- Führt zur Anhäufung und Ablagerung von Glukose-6-Phosphat v. a. in Leber und Nieren
- Häufigste Glykogenose
- **Folgen**
  - Hepatomegalie, Nierenhyperplasie
    → Zwerchfellhochstand

- Mangelhafte Glukosegewinnung aus Glykogen mit Neigung zu Hypoglykämie und Laktatazidose, v. a. bei Nüchternheit und Stress
- Ggf. gestörte Thrombozytenfunktion → Thrombopathie und Koagulopathie möglich
- Nierenfunktionsstörungen möglich

■■ Anästhesiologische Besonderheiten

- Nahrungskarenz möglichst kurz halten
- Glukoseinfusion ab Beginn der Nahrungskarenz (z. B. 5 mg/kg/min)
- Perioperativ engmaschige BZ-Überwachung und pH-Wert-Kontrollen
- Katabole Stoffwechsellage vermeiden
- Eher keine Regionalanästhesie (wg. Koagulopathie)
- RSI (wg. Zwerchfellhochstand)
- Laktathaltige Infusionslösungen vermeiden

■ Typ II – Morbus Pompe

- Defekt der lysosomalen α-Glukosidase
- **Folgen**
  - Makroglossie
  - Myokardhypertrophie → Linksherzversagen möglich
  - Schwere Skelettmuskelhypotonie → rezidivierende (Aspirations-) Pneumonien

■■ Anästhesiologische Besonderheiten

- Intubationsprobleme möglich
- Kardiale Dekompensation möglich
- Lang anhaltende neuromuskuläre Blockaden möglich → Relaxometrie

- **Typ IV – Morbus Anderson**
- Defekt des 1,4-α-Glykan-verzweigenden Enzyms
- **Folgen**
    - Hepatomegalie mit Zirrhose und drohendem Leberversagen
    - Blutungsneigung
    - Splenomegalie
    - Muskelhypotonie
    - **Keine** Hypoglykämien oder Herzinsuffizienz

- ■ **Anästhesiologische Besonderheiten**
- RSI (wg. Zwerchfellhochstand)
- Eher keine Regionalanästhesie (wg. Koagulopathie)
- Lang anhaltende neuromuskuläre Blockaden möglich → Relaxometrie

- **Typ V – Morbus McArdle**
- Defekt der Glykogenphosphorylase des Muskels
- **Folgen**
    - Muskuläre Hypotonie
    - Gefahr von Rhabdomyolyse und Hyperkaliämie
    - Gefahr der Myoglobinurie mit konsekutivem akuten Nierenversagen

- ■ **Anästhesiologische Besonderheiten**
- Die Verwendung depolarisierender Muskelrelaxanzien ist kontraindiziert
- Kein Anlegen einer Blutsperre
- Bei Myoglobinurie → ggf. Diurese steigern, Harn alkalisieren

19.12.2   Mukopolysaccharidosen

― Defekt bzw. Mangel an lysosomalen Enzymen
→ Anreicherung von Mukopolysacchariden in Gewebe und Organen

- **Typ I – Morbus Hurler**
  (Synonym Morbus Pfaundler-Hurler)
― Defekt der α-L-Iduronidase
― **Folgen**
  ― Makrozephalie, Gesichtsdeformität, geistige Retardierung, Kleinwuchs
  ― Makroglossie, Mikrostomie, Mikrognathie
  ― Enger Rachenraum und Vergrößerung von Epiglottis, Adenoiden, Tonsillen
  ― Kurzer Hals, Reklinationsfähigkeit eingeschränkt
  → **Cave!** Atlantoaxiale Instabilität
  ― Mit dem Alter zunehmende Herzinsuffizienz, KHK, Herzklappenerkrankungen
  ― Restriktive Lungenfunktionsstörung
  ― Hepatosplenomegalie
  ― Multiple Skelettdeformitäten mit steifen Gelenken
  ― Verdickte Haut

- - **Anästhesiologische Besonderheiten**
― Schwierige Venenverhältnisse
― Schwierige Maskenbeatmung wg. Gesichtsdeformitäten
― Intubationsprobleme sehr wahrscheinlich
  → fiberoptische Intubation (► Abschn. 16.3.1)
― Kardiale Dekompensation möglich
― Beatmungsprobleme häufig (restriktive Ventilationsstörung + Thoraxdeformität)
― Regionalanästhesie prinzipiell möglich

- **Typ IV – Morbus Hunter**
- Defekt der Iduronat-2-Sulfatase
- Symptome ähnlich Typ I, aber weniger ausgeprägt

19.12.3 Lipidspeicherkrankheiten

- Defekt bzw. Mangel an lysosomalen Enzymen des Lipidstoffwechsels
- Führt zu Anreicherung von Lipidderivaten in Gewebe und Organen

- **Morbus Gaucher**
- Häufigste lysosomale Speicherkrankheit
- Mangel an Glukozerebrosidase
- **Folgen**
  - Glukozerebrosid wird in Makrophagen (Gaucher-Zellen) gespeichert
  - Ablagerungen v. a. in ZNS, Lunge, Leber, Milz, Knochen und Bindegewebe
  - Krampfleiden
  - Schluckstörungen
  - Rezidivierende pulmonale Infekte
  - Pulmonaler Hypertonus durch Ablagerungen in der Lunge und Thoraxdeformitäten
  - Hepatosplenomegalie mit Hypersplenismus und Panzytopenie
  - Fragile Knochen und Gelenke mit Schmerzen und Spontanfrakturen

- ■ ■ **Anästhesiologische Besonderheiten**
- RSI (wg. Aspirationsgefahr bei Hepatosplenomegalie und Schluckstörung)
- Vorsichtige Lagerung
- Eher keine Regionalanästhesie (wg. Thrombopenie)

19.12.4   Mitochondriopathien

- Defekte mitochondrial lokalisierter Enzyme
- Die Defekte können auf allen Ebenen der mitochondrialen Energiegewinnung lokalisiert sein
- Krampfanfälle sind häufig, ebenso Hypoglykämie und metabolische Azidose
- Grundsätzlich sollten bei Enzymdefekten, welche die Energiegewinnung beeinträchtigen, katabole Situationen vermieden werden
- Bei Myopathie und muskulärer Hypotonie sollte auf depolarisierende Muskelrelaxanzien verzichtet werden. Die Wirkung nichtdepolarisierender Muskelrelaxanzien kann verlängert sein
- Propofol hemmt die Acyl-CoA-Dehydrogenase sowie die Carnitinpalmitoyltransferase und sollte bei Mitochondriopathien vermieden werden

- **Pyruvat-Dehydrogenase-Mangel**
- Pyruvat-Dehydrogenase ist als Bindeglied zwischen Glykolyse und Citratzyklus für die Energiegewinnung aus Kohlehydraten essentiell
- Bei Enzymmangel wird weniger Acetyl-CoA in die Atmungskette eingespeist
- Früher Verlauf möglich → endet meist schon im Säuglingsalter letal
- **Folgen**
  - Laktatazidose
  - Krampfanfälle
  - Neuromuskuläre Störungen

- ■ **Anästhesiologische Besonderheiten**
- Präoperative Nahrungskarenz möglichst kurz halten
- Glukosesubstitution ab Beginn Nahrungskarenz (z. B. 5 mg/kg/min)

- Perioperativ engmaschige Überwachung von BZ, pH-Wert und Laktat
- Verwendung laktatfreier Infusionslösungen
- Vermeidung von weiteren Einschränkungen der Energiezufuhr (Hypovolämie, Hypoglykämie, Hypothermie, etc.)
- Bevorzugter Einsatz von Regionalanästhesien

- **Acyl-CoA-Dehydrogenase-Mangel (Short-, Medium-, Long-, Very-Long-Chain)**
- Gruppe von Defekten der Fettsäureoxidierung (von FS verschiedener Länge)
- Folgen
  - Risiko von metabolischer Azidose und Hypoglykämie
  - Kardiomyopathie
  - Bewusstseinstrübung und Hypotonie

- ▪▪ **Anästhesiologische Besonderheiten**
- Präoperative Nahrungskarenz möglichst kurz halten
- Glukosesubstitution ab Beginn Nahrungskarenz (z. B. 5 mg/kg/min)
- Vorsichtiger Einsatz kardiodepressiver Medikamente
- Vermeidung depolarisierender Muskelrelaxanzien
- Vermeidung von Propofol
- Vermeidung laktathaltiger Infusionslösungen

- **Carnitinmangel und Carnitin-Palmitoyl-Transferase (I und II) -Mangel**
- Mangel eines der zur Einschleusung von Fettsäuren in das Mitochondrium nötigen Transportmoleküle
- **Folgen**
  - Risiko von metabolischer Azidose und Hypoglykämie
  - Enzephalopathie

- Kardiomyopathie und Hepatopathie
- Myopathie (Rhabdomyolyse beschrieben)
- Koagulopathie

■ ■ Anästhesiologische Besonderheiten

- Carnitin-Substitutionstherapie bis zur OP fortführen
- Präoperative Nahrungskarenz möglichst kurz halten
- Glukosesubstitution ab Beginn Nahrungskarenz (z. B. 5 mg/kg/min)
- Vorsichtiger Einsatz kardiodepressiver Medikamente
- Verzicht auf Regionalanästhesie
- Vermeidung depolarisierender Muskelrelaxanzien
- Vermeidung von Propofol
- Vermeidung laktathaltiger Infusionslösungen

19.12.5   Andere Enzymdefekte

- **Glukose-6-Phosphat-Dehydrogenase-Mangel (Favismus)**
- Häufigster Enzymdefekt mit gestörter Bildung von Nikotinamidadenindinukleotidphosphat (NADP) in reifen Erythrozyten
- Gehäuft bei Patienten aus Afrika (Prävalenz dort bis 25 %)
- **Folgen**
    - Hämolytische Krisen, ausgelöst durch Triggersubstanzen, Infektionen oder (Keto)-Azidose
    - Hämolytische Anämie
    - Akutes Nierenversagen

▪▪ Anästhesiologische Besonderheiten
- Präoperativ Bestimmung von Hb-Wert und Serum-Bilirubin
- Vermeidung von Prilocain (EMLA), Lidocain, Nitraten, Nitroprussid, Metamizol, Penicillinen, Sulfonamiden, Metoclopramid, Methylenblau

▪ Fruktose-1,6-Bisphosphatase-Mangel
- Mangel an Fruktose-1,6-Bisphosphatase limitiert die Glukoneogenese in der Leber
- **Folgen**
  - Hypoglykämie
  - Ketoazidose

▪▪ Anästhesiologische Besonderheiten
- Präoperative Nahrungskarenz möglichst kurz halten
- Glukoseinfusion (z. B. 5 mg/kg/min)
- Perioperativ engmaschige BZ-Überwachung und pH-Wert-Kontrollen

Narkose bei Frühgeborenen

Simone Grimmer, Barbara Gallitzendörfer-Davidov

© Springer-Verlag GmbH Deutschland,
ein Teil von Springer Nature 2018
J. Schimpf, D. Craß, V. Sollmann (Hrsg.), *Kompendium Kinderanästhesie*
https://doi.org/10.1007/978-3-662-54398-6_20

◘ **Tab. 20.1** Frühgeborene	
Einteilung	Gewicht bei Geburt (GGW)
LBW (low birth weight)	GGW 2.500–1.500 g
VLBW (very low birth weight)	GGW 1.500–1.000 g
ELBW (extremely low birth weight)	GGW <1.000 g

Frühgeborene sind per Definition vor der 37. SSW geborene Kinder (Einteilung in ◘ Tab. 20.1).

20.1   Physiologische Besonderheiten

- **Respiratorisches System**
- Alveolenbildung ab ca. 24.–28. GW
  (ist erst im Schulkindalter abgeschlossen)
- Vor der 34. GW häufig therapiebedürftiges Surfactant-mangelsyndrom (≙ Atemnotsyndrom des FG)
- Zwerchfell als Hauptatemmuskel ermüdet schnell
- Apnoetoleranz ↓↓, je kleiner das Kind, desto ausgeprägter
- Apnoerisiko ↑ (Risikofaktoren: Gestationsalter ↓, Anämie, Hypoglykämie, Körpertemperatur ↓, Hypoxie, Sepsis)

- **Herz-Kreislauf-System**
- Das Herz eines FG arbeitet im Bereich der oberen Leistungsgrenze
- Das Myokard hat im Vergleich zu Erwachsenen weniger kontraktile Elemente
  - Es reagiert bei O_2-Mangel schnell mit Pumpversagen
  - Es existieren nur sehr geringe Kompensationsmöglichkeiten für Bradykardie und Blutverlust (HF und Kontraktilität sind kaum steigerbar)

- **Pharmakokinetik**
- Unreife der Enzyme der hepatischen
  Metabolisierung
- Unreife Nierenfunktion
  (GFR ↓, tubuläre Sekretion ↓, Rückresorption ↓)
- Größeres Verteilungsvolumen für Pharmaka
  als bei Erwachsenen
- Geringere Plasmaproteinbindung
  als bei Erwachsenen
  - Plasmaspiegel und Wirkdauer von Medikamenten
    sind bei FG kaum kalkulierbar
  - Meist verstärkte Wirkung und verzögerte
    Elimination bei Medikamenten
  - Narkosegase werden schneller aufgenommen und
    wieder abgegeben

- **Flüssigkeitshaushalt**
- Das Verhältnis von Plasmavolumen zum EZV beträgt
  bei FG 10 % zu 90 %, bei NG 20 % zu 80 %,
  bei Erwachsenen 25 % zu 75 %
- FG haben einen 2- bis 3-mal höheren Flüssigkeits-
  umsatz als Erwachsene (Wassertagesbedarf:
  FG 180 ml/kg, NG 150 ml/kg, Erw. 60 ml/kg)
- Nierenperfusion und Konzentrationsfähigkeit betragen
  bei FG nur etwa 25 % im Vergleich zu Erwachsenen
- FG haben deutlich höhere Na^+-Verluste über die
  Niere (1 % des filtrierten Na^+ bei Erwachsenen, bis zu
  15 % bei FG)
- **Folgen**
  - Die Volumenwirksamkeit kristalloider Lösungen ist
    geringer als bei Erwachsenen
  - FG sind ständig von Na^+- und Wasserverlust
    bedroht

- **Maßnahmen**
  - Nüchternzeiten möglichst knapp halten!
  - FG erhalten (zumindest perioperativ) Vollelektrolyt-lösungen mit Glukosezusatz (und keine 1/2- oder 1/3-Elektrolytlösungen)
  - Flüssigkeitsverluste zügig ausgleichen!

- **Thermoregulation**
- Große Körperoberfläche im Verhältnis zum Körper-volumen
- Dünne, isolierende Fettschicht, fehlende Fettreserven
- Folge: Gefahr der raschen Auskühlung!
- **Maßnahmen**
  - Transport konsequent im Inkubator oder Wärmebett
  - Umgebungstemperatur anpassen (▶ Abschn. 1.6)
  - Wärmematte, Wärmedecke (z. B. «Bair Hugger») oder Wärmelampe verwenden
  - Zügiges steriles Abdecken nach dem Abwaschen
  - Evtl. Atemgasklimatisierung
  - Evtl. Infusionen anwärmen
- Kritische Raumtemperatur
  - **FG** <1.000 g: 28°C
  - **NG** <3.500 g: 26°C
  - **NG** >3.500 g: 23°C
- Wärmeproduktion im braunen Fettgewebe (Noradre-nalinausschüttung und Triglyzeridhydrolyse führen zu gesteigertem O_2-Verbrauch, peripherer Vaso-konstriktion und Azidose)
  - **Cave!** PVR ↑ → Re-Li-Shunt ↑

20.2 Spezielle Narkoserisiken

20.2.1 Hypoglykämie

Erhöhte Gefahr einer Hypoglykämie durch
- Hohen Glukoseumsatz (Glukose-Tagesbedarf: FG 8 g/kg, NG 6 g/kg, Erw. 3 g/kg)
- Geringe Glykogenspeicher (Reserven: FG 4 h, NG 10 h, Erw. 16 h)
- Unfähigkeit zur Glukoneogenese

Maßnahmen
- Engmaschige BZ-Kontrollen
- Glukosegehalt der Standardinfusionslösungen für FG/NG (VE *plus* Glukose 1 %) reicht oft nicht aus:
  - Evtl. zusätzlich Glukose (3 bis 5 mg/kg/min)
  - Evtl. zusätzlich Glukose-Bolus 200 mg/kg

20.2.2 Bronchopulmonale Dysplasie

- Chronische, potenziell reversible Erkrankung beatmeter Frühgeborener als Folgezustand des neonatalen «respiratory distress syndrome»
- Inzidenz bis zu 50 % bei FG <1.000 g

- **Pathogenese (multifaktoriell)**
- Biochemische Unreife (Surfactant ↓, Enzyme zur O_2-Detoxikation ↓, Vit. A ↓)
- Pulmonale Inflammationsreaktion infolge akuter Lungenläsion oder Chorioamnionitis
- Steigerung der mikrovaskulären Permeabilität

- **Risikofaktoren**
- Hoher Beatmungsdruck, hohe FiO_2, rezidivierende pulmonale Infektionen, persistierender Ductus arteriosus (PDA), Flüssigkeitsüberladung der Lunge

- **Pathophysiologie**
- Versteifung des Lungengerüsts und Ödem führen zu Restriktion und niedriger Compliance
- Im Verlauf zunehmende Obstruktion mit erhöhter Resistance durch verstärkte Schleimsekretion, Hypertrophie der Bronchialmuskulatur und peribronchiale Fibrose
- Typisches Röntgenbild: nebeneinanderliegende Lungenbezirke mit Emphysem und Atelektasen

- **Folgen**
- Vermehrte Atemarbeit, anhaltender Sauerstoffbedarf
- Emphysembullae, Lungenfibrose, Bronchomalazie, Bronchialsekretion ↑
- Gedeihstörung, Infektanfälligkeit

- **Komplikationen und Anästhesierelevanz**
- Pulmonale Hypertonie, Cor pulmonale
- Rascher Sättigungsabfall während des Intubationsvorgangs
- Während Intubationsapnoe Bildung ausgedehnter Atelektasen mit im Extremfall fehlender $etCO_2$-Anzeige und fehlendem Sättigungsanstieg nach korrekter Intubation
  → Maßnahme gegen Atelektasenbildung ist vorsichtiges Blähen. **Cave!** Pneumothoraxgefahr!
- Verzicht auf N_2O
- Häufig Bronchospasmus bei Narkoseausleitung bzw. nach Extubation
- Hohes postoperatives Hypoxierisiko

20.2.3 **Retinopathia praematurorum (ROP)**

Eine ROP entsteht bei bis zu 30 % aller FG vor der 32. SSW mit einem Geburtsgewicht weniger als 1.500 g. ROP führt im Extremfall zu retrolentaler Fibroplasie (Fibrovaskuläre Stränge, die zur Ablösung der Netzhaut führen (Traktionsamotio). Dies ist bis ca. zur 34. GW relevant.

 Cave!

- Gefährlich für die Entstehung einer Retinopathia praematurorum (ROP) sind vor allem größere Schwankungen und schnelle Änderungen der SpO_2-Werte
- Intraoperatives Ziel: SpO_2 zwischen 86 und 96 % anstreben

▬ SpO_2-Messung präduktal (obere Extremität plus Kopf)

- **Therapie und Prognose**
▬ **Stadium 1, 2, 3 (früh):** Beobachtung, spontane Rückbildung
▬ **Stadium 3 (spät):** Laserkoagulation, evtl. Bevacizumab (Avastin; Angiogenesehemmer) intravitreal
▬ **Stadium 4, 5:** OP (Plombe, Zerklage, Vitrektomie); Folgeschäden: Myopie, Amblyopie, Sehnerv-/Makulahypoplasie

20.2.4 **Wiedereröffnung fetaler Shunts**

Die fetalen Shunts (Foramen ovale, Ductus arteriosus Botalli) sind bei FG noch offen oder nur funktionell verschlossen.

 Cave!
- Injektion von Luft (Luftfilter verwenden, Konus am Dreiwegehahn vorfüllen)

- Pulmonaler Druckanstieg (durch Beatmung, Hypoxie, Hyperkapnie, Azidose) → SpO_2-Messung prä- und postduktal

- **Folgen eines pulmonalen Druckanstiegs**
  - Wiedereröffnung fetaler Shunts
  - Re-Li-Shunt → Lungenperfusion ↓↓ → Hypoxie

- **Therapie**
  - **Pulmonalen Widerstand senken**
    - Hyperventilation, FiO_2 ↑
  - **Peripheren Widerstand anheben**
    - Volumengabe (z. B. 10 ml/kg VE)
    - Kompression der Femoralarterien
    - Vasopressorgabe (z. B. Noradrenalin)
    - Narkoseführung mit S-Ketamin
    - Morphingabe

20.2.5 Intra- und periventrikuläre Hämorrhagie (IVH/PVH) und periventrikuläre Leukomalazie (PVL)

- **Ursachen**
  - Unreife der zerebralen Autoregulation (v. a. vor der 31. GW)
  - Unzureichend entwickelte Gefäßversorgung und erhöhte Fragilität der Kapillaren
  - Hohe Vulnerabilität der Oligodendroglia

- **Auslösende Faktoren**
  - Anstieg der zerebralen Perfusion (z. B. durch pCO_2 ↑, pO_2 ↓) → IVH
  - Abnahme der zerebralen Perfusion (z. B. durch RR ↓ und pCO_2 ↓) → PVL

- Hypoglykämie, Anämie, Hypothermie, Azidose, Blutdruckschwankungen
- Für IVH gilt: größte Vulnerabilität in der 1. LW, geringer in der 2. LW, danach fast nie

- **Prophylaxe**
- Homöostase der oben genannten Parameter
- Vermeiden größerer Schwankungen und schneller Änderungen von RR, pO_2 und pCO_2

20.2.6 **Postoperative Apnoe**

- Ursache ist die neuronale Unreife des zentralen Atemzentrums im Hirnstamm, zusätzlich rasche Erschöpfung bei vermehrter Atemarbeit
- Apnoephasen (oft >30 s) sind bei FG häufig → SpO_2 ↓, Bradykardie, Muskeltonus ↓
- Hypnotika und Opiate verstärken synergistisch die Apnoetendenz, ebenso wie Anämie, Hypoxie, Hypothermie und Hypoglykämie
  - Homöostase herstellen (Hb, Temp., BZ)
  - Wenn Extubation angestrebt wird: perioperativer Verzicht auf Hypnotika und Opioide (z. B. Intubationsnarkose mit Maskeneinleitung plus Kaudalanästhesie). Danach ist eine Extubation meist problemlos möglich
  - Alternativ: Monokaudalanästhesie
  - Postoperatives Apnoemonitoring bis zur 60. postkonzeptionellen Woche
  - Fortführen einer bestehenden Therapie mit Theophyllin oder Coffein
  - Postoperative Nachbeatmung, falls notwendig

20.3   Narkoseführung

20.3.1 Narkoseeinleitung

- i.v.-Einleitung mit Thiopental oder Maskeneinleitung mit Sevofluran
- FiO_2 während der Einleitung so niedrig wie möglich (SpO_2 90–96 %)
- Alle Opioide sind – mit Bedacht – einsetzbar
- Großzügige Indikation zur Intubation (Tubusgrößen etc. s. ▶ Kap. 23.2)
- LMA (ab 2.000 g) nur im Notfall (Dislokationsgefahr)
- Nach Intubation immer Magen absaugen (Luft)
- Frühzeitig BGA (z. B. kapillär)
  → Abgleich von $paCO_2$ und $etCO_2$, Ausgangswerte (Hb, BZ, u. a.)
- (Alleinige) Kaudalanästhesie, falls vom OP-Gebiet indiziert, ist möglich (▶ Abschn. 10.2.1, 10.2.3)

> Nach Maskeneinleitung mit Sevofluran (unter Verzicht auf i.v.-Hypnotikum und Opioid) und anschließender Kaudalanästhesie ist bei Frühgeborenen die Extubation unmittelbar postoperativ meist möglich.

20.3.2 Narkoseaufrechterhaltung

- FiO_2 nach Bedarf (SpO_2 86–96 %)
- Sevofluran (1–2 Vol %)
- Bei Verwendung eines Intensivrespirators (keine Narkosegasapplikation möglich)
  → zusätzlich Midazolam (z. B. 0,1 mg/kg i.v.)
  - **Beachte:** Bei zu schneller Injektion von Midazolam sind Krampfanfälle, insbesondere bei FG möglich. Langsam injiziert und nur kurzfristig (perioperativ)

angewandt ist Midazolam ein Standardmedikament bei NG und FG
- Auskühlung vermeiden
- Infusion von VE mit Glukosezusatz (E 148 G1 Päd)
- BZ engmaschig kontrollieren (1- bis 2-stündlich, ggf. zusätzlich Glukose ▶ Abschn. 20.2.1)
- SpO_2-Messung prä- und postduktal

20.3.3 Beatmung

- Totraumreduktion (z. B. Austausch des Tubuskonnektors gegen Humid-Vent Micro) (▶ Abschn. 5.1)
- Druckkontrollierte Beatmung, AZV 6 bis 8 ml/kg, PEEP 3–5 mbar
- Normokapnie anstreben
- Bei längeren Eingriffen Atemgasklimatisierung

20.4   Besonderheiten des Equipments bei Früh- und Neugeborenen von der Intensivstation

20.4.1 Inkubator

- **Temperaturauswahl**

Gewicht
- <1.500 g: 37°C
- <2.500 g: 36°C
- >2.500 g: 33°C

20.4.2 Intensivrespirator

Zum Beispiel Leonie 2 (Fa. Heinen & Löwenstein) für FG, NG, Säuglinge: halboffenes System, «continuous flow».

- **Grundeinstellung (FG, NG)**

Flowsensor einschalten und kalibrieren, wenn erforderlich

Modus:	IMV
Flow:	FG 6 bis 8 l/min, NG 10 bis 12 l/min
Zeitvariable:	T_{insp} 0,35–0,5 s
Frequenz:	FG 60/min, NG 40/min
AZV:	5–6 ml/kg
FiO$_2$:	nach Ziel-SpO$_2$ (FG 86–96 %, NG 92–99 %)

Bei «continuous-flow-Beatmungsgeräten» ist der etCO$_2$-Wert häufig nicht zuverlässig zu messen (Auswaschung), ggf. transkutane pCO$_2$-Messung verwenden. Allerdings ist die transkutane CO$_2$-Messung auch sehr störanfällig und muss oft kalibriert werden.

20.4.3 Oxylog

- Ab 3. LJ bzw. ab 10–15 kg
- Minimales AMV: 3 l/min

20.4.4 BGA-Entnahme bei FG/NG/SG

Bei liegender Arterie: 0,15 ml in 1-ml-Spritze entnehmen, in Glaskapillare (= 0,1ml) umfüllen, sonst kapilläre BGA (Ferse, Daumenkuppe). Das Restvolumen wieder zurückgeben (**Cave!** Luft), da sonst relevante Blutverluste durch die Blutentnahmen entstehen können.

20.4.5 **Zentraler Venenkatheter**

(▶ Kap. 6)

- **Mini-Silastic-Katheter 1 F = 0,3 mm**
- **Cave!** Keine ZVD-Messung möglich
- Hohe Okklusionsgefahr, kein Stoppen der Infusion!
- Keine Transfusion und keine Blutentnahme möglich
- Hohe Perforationsgefahr des Katheters bei zu hohem Injektionsdruck
- Häufig laufen Katecholamine zusammen mit z. B. Sedierung über den einzigen vorhandenen Schenkel → **Cave!** Keine Bolusgabe aus dem Sedierungsperfusor

- **Silastic-Katheter 2 F = 0,6 mm**
- Bessere Injektionsmöglichkeit
- Ebenfalls Perforationsgefahr bei zu hohem Injektionsdruck

20.4.6 **Infusionsfilter**

(▶ Kap. 6)

- **Filter mit 1,2 μm Porendurchmesser (= Luft- und Partikelfilter)**
- Gabe fetthaltiger Medikamente (z. B. Propofol) problemlos möglich
- **Keine** korpuskulären Bestandteile (z. B. EK, TK)
- **Kein** Humanalbumin, FFP
- **Keine** Faktorenkonzentrate

- **Filter mit 0,2 μm Porendurchmesser (= Luft-, Partikel- und Bakterienfilter)**
- **Kein** Fett, resp. fetthaltigen Medikamente (z. B. Propofol)
- **Keine** korpuskulären Bestandteile (z. B. EK, TK)
- **Kein** Humanalbumin, FFP
- **Keine** Faktorenkonzentrate

Neugeborenenerstversorgung und -reanimation

Norbert Bachmann

© Springer-Verlag GmbH Deutschland,
ein Teil von Springer Nature 2018
J. Schimpf, D. Craß, V. Sollmann (Hrsg.), *Kompendium Kinderanästhesie*
https://doi.org/10.1007/978-3-662-54398-6_21

Dieses Kapitel spiegelt modifizierte Inhalte nach ERC 2015 und AHA 2015 sowie die Empfehlungen der Deutschen Gesellschaft für Gynäkologie und Geburtshilfe (DGGG), der Deutschen Gesellschaft für Perinatale Medizin (DGPM), der Gesellschaft für neonatologische und pädiatrische Intensivmedizin (GNPI) und der Deutschen Gesellschaft für Kinder- und Jugendmedizin e. V. (DGKJ) wider.

- **Einweisung von Schwangeren in Krankenhäuser der adäquaten Versorgungsstufe (AWMF-Leitlinie 087-001)**

Bei einer geplanten oder bevorstehenden Geburt mit Risikokonstellation ist die Einweisung in eine dem jeweiligen Risiko entsprechende Einrichtung der adäquaten Versorgungsstufe angezeigt.

- **Verlegung von Früh- und Reifgeborenen in Krankenhäuser der adäquaten Versorgungsstufe (AWMF-Leitlinie 087-001)**

Frühgeborene und kranke Reifgeborene sollen bei risikoadaptierter Indikationsstellung in denjenigen Einrichtungen versorgt werden, die von ihrer Struktur und Qualität her für die Schwere der Erkrankung bzw. den Grad der Unreife die notwendigen Voraussetzungen erfüllen.

- **Empfehlungen für die strukturellen Voraussetzungen der perinatologischen Versorgung in Deutschland (AWMF-Leitlinie 087-001)**

Grundsätzlich ist in Geburtskliniken ohne Pädiatrie der Geburtshelfer für die Erstversorgung von Neugeborenen ärztlich-organisatorisch verantwortlich. Für Ausnahmefälle müssen verbindliche Absprachen getroffen werden, und der versorgende Arzt muss in der Versorgung von Neugeborenen geschult sein.

21.1 Physiologische peripartale Veränderungen

21.1.1 Kardiovaskuläres System

- **Pränatal**

Rechter und linker Ventrikel sind parallel geschaltet

- **Postnatal**

Rechter und linker Ventrikel werden in Reihe geschaltet durch
- Anstieg des peripheren Gefäßwiderstands nach Abnabelung
- Abfall des pulmonalen Gefäßwiderstands nach dem ersten Schreien des NG,
  dadurch
  - Funktioneller Verschluss des Foramen ovale (linksatrialer Druckanstieg)
  - Muskulärer Verschluss des Ductus arteriosus (paO_2-Anstieg)

❶ Cave!
Wiedereröffnung der fetalen Zirkulation durch Hypoxie, Azidose und Hypothermie ist möglich.

21.1.2 Respiratorisches System

Die fetale Lunge ist mit Flüssigkeit gefüllt. Intrapartal wird diese Flüssigkeit resorbiert bzw. während Passage des Geburtskanals ausgepresst. Bei fehlender pulmonaler Clearance (schnelle Geburt, Sectio, FG) steigt die Rate postnataler respiratorischer Komplikationen (z. B. «wet lung syndrome»).

Peripartale Adaptationsstörungen haben meist eine respiratorische Ursache.

Insgesamt zeigen 85 % aller NG nach der Geburt eine ungestörte Anpassung, ca. 10 % aller NG benötigen zur Initiierung der Atmung eine taktile Stimulation. Bei 3 % der NG ist eine respiratorische Unterstützung mit Maskenbeatmung ausreichend, bei 2 % wird eine tracheale Intubation notwendig. Nur bei 0,1 % aller NG sind erweiterte Reanimationsmaßnahmen (Thoraxkompressionen und/oder Adrenalingaben) erforderlich. Bei FG <1.500 g sind es bis zu 50 %.

> ❯ Der Erfolg einer Reanimation bei NG hängt in über 99 % der Fälle nicht von komplizierten Maßnahmen ab, sondern von folgenden drei Dingen:
> - Trocknen und Wärmeschutz, Stimulation der Atmung
> - Oxygenierung, Sicherung des Atemwegs
> - Absaugen nur, wenn notwendig

21.2   Vorgehen bei der Neugeborenenversorgung

21.2.1 Abnabelung

- Unbeeinträchtigte Reif- und Frühgeborene, die keine Unterstützung benötigen (suffiziente Atmung, kräftiges Schreien)
  - Verzögertes Abnabeln empfohlen (frühestens 60 s nach Geburt)
- Reif- und Frühgeborene mit insuffizienter Atmung
  - Unmittelbares Abnabeln, um unverzüglich Reanimationsmaßnahmen zu ermöglichen

21.2.2 Initiale Beurteilung des Neugeborenen

Nach den Leitlinien des ERC werden die NG in drei Gruppen mit abgestufter Behandlungsstrategie eingeteilt (◻ Tab. 21.1).

■ «The Golden Minute»

Die initiale Beurteilung sowie die Erstmaßnahmen (Stimulation) sollten innerhalb von 30 s erfolgen, eine erforderliche Beatmung nach weiteren 30 s.

Dabei ist der Anstieg der Herzfrequenz ein wichtiger Parameter für den Reanimationserfolg!

Der **APGAR-Score** (Beurteilung von **A**tmung – **P**uls – **G**rundtonus – **A**ussehen – **R**eflexe nach 1, 5 und 10 min) dient der Bewertung der Adaptation von NG. Er eignet sich

◻ Tab. 21.1 Initiale Beurteilung und Therapie von Neugeborenen

	Gruppe 1	Gruppe 2	Gruppe 3
Atmung	Kräftiges Schreien, suffiziente Atmung	Insuffizient oder Apnoe	Insuffizient oder Apnoe
Muskeltonus	Gut	Normal oder reduziert	Schlaff («floppy»)
Herzfrequenz	>100/min	<100/min	<100/min
Prozedere	Kein sofortiges Abnabeln nötig, abtrocknen, Wärmeerhalt, Kind der Mutter geben	Sofortiges Abnabeln, taktile Stimulation, abtrocknen, Wärmeerhalt (kurze) Maskenbeatmung	Sofortiges Abnabeln, Trocknen, Wärme, Atemwege freimachen, Beatmung, ggf. HDM, ggf. Medikamente

nicht zur Identifizierung reanimationspflichtiger Kinder, u. a. weil die erste Bewertung erst nach 1 min erfolgt.

21.2.3 Maßnahmen der Neugeborenen-erstversorgung/-reanimation

- **Routineversorgung (30 s)**
- Taktile Stimulation
    - Abreiben, Trocknen
      (Wärmeverlust 5-fach größer bei nassen NG)
    - Beklopfen der Fußsohlen
- Wärmeerhalt
    - **Cave!** Hypothermie führt zur Atemdepression, gesteigertem O_2-Verbrauch, Azidose, Krampfanfällen und ist ein wesentlicher Mortalitätsfaktor.
      Ziel-Temperatur: zwischen 36,5 und 37,5 °C
- Initiale Beurteilung in Rücken- oder (reife Neugeborene) in Seitenlage: Einteilung nach ERC in Gruppe 1 bis 3
- Simultane Anlage von EKG und Pulsoxymetrie präduktal (= obere Extremität und Kopf)
- Zeitmesser starten, BGA aus Nabelschnurblut

Akzeptable präduktale SpO$_2$ (nach ERC-Leitlinien – Abweichungen in AHA-Leitlinien 2015)
- **Reife NG**
    - 2 min nach Geburt: 60 %
    - 3 min nach Geburt: 70 %
    - 4 min nach Geburt: 80 %
    - 5 min nach Geburt: 85 %
    - 10 min nach Geburt: 90 %
- **FG**
    - unmittelbar nach Geburt: 40 %
    - 10 min nach Geburt: 80–90 %

- **Erweiterte Maßnahmen (Gruppe 2 und 3)**

Das Vorgehen folgt dem **ABCD-Algorithmus**, die Effektivität der Maßnahmen wird durch wiederholte Prüfung der 3 Vitalzeichen – Herzfrequenz, Eigenatmung, O_2-Sättigung – überwacht.

■ ■ **A (Airway) → Atemweg freimachen (30 s)**

Lagerung
- Kopf in Neutralposition, Schnüffelposition, ggf. Schulterrolle, ggf. Esmarch-Handgriff, ggf. Guedel-Tubus

Absaugen

Indikation: Atemwegsobstruktion durch Schleim, Blut, Mekonium, Vernix

Vorgehen: erst Mund, ggf. Rachen, dann Naseneingang absaugen; Sog ~100 mmHg (≤150 mmHg Mekonium), Katheter 10–12–14 CH
- **Cave!** Schleimhautläsion, Laryngospasmus, reflektorische Apnoe, Reflexbradykardie
- Guedel-Tubus bei Choanalatresie oder Dysmorphiesyndromen wie Pierre-Robin-Syndrom hilfreich

Falls weiterhin insuffiziente/fehlende Atmung oder HF <100/min

■ ■ **B (Breathing) → Beatmung (30 s)**

Ziel: Belüftung/Entfaltung der Lungen mit Etablierung einer FRC
- Maskenbeatmung mit initialem (vorsichtigem!) Blähmanöver (5 Atemhübe, Plateau je 2–3 s)
  - **Reifes NG**
    - Initial: p_{max} ~ 30 (ggf. auch mehr) mbar für 2–3 s
  - **Frühgeborenes**
    - Initial: p_{max} ~ 20–25 mbar für 2–3 s
  - Dann: p_{max} 15–20 mbar
  - AF 30 (40–60)/min

- Druckbegrenzung 30–35 mbar, Inspirationszeit 1 s, Flow 4–6 l/min, keine Empfehlung für verlängerte Blähmanöver >5 s

Sauerstoffgabe

- Initiale Beatmung mit Raumluft (FiO$_2$ 21 %). O$_2$-Gabe nur bei Bradykardie trotz vorhandener Thoraxexkursionen. Bei Steigerung der FiO$_2$ titrierendes Vorgehen. Erhöhung der FiO$_2$ bis 100 % bei Notwendigkeit von CPR. Reduktion der FiO$_2$ schnellstmöglich nach Erreichen akzeptabler präduktaler SpO$_2$-Werte bzw. bei suffizientem Kreislauf
- **FG <35. SSW:** Titrierte O$_2$-Gabe (21–30 %), bis zum Erreichen adäquater präduktaler SpO$_2$-Werte
- Probleme einer hohen FiO$_2$: Reduzierte zerebrale Durchblutung, verzögertes Einsetzen der Spontanatmung, Entstehung von freien Radikalen → oxidativer Stress

> ❯ Höhere Sauerstoffkonzentrationen bei der Neugeborenenversorgung nur bei entsprechender Indikation: so viel wie nötig, so wenig wie möglich.

Falls keine ausreichende Eigenatmung, insuffiziente Maskenbeatmung, anhaltende Bradykardie

- Überprüfung ggf. Korrektur von Lagerung, Effektivität der Maskenbeatmung
- **Nasen-IMV:** Tubus ca. 3 cm (FG), 4 cm (NG), durch die Nase in den Pharynx vorschieben, Mund und Nase beim Beatmen schließen (▶ Abschn. 4.4)
- **Larynxmaske** (Größe 1): ab >2.000 g oder 34. SSW beim NG einsetzbar
    - Nasen-IMV und Larynxmaske sind mögliche Alternativen bei insuffizienter Maskenbeatmung oder wenn die Intubation nicht gelingt

◻ Tab. 21.2 Wahl von Tubus (ungecufft) und Absaugkathetern bei NG

Körper-gewicht [g]	Gesta-tions-woche	Tubus [mmID]	Tiefe oral [cm]	Tiefe nasal [cm]	Absaug-kathe-ter [CH]
<750	23–25	2,0–2,5	5,5–6,0	6,5–7,5	5–6
750–2.000	26–33	2,5	6,0–7,5	7,5–9,0	6
2.000–3.000	34–36	3,0	7,5–8,0	8,0–10,0	6
>3.000	36–43	3,5	8,0–9,0	>9,0–10,0	8

- Intubation (◻ Tab. 21.2)
  - **Nasale Intubation**: Tubus-Fixierung am Nasenloch: 6–7 cm *plus* KG (in kg),
    z. B. FG mit 2.000 g → Tubusfixierung bei 8–9 cm
  - **Orale Intubation**: Tubusfixierung am Mundwinkel: 5 cm *plus* KG (in kg)

Zeichen einer adäquaten Beatmung

- Thoraxexkursionen, SpO_2-Anstieg, HF-Anstieg, Atemgeräusche beidseits, $etCO_2$-Signal vorhanden

Exspiratorische CO_2-Detektion

- Empfohlene Maßnahme, um eine endotracheale Tubuslage zu bestätigen, auch bei sehr kleinen FG (VLBW = «very low birth weight»)

Bei klinischer Verschlechterung nach Intubation

Suche nach «**DOPES**»

- **D**islokation (des Tubus)
- **O**bstruktion (an alle Teile des Atemweges denken! Lunge, Tubus, Filter, Schläuche)

- **P**neumothorax (bilaterale Auskultation, Inspektion, Transillumination)
- **E**quipmentversagen (z. B. Fehlfunktion des Beatmungsgerätes → ggf. manuelle Beatmung mit Beatmungsbeutel)
- **S**tomach (Magenüberblähung durch Maskenbeatmung oder Fehlintubation)

> **Beispiel für primäre Einstellung einer kontrollierten Beatmung**
> - **AF**   30–60/min
> - **AZV**   4–8 ml/kg
> - **PEEP**   3–5 mbar
> - **I:E**   1:2
> - **PIP**   15–20 mbar
> - **$paCO_2$** 40–50 mmHg

■ ■ C (Circulation) → Herzdruckmassage

Indikation HF<60/min, trotz suffizienter Beatmung über 30 s
Monitoring der Herztätigkeit: EKG, SpO_2, Auskultation, Puls an Nabelschnurbasis (nicht immer valide)
Technik

- **Zwei-Daumen-Technik** (primär empfohlen): Hände umgreifen den Thorax, Daumen liegen nebeneinander auf dem unteren Drittel des Sternums (unterhalb Intermamillarlinie)
- **Zwei-Finger-Technik**: Kompression mit Zeige- und Mittelfinger, andere Hand am Rücken zur Stabilisierung
- **Kompressionstiefe:** Ein Drittel des Thoraxdurchmessers

HDM : Beatmung (bei V. a. respiratorische Ursache)
= 3:1 = 90:30/min ≈ 120 Aktionen/min

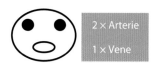

□ **Abb. 21.1** Die Nabelvene ist größer und dünnwandiger als die Arterien

HDM: Beatmung (bei V. a. kardiale Ursache)
= 15:2 = 105:14/min ≈ 120 Aktionen/min
▬ Koordiniertes Vorgehen, HF alle 30 s überprüfen, bei HF >60/min → HDM beenden

■ ■ **D (Drugs) → Medikamente, Volumengabe**
Indikation: HF <60/min nach 30 s suffizienter Reanimation
Applikationswege
Nabelvenenkatheter (primär empfohlener Zugangsweg i.R. einer Reanimation): Die Nabelvene ist größer und dünnwandiger als die Arterien (□ Abb. 21.1)
Den flüssigkeitsgefüllten Katheter an der Spitze mit einer Pinzette fassen und widerstandslos in die Vene einführen. Dabei den Nabelstumpf mit Nabelbändchen etwas strecken und nach kaudal ausrichten. Katheter aspirieren und fixieren. Max. Liegedauer 5–7 Tage.
Kathetergrößen: CH 3,5 für <1.500 g; CH 5,0 für ≥1.500 g
Vorschub ab Nabelring: <1.500 g: 6 cm; 2.500 g: 8 cm; 3.500 g: 9 cm
Im Notfall kann auch eine Venenverweilkanüle in die Nabelvene geschoben werden.
Komplikationen: Sepsis, Pfortaderthrombose
▬ **i.v.-Zugang:** Hand, Fuß, Kopf, max. 2–3 Punktionsversuche, max. 60–90 s
▬ **i.o.-Zugang:** ab 3 kg; Nadel 15 G, 15 mm Länge; Ort: proximales mediales Tibiaplateau

Medikamente

- **Adrenalin** (1:10.000)
    - **Indikation:** HF <60/min, Asystolie
    - **Dosis:** initial 10 µg/kg i.v./i.o.,
      bei Repetition 10–30 µg/kg i.v./i.o.
- **Natriumbikarbona**t (8,4 % verdünnen
  → 4,2 % = 0,5 mmol/ml)
    - **Indikation:** Nach prolongierter suffizienter CPR
      erwägen. Grundsätzlich keine Empfehlung.
      Azidose pH <7,0 mit konsekutiver pulmonaler
      Vasokonstriktion
    - **Dosis:** 1–2 mmol/kg i.v.
    - **Cave!** Osmolalitätsanstieg → Hirnblutung
      (vor allem FG)
- **Volumensubstitution**
    - **Indikation:** Hypovolämie infolge von Plazenta-,
      Nabelschnurruptur, Nabelschnurkompression;
      Symptome: weiß-graue Blässe, schwache Pulse
    - **Dosis:** 10 ml/kg/Bolus (VE, bei Bedarf FEK
      0-rh-negativ, leukozytendepletiert, bestrahlt),
      ggf. wiederholen
- **Glukose 10 %** (Euglykämie ist anzustreben)
    - **Indikation:** BZ <45 mg/dl (NG/FG)
    - **Dosis:** 3–4 ml/kg; dann 2–3 ml/kg/h
    - Anmerkung: Eine Hypoglykämie führt bei asphyk-
      tischen NG zu neurologischen Schäden, dagegen ist
      das für eine Hyperglykämie nicht sicher nachzu-
      weisen.
- **Naloxon**
    - **Indikation:** opiatbedingte Atemdepression des NG
      (Vorsicht bei opiatabhängiger Mutter)
    - **Dosis:** 10 µg/kg i.v./i.o./i.m., **Cave!** Rebound

21.2.4 Besondere Situationen

- **Asphyxie unter suffizienter Beatmung**
- Mekoniumaspiration (s. u.)
- Pneumothorax (s. u.)
- Zwerchfellhernie (s. u.)
- Vitium cordis
- Schock
- Lungenhypoplasie

- **Bauchwanddefekt (Omphalozele, Gastroschisis, Blasenekstrophie)**
- Vermeiden von Flüssigkeits- und Wärmeverlusten
- Defekt mit sterilen, feuchten, warmen Kompressen und sterilem Plastiksack abdecken, Seitenlagerung, Torsion von luxierten Eingeweiden vermeiden, latexfreies Vorgehen

- **Mekoniumhaltiges Fruchtwasser, Mekoniumaspiration**

Mekoniumhaltiges Fruchtwasser ist ein Warnzeichen für eine intrauterine Hypoxie. Betroffen sind bis zu 15 % aller NG, davon entwickeln 4 % ein Mekoniumaspirationssyndrom

Vorkommen: Übertragung, Nabelschnurkompression, Plazentainsuffizienz

Therapie
- **Vitales NG**: Routineversorgung
- **Avitales NG mit Verdacht einer Atemwegsverlegung durch Mekonium:** Keine Stimulation. Oropharyngeale Inspektion, Entfernung von obstruierendem Material (mit pädiatrischem Jankauer oder Absaugkatheter 12–14 CH)
- **Avitales NG mit Hinweis auf tracheale Obstruktion:** Intubation und tracheales Absaugen,

Beginn der Beatmung möglichst innerhalb der ersten
Lebensminute

— Falls Intubationsversuch zu lange dauert sowie bei
  Bradykardie → Maskenbeatmung/Nasen-IMV
  — Beatmungsparameter: PIP und PEEP niedrig;
    kurze Inspiration und lange Exspiration.
    Ggf. Surfactantlavage und Surfactantgabe
  — Komplikationen: Pneumothorax (20 %), Atemnot-
    syndrom, PPHN (▶ Abschn. 1.2, Abschn. 20.2.4)
  — Keine Empfehlung für intrapartales Absaugen
  — Routinemäßige BAL mit NaCl 0,9 % bzw. routine-
    mäßige Surfactantgabe wird nicht empfohlen

- **Pneumothorax**
(▶ Abschn. 18.15)
— **Cave!** Kardiozirkulatorischer Notfall aufgrund
  Mediastinalverlagerung
— **Diagnose:** Transillumination mit Kaltlicht (gelingt nur
  bei abgedunkelter Umgebung)
— **Notfallpunktion:** 18- oder 20-G-Braunüle, 2. ICR in
  der MCL oder 4. ICR in der vorderen Axillarlinie,
  Aspiration mittels Spritze über Dreiwegehahn
— Anschließend Anlage einer Thoraxdrainage:
  NG 10–12 F, Sog 5–10 cmH$_2$0

- **Zwerchfellhernie**
— **Symptome:** Atemnot, einseitiges Atemgeräusch,
  verlagerte Herztöne, eingefallenes Abdomen,
  Darmgeräusche im Thorax
— **Schlechter AZ:** primäre Intubation ohne Masken-
  beatmung (AF hoch, PIP niedrig), Magensonde,
  Lagerung mit erhöhtem OK auf betroffene Seite
— **Cave!** Gehäuft Lungenhypoplasie (für Prognose
  entscheidend), Pneumothorax, PPHN, PFC
  (▶ Abschn. 1.2, 20.2.4)

- **Postreanimationsphase und therapeutische Hypothermie**

Nach erfolgreicher Reanimation profitieren NG (>36. SSW), bei denen sich eine moderate bis schwere hypoxisch-ischämische Enzephalopathie entwickelt, von einer therapeutischen Hypothermie: Durchführung auf neonatologischer Intensivstation. Temperatur 33,5 bis 34,5°C. Beginn innerhalb von 6 h postpartal, Kühldauer: 72 h, Wiedererwärmung über mindestens 4 h. Ganzkörper- oder selektive Kopfkühlung sind gleich effektiv, Vorgehen nach Protokoll. Follow-up in neonatologischer Nachsorge empfohlen. Nebenwirkungen: Thrombozytopenie (und Folgen), Hypotension.

- **Abbruch von Reanimationsmaßnahmen**

Ist bei einem NG nach mindestens 10 min kontinuierlicher und adäquater Reanimation zu keiner Zeit ein Lebenszeichen (Herzaktion, Atmung) festzustellen, so ist eine Beendigung der Maßnahmen zu erwägen.

- **Verzicht auf Reanimationsmaßnahmen**

Die Leitlinien von ERC und AHA nennen folgende Umstände mit hoher Mortalität oder schlechtem Outcome, in denen ein Verzicht auf eine Reanimation sinnvoll ist

- Gestationsalter <23. SSW
- Geburtsgewicht <400 g
- Anenzephalie
- Gesicherte Trisomie 13 und 18

Die Entscheidung sollte unter Berücksichtigung regionaler Outcomedaten und nach Beratung mit den Eltern erfolgen.

21.3   Arbeitsplatz für die Neugeborenen-versorgung und -reanimation

- ■ **Einrichtung**
- ▬ Reanimationstisch
- ▬ Infrarotstrahler und Wärmematte
- ▬ Stoppuhr (APGAR-Timer)

- ■ **Medizinisches Equipment**
- ▬ EKG
- ▬ Pulsoxymeter
- ▬ Blutdruckmessgerät
- ▬ Säuglingsstethoskop
- ▬ Thermometer/Temperatursonden
- ▬ Blutzuckermessgerät
- ▬ BGA-Gerät, Glaskapillaren, z. B. Clinitubes 12,5 cm
- ▬ Sauerstoff-Raumluft-Mischer mit Flowmeter
- ▬ Beatmungssystem mit «continuous flow» und T-Stück (z. B. Neoluft), alternativ: Beatmungsbeutel mit Reservoir und PEEP-Ventil
- ▬ Beatmungsmasken: z. B. KS neonatal, Laerdal silk 0/0, 0/1
- ▬ Beatmungsgerät mit Kapnografie, CO_2-Detektor
- ▬ Absaugvorrichtung
- ▬ Absaugkatheter: 5, 6, 8, 10, 12 CH
- ▬ Mekoniumaspirator (Tubuskonnektor zum Absaugen)
- ▬ Magensonden: 6 CH, 8 CH
- ▬ Laryngoskope mit gebogenem und geradem Spatel, (MacIntosh, Miller, Foregger, Größe 0 + 1)
- ▬ Tuben: 2,0/2,5/3,0/3,5 mmID mit Führungsmandrin. Die Größen 2,0 und 2,5 mmID jeweils mit und ohne zusätzliches Lumen zur Surfactantapplikation
- ▬ Magill-Zange klein
- ▬ Venenverweilkanülen: z. B. Vasculon 26 G, Insyte 24 G

- Steriles Set für Nabelvenenkatheterisierung: Schere, Pinzetten, Nadelhalter, Tuchklemmen, steriler Dilatator (10 cm), Annaht, sterile Handschuhe
- Nabelvenenkatheter: CH 3,5 für <1.500 g und CH 5,0 für ≥1.500 g
- Plastikfolie oder 3M Steri-Drape Isolation Bag (Wärmeerhalt von FG)
- Laborröhrchen (Füllmenge 750 μl) für Hämatologie, Serum, Blutgruppe, Kreuzblut und Gerinnung

- **Medikamente**
- **Adrenalin:** 1:1.000 (= 1 mg/ml), verdünnen auf 10 ml (= 1:10.000 = 100 μg/ml) (= 10 μg/Teilstrich in 1-ml-Spritze)
- **Glukose 10 %**
- **Natriumbikarbonat** (immer mindestens 1:1 verdünnen!)
    - 8,4 % (pur) → 1,0 mmol/ml
    - 4,2 % (verdünnt mit Aqua dest. oder Glukose 5 %) → 0,5 mmol/ml
- **Surfactant** z. B. Alveofact (Rinderlunge), Curosurf (Schweinelunge)
- **Naloxon** (Narcanti) 0,4 mg/ml (1:10 verdünnen)

Reanimation im Kindesalter

Norbert Bachmann

© Springer-Verlag GmbH Deutschland,
ein Teil von Springer Nature 2018
J. Schimpf, D. Craß, V. Sollmann (Hrsg.), *Kompendium Kinderanästhesie*
https://doi.org/10.1007/978-3-662-54398-6_22

22.1   Reanimationsleitlinie nach European Resuscitation Council (ERC) 2015

Altersdefinitionen:

- **Unmittelbar neugeborenes Kind:** Kind unmittelbar nach der Geburt ▶ Kap. 21
- **Neugeborenes:** Kind bis zum Alter von vier Wochen (exklusiv unmittelbar neugeborenes Kind)
- **Säugling:** Kind bis zum Abschluss des 1. LJ
- **Kind:** Abschluss 1. LJ bis Beginn der Pubertät

Kinder ab der Pubertät werden als Jugendliche bzw. Adoleszente bezeichnet, für sie gelten die Erwachsenenleitlinien.

Die wichtigsten Punkte zur Reanimation im Kindesalter finden sich in ◻ Tab. 22.1.

■ Anmerkungen zu den Reanimationsleitlinien des ERC 2015

Hilferuf absetzen:

- **2 Helfer:**
  - Start CPR, parallel Hilfe rufen
- **1 Helfer:**
  - **Call fast:** → 5 Beatmungshübe, dann 1 min CPR durchführen → dann Hilfe holen
  - **Call first:** → Bei beobachtetem Kollaps bei zuvor unauffälligem Kind mit V. a. arrhythmogene Genese → sofort Hilfe holen

◘ Tab. 22.1 Übersichtstabelle der Reanimationsleitlinien im Kindesalter modifiziert nach ERC 2015

Alter	Neugeborenes (bis 4 Wochen nach der Geburt)	Säugling (2. bis 12. LM)	Kind (>1. LJ bis Pubertät)
Kopflagerung	Neutralposition, ggf. leichte Streckung → ggf. Schulterrolle + ggf. Esmarch-Handgriff		Reklination + ggf. Esmarch-Handgriff
Maßnahmen bei Fremdkörperverlegung mit ineffektivem Hustenstoß und erhaltenem Bewusstsein	Bauchlage auf Helferschoß + Kopftieflagerung Bis zu 5 kräftige Schläge auf Rücken zwischen Schulterblätter		
	Bei Erfolglosigkeit: 5 langsame, kräftige Thoraxkompressionen (untere Sternumhälfte) in Rücken- und Kopftieflage		Bei Erfolglosigkeit: Kopftieflagerung, Kind alternativ nach vorne beugen Bei Erfolglosigkeit: Oberbauchkompressionen (Heimlich-Manöver)
Maßnahmen bei Atemwegsverlegung und Bewusstlosigkeit	Kopf positionieren (s. o.). Sichtbare Fremdkörper aus Mundraum entfernen. Kein blindes Auswischen. Versuch von 5 Atemspenden Bei Erfolglosigkeit: Start CPR: 5 Zyklen (15 Thoraxkompressionen: 2 Atemhübe)		
Kontrolle Lebenszeichen	Sichtbare Lebenszeichen: Bewegung, Husten, Atmung? (Pulskontrolle nachrangig, da ggf. schwierig bzw. unzuverlässig)		

◻ Tab. 22.1 (Fortsetzung)

Alter	Neugeborenes (bis 4 Wochen nach der Geburt)	Säugling (2. bis 12. LM)	Kind (>1. LJ bis Pubertät)
Pulskontrolle (max. Dauer: 10 s)	A. brachialis/A. femoralis		A. carotis/ A. femoralis
Lagerung bei Spontanatmung + Bewusstlosigkeit	Stabile Seitenlage. Ggf. Lagerungshilfen bei NG/SG. Wirbelsäulenschutz beachten!		
Beatmung initial	5 Beatmungshübe (FiO$_2$ 100 %, sofern verfügbar), Dauer 15 s		
Lokalisation Thoraxkompression	Untere Sternumhälfte		
Technik Thoraxkompression	2-Daumen-Technik, alternativ 2-Finger-Technik (1 Helfer) Kompressionstiefe: mind. 1/3 des a.-p. Thoraxdurchmessers bzw. 4 cm		1–2 Handballen-Technik Kompressionstiefe: mind. 1/3 des a.-p. Thoraxdurchmessers bzw. 5 cm
Verhältnis Thoraxkompression: Beatmung	15:2, mit einer Frequenz von 100–120/min		
Monitoring	SpO$_2$, etCO$_2$, EKG, BGA, NIBP, ggf. IBP, ggf. Echokardiografie		
Beatmungsmaske	0/0, neonatal	0/1, infant	2, 3, 4, toddler

◻ **Tab. 22.1** (Fortsetzung)

Alter	Neugeborenes (bis 4 Wochen nach der Geburt)	Säugling (2. bis 12. LM)	Kind (>1. LJ bis Pubertät)
Tubus [mmID] gecufft (Cuffdruck <25 cmH₂O)	(3,0 bei >3 kg!) Keine ERC-Empfehlung	3,0–3,5	3,5–4,0 (Kind 1.–2. LJ) Alter/4+3,5 (Kind >2 LJ)
Tubus [mmID] ungecufft	3,5	3,5–4,0	4,0–4,5 (Kind 1.–2. LJ) Alter/4+4 (Kind >2 LJ)
LMA (z. B. ProSeal)	1,0	1,0–1,5–2,0	1,5–3,0
Gefäßzugang	**i.v.-Zugang**, nach max. 1 Minute frustraner Versuche → **i.o.-Zugang** **Akkubohrer: EZ-IO** 15 G Päd (= 15 mm Länge) **Ort: proximales mediales Tibiaplateau:** 1–2 cm unterhalb der Tuberositas tibiae, 1 cm medial, Stichrichtung nach distal *oder* **Malleolus medialis tibiae:** 2–3 cm über dem Malleolus medialis, Stichrichtung nach proximal		
Volumentherapie	Bei Hinweis auf Hypovolämie: Initialbolus: 20 ml/kg VE, ggf. Wdh. Bei Hypovolämie durch Blutverlust → Blutprodukte erwägen		
Adrenalin	Alle 3–5 min **Einzelbolus:** 10 µg/kg i.v./i.o., max. 1 mg pro Einzelbolus		

◘ Tab. 22.1 (Fortsetzung)

Alter	Neugeborenes (bis 4 Wochen nach der Geburt)	Säugling (2. bis 12. LM)	Kind (>1. LJ bis Pubertät)
Adenosin	Initialbolus: 0,1 mg/kg i.v., i.o., max. 6 mg (laut AHA 2015) mit einem Bolus von 3–5 ml NaCl 0,9 % einschwemmen Ggf. 2. Dosis: 0,1 mg/kg i.v. (0,2 mg/kg i.v. laut AHA 2015), i.o., max. 12 mg		
Amiodaron	**1. Wahl bei defibrillationsrefraktärer VT/VF** 5 mg/kg i.v./i.o. nach der 3. Defibrillation. Ggf. Wiederholung nach der 5. Defibrillation erwägen. Alternativ: Lidocain		
Atropin	20 µg/kg i.v./i.o. (minimal 100 µg)		
Kalzium	Kein routinemäßiger Gebrauch bei CPR z. B. Kalziumgluconat 10 % (0,21 mmol/ml) 0,4–1,0 ml/kg langsam i.v. (Indikation: z. B. Hyperkaliämie, Hypokalzämie, Massivtransfusion)		
Glukose 20 %	Bei nachgewiesener Hypoglykämie: 2–3 ml/kg i.v., i.o.		
Lidocain 2 %	Alternative zu Amiodaron bei therapierefraktärer VT/VF Bolus: 1 mg/kg i.v./i.o., max. 100 mg Einzeldosis anschließend ggf. kontinuierlich 20–50 µg/kg/min i.v.		
Magnesium	Torsade-de-pointes-Tachykardie: 50 mg/kg i.v., i.o.		

◻ **Tab. 22.1** (Fortsetzung)

Alter	Neugeborenes (bis 4 Wochen nach der Geburt)	Säugling (2. bis 12. LM)	Kind (>1. LJ bis Pubertät)
Natriumbi-karbonat	**NG** [4,2 % ≙ 0,5 mval/ml] → 1–2 mval/kg ≙ 2–4 ml/kg **Ab SG** [8,4 % ≙ 1,0 mval/ml] → 1 mval/kg ≙ 1 ml/kg		
Defibrilla-tionsenergie	4 J/kg, bevorzugt biphasisch		
Kardiover-sionsenergie	Bei SVT: Initial 1 J/kg, danach 2 J/kg Vor 3. Kardioversionsversuch ggf. Amiodaron		
Paddle-Durchmesser	<10 kg: 4,5 cm >10 kg: 8–12 cm		
Paddle-Position	Anterolaterale Position, alternativ anteroposte-riore Position, fest andrücken		
AED	Ab 1. LJ anwendbar; für Kinder von 1.–8. LJ: Kinder-Paddles oder Software zur Energie-begrenzung auf 50–75 J verwenden		

22.2 Algorithmus der erweiterten lebensrettenden Maßnahmen bei Kindern (PALS = «pediatric advanced life support»)

Start CPR und 1. Defibrillation (4 J/kg) sobald möglich und indiziert.

Danach:

- **1. Zyklus** (Dauer 2 min):
  - Fortführung CPR + Etablierung i.v./i.o.-Zugang + Sicherstellung der Oxygenierung/Intubation
  - Anschließend Rhythmuskontrolle und ggf. 2. Defibrillation (4 J/kg)
- **2. Zyklus** (Dauer 2 min):
  - Fortführung CPR für 2 min
  - Anschließend Rhythmuskontrolle und ggf. 3. Defibrillation (4 J/kg)
- **3. Zyklus** (Dauer 2 min):
  - Fortführung CPR. Währenddessen Adrenalin 10 µg/kg iv./i.o. + Amiodaron 5 mg/kg i.v./i.o. unter Fortführung der CPR
  - Anschließend Rhythmuskontrolle und ggf. 4. Defibrillation (4 J/kg)
- **4. Zyklus** (Dauer 2 min):
  - Fortführung CPR für 2 min
  - Anschließend Rhythmuskontrolle und ggf. 5. Defibrillation (4 J/kg)
- **5. Zyklus** (Dauer 2 min):
  - Fortführung CPR für 2 min. Währenddessen 2. Dosis Adrenalin 10 µg/kg iv./i.o. + 2. Dosis Amiodaron 5 mg/kg i.v./i.o. unter Fortführung der CPR
  - Bei Persistieren von VF/pulsloser VT CPR fortführen. Ggf. Adrenalin 10 µg/kg in jedem 2. Zyklus

▬ Alternativ zu Amiodaron kann Lidocain 1 mg/kg
als Bolus (max. 100 mg),
gefolgt von 20–50 µg/kg/min verabreicht werden

Bei Asystolie und pulsloser elektrischer Aktivität

▬ **1. Zyklus:** 2 min CPR + (zeitgleich) Gefäßzugang legen
+ 10 µg/kg Adrenalin (Oxygenierung bzw. Atemweg
sichern /Intubation)

▬ **2. Zyklus:** Rhythmusanalyse + 2 min CPR + Atemweg
sichern (wenn nicht im 1. Zyklus schon geschehen)

▬ **Weitere Zyklen**
   ▬ Nach jeweils 2 min CPR erneute Rhythmusanalyse
   ▬ Adrenalingabe alle 3–5 min (in jedem 2. Zyklus)

■ **Während CPR die zugrunde liegenden Ursachen
korrigieren (4 × H + HITS)**

▬ **4 × H: H**ypoxie, **H**ypovolämie, **H**yper-/**H**ypokaliämie,
Hypothermie

▬ **HITS: H**erzbeuteltamponade, **I**ntoxikation, **T**hrombo-
embolie (kardial/pulmonal), **S**pannungspneumothorax

■ **Reanimation von Kinder mit bekanntem
pulmonalen Hypertonus**

Zur Reduktion des pulmonalen Gefäßwiderstandes eignen
sich folgende Maßnahmen

▬ hohe FiO_2

▬ (respiratorische) Alkalose → Hyperventilation

▬ Epoprostenol (z. B. Start mit 0,01 µg/kg/min i.v.,
ggf. Steigerung nach Effekt)

▬ Stickstoffmonoxid (NO) inhalativ (z. B. 5–40 ppm)

22.3   Weitere Aspekte der Reanimation im Kindesalter

- Ab der Pubertät werden Jugendliche wie Erwachsene reanimiert
- Nach der Intubation ist eine Kapnometrie obligat. Sie dient der Kontrolle der Tubuslage, der Effektivität der HDM sowie dem Erkennen einer ROSC («return of spontaneous circulation»)
- Eine effektive Beatmung ist bei Kindern <2. LJ auch über einen nasopharyngealen Tubus möglich
- Nach ROSC soll die inspiratorische Sauerstoffkonzentration möglichst reduziert werden (SpO_2 94–98 %)
- Nach endotrachealer Intubation Beatmung mit 10 Beatmungshüben/min.
- Nach Einsetzen von ROSC → altersadäquate Beatmungsfrequenz
- **Natriumbikarbonat:** Bei sehr lang andauernder Reanimation und bei Erfolglosigkeit aller anderen Maßnahmen kann Natriumbikarbonat gegeben werden (langsame Injektion über mindestens 2 min) Spezielle Indikationen für Natriumbikarbonat:
  - Nachgewiesene Hyperkaliämie, Hypermagnesiämie
  - Intoxikation mit trizyklischen Antidepressiva oder Natriumkanalblockern

- Reanimationsdauer

Nach einer protrahierten, erfolglosen Reanimation kann geprüft werden, ob die Maßnahmen fortgesetzt oder abgebrochen werden. Entscheidungsrelevante Überlegungen sind dabei u. a.:

- Ursache des Atem-Kreislauf-Stillstands
- Dauer der No-flow-Phase
- $etCO_2$

◼ Adrenalin-Gesamtdosis
◼ Begleitumstände (Ertrinken, Vergiftung)

❯ Die Leitlinien nennen kein Zeitintervall, nach dem ein Abbruch laufender, erfolgloser Reanimationsmaßnahmen in Erwägung gezogen werden kann.

Es existieren derzeit keine Faktoren, die eine verlässliche Aussage über das Outcome nach einer Reanimation zulassen.

■ **Anwesenheit von Eltern**

❯ Es sollte Eltern grundsätzlich erlaubt und ermöglicht werden, bei der Reanimation ihres Kindes anwesend zu sein.

Hierbei sollten sie (sofern personell möglich) von einem Mitglied des Reanimationsteams betreut werden, das den Eltern erklärend beisteht. Den Reanimationsablauf störende Eltern sollten einfühlsam gebeten werden, den Raum zu verlassen. Den Umständen entsprechend sollte den Eltern der körperliche Kontakt zu ihrem (möglicherweise sterbenden) Kind ermöglicht werden. Die maximale Anzahl der anwesenden Angehörigen bestimmt der Leiter des Reanimationsteams.

■ **Postreanimationsphase**
◼ Hyperthermie (>37,5°C) und schwere Hypothermie (<32,0°C) sind zu vermeiden
◼ Milde Hypothermie (32–34°C) und kontrollierte Normothermie (36–37,5°C) können bei Kindern gleichberechtigt eingesetzt werden

Medikamente, Kenndaten, Anästhesieverfahren

Jörg Schimpf, Verena Sollmann, Dietmar Craß

© Springer-Verlag GmbH Deutschland,
ein Teil von Springer Nature 2018
J. Schimpf, D. Craß, V. Sollmann (Hrsg.), *Kompendium Kinderanästhesie*
https://doi.org/10.1007/978-3-662-54398-6_23

23.1 Häufig in der Anästhesie verwendete Medikamente

Jörg Schimpf, Verena Sollmann

23.1.1 Übersicht Medikamente

In ◻ Tab. 23.1 findet sich eine Übersicht aller gängigen Medikamente.

Anmerkung: Die Angaben zu Altersbeschränkungen sind oftmals nicht eindeutig und können zwischen verschiedenen Herstellern variieren. Auch kann es Gründe geben, für die entsprechende Altersklasse nicht zugelassene Medikamente zu verwenden.

◻ **Tab. 23.1** Medikamente

Medikament	Ampulle	Dosierung/Verdünnung/Anmerkung
Adenosin Adrekar	6 mg/2 ml	6 mg auf 10 ml NaCl 0,9 % 50, 100, 150 µg/kg im Abstand von ca. 2 min *Keine ausreichenden Daten bei Kindern*
Adrenalin Suprarenin 1 mg/1 ml (1:1.000)	**Verdünnung:**	
	1 mg + 19 ml NaCl 0,9 %	→ 50 µg/ml
	davon 1 ml + 9 ml NaCl 0,9 %	→ 5 µg/ml
	oder 1 ml in Heparinspritze aufziehen	→ 5 µg/0,1 ml

◻ **Tab. 23.1** (Fortsetzung)

Medikament	Ampulle	Dosierung/Verdünnung/Anmerkung
Adrenalin Suprarenin 1 mg/1 ml (1:1.000)	**Indikation:**	
	Bronchospasmus	→ 0,1–0,25–0,5 µg/kg i.v.
	Hypotonie	→ 0,1–0,5–1 µg/kg i.v.
	Anaphylaxie	→ St. I/II: 0,1–0,5–10 µg/kg i.v.
		St. III/IV: 5–10–(30) µg/kg i.v.
	Reanimation	→ 10–30 µg/kg i.v., ggf. Wdh.
	Applikation: Vernebler: 200 µg/kg ≙ 0,2 ml/kg (1:1.000) + 2 ml NaCl 0,9 % Kontinuierliche Applikation (◻ Tab. 23.4) *Zulassung ab SG*	
Ajmalin Gilurytmal	50 mg/10 ml	langsam 0,5 mg/kg über 5 min. i. v.; max. 1 mg/kg/h *Keine ausreichenden Daten bei Kindern*
Akrinor	200 mg Cafedrinhydrochlorid + 10 mg Theodrenalinhydrochlorid/ 2 ml	2 ml Akrinor + 8 ml NaCl 0,9 % → davon 0,05–0,1 ml/kg *Begrenzte Erfahrungen bei Kindern*
Alfentanil Rapifen	1 mg/2 ml	20–50 µg/kg *KI für FG/NG/SG, dennoch häufige Verwendung ab NG*

◼ Tab. 23.1 (Fortsetzung)

Medikament	Ampulle	Dosierung/Verdünnung/Anmerkung
Alprostadil Minprog [Prosta-glandin E$_1$]	500 µg/1 ml	Verdünnung auf 25, 50, 100 ml Eröffnung des Duktus: 50–100 ng/kg/min Offenhalten des Duktus: 2–10 ng/kg/min *Keine Altersbeschränkung*
Amiodaron Cordarex	150 mg/3 ml	Verdünnung nur mit Glukose 5 % 5 mg/kg als Kurzinfusion, 10–20 mg/kg/Tag *Anwendung bei Kindern nicht empfohlen* Kontrolle: T$_3$, T$_4$, TSH-Test
Atracurium Tracrium	25 mg/2,5 ml 50 mg/5 ml	50 mg auf 10 ml NaCl 0,9 % **<3. LM:** 0,3 mg/kg **>3. LM:** 0,5 mg/kg *Zulassung >1. LM*
Atropin	0,5 mg/1 ml	**NG/SG:** Verdünnung auf 50 µg/ml, 10–20 µg/kg *Keine Dosisempfehlung für FG, Keine KI*
Biperiden Akineton	5 mg/ml	Medikamentenbedingte EPMS (z. B. MCP) 0,05–0,1 mg/kg i.v. *Begrenzte Erfahrungen bei Kindern*
Ca^{2+}-Gluco-nat 10 %	~94 mg Ca^{2+}-Gluconat/ml 0,23 mmol/ml, entspricht 0,45 mval/ml	0,2–1 ml/kg über 10 min, bis zu 2 ml/kg. Injektionslösung 1:10 verdünnen (NaCl 0,9 % oder Glukose 5 %) **Cave!** Arrhythmie!

■ **Tab. 23.1** (Fortsetzung)

Medikament	Ampulle	Dosierung/Verdünnung/Anmerkung
Cimetidin Tagamet	400 mg/4 ml	5 mg/kg, 15–30 mg Tagesdosis (auf 4 ED) *Kinder und Jugendliche im Wachstumsalter nur nach strengster Indikationsstellung* *Keine Dosisempfehlung für FG, NG, SG*
Cisatra-curium Nimbex	5 mg/2,5 ml 10 mg/5 ml	0,15 mg/kg *Zulassung ab 1. LM*
Clonazepam Rivotril	1 mg/1 ml	**Dosierung SG/KK:** Ampulle 1:1 mit Aq. dest. verdünnen. Langsame Injektion 0,5–1 ml/min (1:1 verdünnen, entspr. 0,5 mg/ml) **Cave!** Hypersalivation, Atemdepression! *KI für FG und NG wg. Benzylalkohol*
Clonidin Catapresan	150 μg/1 ml	0,5–1 μg/kg i.v., 1–2 μg/kg/h i.v., 1–2 μg nasal 2–3 μg/kg epidural 5 μg/kg rektal *Keine Hinweise zur Anwendung bei Kindern, nur Jugendliche >50 kg. Anwendung ab SG weit verbreitet*
Dantrolen	20 mg/Flasche, enthält Mannit	MH: 2,5 mg/kg i.v. alle 5 min, bis 10 mg/kg *Keine Erfahrung bei Kindern <5. LJ*

◻ Tab. 23.1 (Fortsetzung)

Medikament	Ampulle	Dosierung/Verdünnung/Anmerkung
Desmo-pressin Minirin parenteral	4 µg/ml	0,4 µg/kg in 20 ml NaCl 0,9 % Langsam über 30 min (Perfusor) *Keine Altersbeschränkung*
Dexa-methason Fortecortin	4/8/40/ 100 mg	150 µg/kg (PONV), 1 mg/kg (Stridor/Anaphylaxie) *Keine KI und keine Dosis-empfehlung für FG, NG, SG*
Dexmede-tomidin Dexdor	200/1000/ 2000 µg	0,5–1–2 µg/kg i.v. über 10 min, 2–3 µg/kg nasal *Keine Hinweise zur Wirksam-keit und Sicherheit unter 18. LJ*
Diclofenac Voltaren	12,5/25/ 50 mg supp.	1 mg/kg rektal, 3 mg/kg/Tag rektal *Zulassung für 12,5 mg supp ab 1. LJ, Alle anderen Dosierungen (supp.) ab 15. LJ!*
Diazepam Valium	10 mg/ 2 ml i.v. 5 mg/ 2,5 ml rektal 10 mg/ 2,5 ml rektal	0,2–0,4 mg/kg i.v., 0,5 mg/kg rektal **<3. LJ:** 5 mg (Rektiole) **>3. LJ:** 10 mg (Rektiole) *<6. LM nur bei zwingender Indikation*
Dimen-hydrinat Vomex	62 mg/10 ml	1 mg/kg i.v., <25 kg 40 mg supp., >25 kg 70 mg supp., max. 150 mg/Tag *Zulassung ab 3. LJ*
Dimetinden Fenistil	4 mg/4 ml	50–100 µg/kg langsam i.v. (Apnoerisiko) *Zulassung ab 1. LJ*

◻ Tab. 23.1 (Fortsetzung)

Medikament	Ampulle	Dosierung/Verdünnung/Anmerkung
Ephedrin	50 mg/ml	0,1 mg/kg; 50 mg Ephedrin ad 100 ml NaCl 0,9 % ~ 0,5 mg/ml, *keine Daten bei Kindern <12. LJ*
Esmolol Breviblock	100 mg/10 ml	Initial 200 µg/kg, ggf. Wdh. nach 2–3 min Dann 50 µg/kg/min, *KI für Kinder <12. LJ*
Etomidat Etomidat Lipuro	20 mg/10 ml	0,2–0,3 mg/kg *<6. LM nur bei zwingender Indikation*
Fentanyl Fentanyl	100 µg/2 ml 500 µg/10 ml	3–5 µg/kg, 1–5 µg/kg/h (Analgosedierung) *Vorsicht bei Kindern <1. LJ (Keine KI)*
Flumazenil Anexate	0,5 mg/5 ml 1 mg/10 ml	10 µg/kg repetitiv, max. 50 µg/kg oder 1 mg *ab 1. LJ, Keine Dosisempfehlung für FG/SG*
Furosemid Lasix	20 mg/2 ml	20 mg auf 10 ml NaCl 0,9 %, 0,1–1 mg/kg *<15. LJ nur bei bedrohlichen Zuständen*
Granisetron Kevatril	3 mg/3 ml	1:10 mit NaCl 0,9 % verdünnen Prophylaxe 10–20 µg/kg, Therapie 10–40 µg/kg als KI, max. 3 mg *Zulassung ab 2. LJ für zytostatikabedingte Übelkeit und Erbrechen*

◻ Tab. 23.1 (Fortsetzung)

Medikament	Ampulle	Dosierung/Verdünnung/ Anmerkung
Hydro- kortison Hydro- kortison	100/250/ 500/1.000 mg	Substitutionstherapie bei Kindern mit NNR- Insuffizienz: 0,3–0,6 mg/kg/Tag in 2–3 ED, bei Stress Dosissteigerung auf das 2- bis 5-Fache der TD Anaphylaxie 10 mg/kg *KI <3. LJ (herstellerabhängig)*
Ibuprofen Nurofen Saft Nurofen Junior	Saft = 20 oder 40 mg/ml Junior (supp) = 60 od. 125 mg	10 mg/kg, 30 mg/kg/Tag *Zulassung für Nurofen supp 60 mg ab 3. LM bzw. 6 kg Zulassung für Saft (2 %) ab 6. LM*
S-Ketamin Ketanest S	25 mg/5 ml 50 mg/2 ml 250 mg/10 ml	**Prämedikation:** 5 mg/kg rektal **Anästhesie:** 0,5–1(–2) mg/kg i.v. **Analgosedierung** 0,1–0,3 mg/kg i.v., 5–7,5 mg/kg rektal 1,5 mg/kg nasal über MAD, 3 mg/kg oral 0,2–0,5 (–1,5) mg/kg/h (Analgosedierung) **postoperative Agitation** 0,5–0,75 mg/kg i.v., 1–2 mg/kg rektal *Keine Altersbeschränkung*
Lorazepam Tavor	2 mg/ml	**Krampfanfall:** 0,05–0,1 mg/kg i.v., max. 4 mg ED, *Zulassung ab NG*

◻ Tab. 23.1 (Fortsetzung)

Medikament	Ampulle	Dosierung/Verdünnung/Anmerkung
Methyl-prednisolon Medrate, Urbason	125/500/1.000 mg 16/32/250/1.000 mg	**Asthma bronchiale:** 2–5 mg/kg, dann 1 mg/kg alle 6 h **Postintubationsstridor:** 2 mg/kg (Prophylaxe 30–60 min vor Extubation) *Strenge Indikationsstellung bei Kindern*
Metamizol Novalgin	1 g/2 ml 2,5 g/5 ml	10–20 mg/kg i.v. langsam über 15 min 10 mg/kg oral, 2,5 mg/kg/h (Perfusor) max. 75 mg/kg/Tag *Zulassung ab 3. LM*
Metoclo-pramid Paspertin	10 mg/2 ml 50 mg/10 ml	0,2 mg/kg, max. 0,5 mg/kg/Tag **Cave!** Dyskinetisches Syndrom! *Zulassung ab 2. LJ*
Midazolam Dormicum	5 mg/1 ml i.v. 5 mg/5 ml i.v. 15 mg/3 ml i.v. 0,5 mg/1 ml (Saft)	0,1 mg/kg i.v., 0,75–1 mg/kg rektal 0,5–1 mg/kg oral, 0,2–0,4 mg/kg nasal 50–100–200 µg/kg/h (Sedierung) *Zulassung ab 6. LM*
Mivacurium Mivacron	10 mg/5 ml 20 mg/10 ml	**SG:** 0,15 mg/kg **≥1. LJ:** 0,25 mg/kg *Zulassung ab 2. LM*

◘ **Tab. 23.1** (Fortsetzung)

Medikament	Ampulle	Dosierung/Verdünnung/Anmerkung
Morphin Morphin	10 mg/1 ml	**FG:** 30–100 µg/kg (5–10 µg/kg/h) **NG/SG:** 50–200 µg/kg (10–20 µg/kg/h) **KK:** 50–200 µg/kg (20–40 µg/kg/h) 30–50 µg/kg in 2–5 ml NaCl 0,9 % (epidural) *Besondere Vorsicht <1. LJ*
Nalbuphin Nalpain	20 ml/2 ml	0,1–0,2 mg/kg, Ceilingeffekt ab 0,3–0,4 mg/kg, kontinuierliche Gabe mit 0,1 mg/kg/h *Zulassung ab 19. LM*
Naloxon Narcanti	0,4 mg/1 ml	initial 10 µg/kg, ggf. Wdh. nach 2–3 min *Keine Dosisempfehlung für FG, keine KI*
Neostigmin Prostigmin	0,5 mg/ml	25–50 µg/kg i.v. + Atropin 20 µg/kg **Cave!** Cholinerge Neben- wirkungen! *Keine Dosisempfehlung für FG/NG/SG, keine KI*

◘ Tab. 23.1 (Fortsetzung)

Medikament	Ampulle	Dosierung/Verdünnung/Anmerkung
Noradrenalin Noradrenalin	1 mg/1 ml (1:1.000)	**Verdünnung** 1 mg + 19 ml NaCl 0,9 % → 50 µg/ml davon 1 ml + 9 ml NaCl 0,9 % → 5 µg/ml *oder* davon 1 ml in Heparinspritze aufziehen → 5 µg/0,1 ml **Indikation** Hypotonie → 0,1–0,5–1 µg/kg i.v. kontinuierliche Applikation (◘ Tab. 23.4) *Keine Dosisempfehlung für FG/NG/SG, keine KI*
Ondansetron Zofran	4 mg/2 ml 8 mg/4 ml	100 µg/kg *Zulassung ab 2. LJ*
Orciprenalin Alupent	0,5 mg/1 ml	0,5 mg auf 10 ml NaCl 0,9 % 5–10 µg/kg, 0,1–0,5 µg/kg/min *Zulassung ab 18. LJ*
Paracetamol ben-u-ron, Perfalgan	ben-u-ron supp. 125/250/500/ 1.000 mg, Perfalgan 10 mg/ml	Dosierung ► Abschn. 13.2.1 *Zulassung ab 3 kg*
Phenytoin Phenhydan	750 mg/50 ml (Konz.) 250 mg/5 ml (Inj.) (Inj. nicht verdünnen)	10 mg/kg über 10 min unter EKG-Kontrolle max. 30 (1. Tag), 20 (2. Tag), 10 (3. Tag) mg/kg/Tag **Cave!** Bradykardie, Hypotension Spiegelbestimmung! *Keine Dosisempfehlung für FG/NG/SG, keine KI*

◻ Tab. 23.1 (Fortsetzung)

Medikament	Ampulle	Dosierung/Verdünnung/ Anmerkung
Piritramid Dipidolor	15 mg/1 ml	25–50–100 µg/kg, (PCA ▸ Abschn. 13.2.1) *<1. LJ nur mit besonderer Vorsicht verwenden*
Physostigmin Anticholium	2 mg/5 ml	**ZAS:** 10–30 µg/kg i.v. *Keine Angaben zu FG/NG/SG*
Prednisolon Solu-Decortin H	10/25/50/ 100 mg	**Asthma bronchiale:** 5 mg/kg, dann 1 mg/kg alle 6 h **Anaphylaxie:** 5 mg/kg **Stridor:** 5 mg/kg *Keine Dosisempfehlung für FG/ NG/SG, keine KI*
Promethazin Atosil	50 mg/2 ml (Injektion) 20 mg/1 ml (Tropfen)	**NG:** 0,5–2 mg/kg i.v. oder oral 1 Tropfen ≙ 1 mg, *Zulassung ab 2. LJ (erhöhte Gefährdung durch plötzlichen Kindstod nicht ausgeschlossen) bis 18. LJ nur bei zwingender Indikation*
Propofol Propofol-Lipuro 1 % Propofol-Lipuro 0,5 %	200 mg/20 ml 100 mg/20 ml	**Anästhesie:** 2–5 mg/kg **Sedierung:** 1–3 mg/kg **TIVA:** 6–10 mg/kg/h *Zulassung ab 1. LM*
Ranitidin Zantic, Sostril	50 mg/5 ml	2 mg/kg *Zulassung ab 6. LM*
Remifentanil Ultiva	1/2/5 mg (Pulver)	**TIVA:** 0,1–0,5 (–1) µg/kg/min *Zulassung ab 1. LJ*

◼ Tab. 23.1 (Fortsetzung)

Medikament	Ampulle	Dosierung/Verdünnung/Anmerkung
Reproterol Broncho-spasmin	0,09 mg/ml, verdünnt auf 15 ml NaCl 0,9 %, 1 ml = 6 µg	1,2 µg/kg langsam i.v. *Zulassung ab 3. LM, Keine Dosisempfehlung für FG/NG/SG*
Rocuronium Esmeron	50 mg/5 ml	50 mg auf 10 ml NaCl 0,9 % **<1. LJ:** 0,3 mg/kg, **≥1 LJ:** 0,6 mg/kg i.v. *Zulassung ab 1. LM*
Succinyl-cholin Lysthenon	100 mg/5 ml	**NG/SG:** 2 mg/kg, **≥1. LJ:** 1,5 mg/kg i.v., 2–3 mg/kg i.m. *In Notfallsituationen ohne Altersbeschränkung*
Sufentanil Sufenta mite Sufenta epidural	50 µg/10 ml	0,3–0,5 µg/kg i.v., 0,2–0,5 µg/kg (epidural) *Zulassung ab NG*
Sugammadex Bridion	100/200/ 500 mg	2 mg/kg i.v. (evtl. 1:10 ver-dünnen) zur routinemäßigen Aufhebung einer Rocuro-nium-induzierten neuro-muskulären Blockade. Keine Daten zur notfallmäßigen Antagonisierung bei Kindern (bei Erwachsenen 16 mg/kg) *Zulassung ab 2. LJ*

◘ Tab. 23.1 (Fortsetzung)

Medikament	Ampulle	Dosierung/Verdünnung/Anmerkung
Theophyllin Bronchoparat	200 mg/10 ml	**Asthma bronchiale:** 6 mg/kg über 30 min, dann max. 1 mg/kg/h **FG/NG:** Theophyllin → Coffein 2–4–8 mg/kg/Tag in 6–8 ED, Spiegelbestimmung !!! *Zulassung ab 6. LM*
Thiopental Trapanal	500 mg (Trockensubstanz) auf 20 ml	**NG:** 4 mg/kg **SG:** 6–8 mg/kg **>1. LJ:** 5 mg/kg
Tramadol Tramal	50 mg/1 ml 100 mg/2 ml	0,5–1,5 mg/kg über 30 min i.v., oral, rektal 250 µg/kg/h max. 6 mg/kg/Tag i.v., oral, rektal *Zulassung ab 1. LJ, retardiertes Tramadol ab 12. LJ*
Tropisetron Navoban	2 mg/2 ml	50–100 µg/kg **<20 kg:** 1 mg **>20 kg:** 2 mg *Keine ausreichenden Erfahrungen bei Kindern*
Urapidil Ebrantil	25 mg/5 ml	0,25 mg/kg Bolus; 0,2–1 mg/kg/h, nach Wirkung titrieren *Keine Angaben zur Zulassung bei Kindern*

23.1.2 Übersicht Antibiotika

Die wichtigsten Antibiotika finden sich in ◘ Tab. 23.2.

◘ **Tab. 23.2** Antibiotikaübersicht

Medikament	Ampulle	Dosierung/Anmerkungen
Ampicillin Binotal	500/1.000/ 2.000 mg	150–200 mg/kg/Tag in 3 ED 300–400 mg/kg/Tag in 3 ED (Meningitis) ca. 3 mval Na$^+$/g, *keine Dosisempfehlung für FG/NG/SG, keine KI*
Cefazolin	500/1.000/ 2.000 mg	25–50–100 mg/kg/Tag in 2–3 ED Zulassung ab 2. LM
Cefotaxim Claforan	500/1.000/ 2.000 mg	100 mg/kg/Tag in 3 ED 200 (–300) mg/kg/Tag in 3 ED (Meningitis) 2,2 mval Na$^+$/g *Zulassung für FG/NG/SG*
Cefotiam Spizef	500/1.000/ 2.000 mg	LD: 50–70 mg/kg (präoperativ) **FG/NG bis 3. LT:** 20 mg/kg; 2–3 ED/Tag **NG ≥4. LT:** 20 mg/kg; 3–4 ED/Tag **KK:** 50–100 mg/kg/Tag in 2 ED *Zulassung für FG/NG/SG*
Ceftazidim Fortum	500/1.000/ 2.000 mg	(25–)–50–100 mg/kg/Tag in 2 (**NG**) bzw. 3 ED 200 (–300) mg/kg/Tag in 3 ED (Meningitis) max. 6.000 mg/Tag *Zulassung für NG/SG*

◨ **Tab. 23.2** (Fortsetzung)

Medikament	Ampulle	Dosierung/Anmerkungen
Cefuroxim Zinacef	250/750/ 1.500 mg	LD: 50 mg/kg (präoperativ) 50–100 mg/kg/Tag in 2 (**FG/NG**) bzw. 3 ED max. 200 mg/kg/Tag, *Zulassung ab 1. LJ*
Clindamycin Sobelin	300/600/ 900 mg	20–40 mg/kg/Tag in 3 ED, ggf. LD 15 mg/kg **FG <2.000 g:** 5–10 mg/kg alle 12 h *Zulassung ab 1. LM*
Co-Trimoxazol Cotrim	400 mg + 80 mg	(Co-Trimoxazol = TMP (Trimethoprim) + SMZ (Sulfamethoxazol) LD: TMP 4 mg/kg + SMZ 20 mg/kg TMP 6–12 mg/kg/Tag + SMZ 30–60 mg/kg/Tag *Zulassung ab 6. LW*
Flucloxacillin Staphylex	250/500/ 1.000/ 2.000 mg	50–**100**–150 mg/kg/ Tag in 3–4 ED *Zulassung für FG/NG/SG*
Gentamicin Refobacin	10/40/80/ 120 mg	LD: 5 mg/kg, dann 3,5 mg/kg **≤30. SSW:** alle 24 h **30.–37. SSW:** alle 18 h **≥37. SSW:** alle 12 h Kurzinfusion über 30 min, Spiegelbestimmung!!! *Zulassung für NG/SG*
Imipenem Zienam	250/500 mg	60 (–80) mg/kg/Tag in 3–4 ED Kurzinfusion über 60 min *Zulassung für FG/NG/SG*

□ Tab. 23.2 (Fortsetzung)

Medikament	Ampulle	Dosierung/Anmerkungen
Meropenem Meronem	500/1.000 mg	60 (–80) mg/kg/Tag in 3 ED 120 mg/kg/Tag (Meningitis) *Zulassung ab 3. LM*
Metronidazol Clont	500 mg	LD: 15–30 mg/kg (präopera- tiv), 20–30 mg/kg/Tag in 2–3 ED, langsame Infusion (25 mg/min) *Keine Dosisempfehlung für* *FG/NG/SG, keine KI*
Penicillin G	0,5/1/3/ 10 Mio IE	**NG:** 0,05–0,2 Mio IE/kg/Tag in 3–4 ED 0,3 Mio IE/kg/Tag in 4–6 ED 0,5 Mio IE/kg/Tag in 4–6 ED (Meningitis) *Zulassung für FG/NG/SG*
Piperacillin/ **Tazobactam** Tazobac	4000 mg + 500 mg/ 2000 mg + 250 mg	300 mg/37,5 mg/kg/Tag (Pip./Taz.) in 3 ED *Keine Dosisempfehlung für* *Kinder <2. LJ*
Teicoplanin Targocid	100/200/ 400 mg	**<2. LM:** LD 16 mg/kg/Tag in 1–2 ED **>2. LM:** LD 20 mg/kg/Tag in 1–2 ED **>12. LJ:** LD 10 mg/kg/Tag in 1–2 ED 6–10 mg/kg/Tag in 1 ED, Spiegelbestimmung, max. 400 mg/Tag *Keine Dosisempfehlung für FG*

◘ Tab. 23.2 (Fortsetzung)

Medikament	Ampulle	Dosierung/Anmerkungen
Vancomycin		**NG und SG:** LD 15 mg/kg, dann **0–7 Tage:** 10 mg/kg alle 12 h **7–30 Tage:** 10 mg/kg alle 8 h **Kinder <12. LJ:** 10 mg/kg alle 6 h Kurzinfusion über 60 min (max. 5 mg/ml), Spiegelbestimmung! *Zulassung für NG und SG, keine Dosisempfehlung für FG*

ED Einzeldosen; *LD* «loading dose»

23.1.3 Medikamentenstandards (Vorschlag)

Verdünnungs- und Dosieranweisungen für häufig in der Anästhesie verwendete Medikamente finden sich in ◘ Tab. 23.3.

■ **Tab. 23.3** Verdünnungs- und Dosieranweisungen für häufig in der Anästhesie verwendete Medikamente

Medikament	Ampulleninhalt	Verdünnung	Konzentration	Körpergewicht und Spritzengröße			
				<5 kg (NG)	5–10 kg (SG)	10–20 kg (KK)	20–30 kg (SK)
Atropin	0,5 mg auf 1 ml	*Dosierung*		*10–20 µg/kg*		*10 µg/kg*	
		1 ml + 9 ml NaCl	0,05 mg/ml	1 ml*	2 ml	5 ml	–
		–	0,5 mg/ml	–	–	–	1 ml*
Propofol	200 mg auf 20 ml	*Dosierung*		*2–5 mg/kg*			
		–	10 mg/ml	2 ml	5 ml	10 ml	20 ml
Thiopental	500 mg (Pulver)	*Dosierung*		*4 mg/kg*	*6–8 mg/kg*	*5 mg/kg*	*5 mg/kg*
		plus 20 ml Aqua	25 mg/ml	1 ml*	5 ml	5 ml	10 ml
Alfentanil	1 mg auf 2 ml	*Dosierung*		*30–50 µg/kg*			
		–	0,5 mg/ml	1 ml*	1 ml*	2 ml	2 ml
Fentanyl	0,1 mg auf 2 ml	*Dosierung*		*3–5 µg/kg*			
		–	0,05 mg/ml	1 ml*	1 ml*	2 ml	2 ml

◻ Tab. 23.3 (Fortsetzung)

Medikament	Ampullen-inhalt	Verdünnung	Konzentration	Körpergewicht und Spritzengröße			
				<5 kg (NG)	5–10 kg (SG)	10–20 kg (KK)	20–30 kg (SK)
Atracurium	50 mg auf 5 ml	*Dosierung*		*0,3 mg/kg*		*0,5 mg/kg*	
		5 ml + 5 ml NaCl	5 mg/ml	1 ml*		5 ml	5 ml
Mivacurium	10 mg auf 5 ml	*Dosierung*		–	*0,15 mg/kg*	*0,20 mg/kg*	
		5 ml + 5 ml NaCl	1 mg/ml		2 ml	5 ml	5 ml
Rocuronium	50 mg auf 5 ml	*Dosierung*		*0,3 mg/kg*	*0,3–0,6 mg/kg*	*0,6 mg/kg*	
		5 ml + 5 ml NaCl	5 mg/ml	1 ml*	2 ml	5 ml	5 ml
Succinylcholin		*Dosierung*		*2 mg/kg*		*1,5 mg/kg*	
		–	20 mg/ml	1 ml*	1 ml*	2 ml	5 ml
Piritramid	15 mg auf 2 ml	*Dosierung*		*30 µg/kg*	*50–100 µg/kg*		
		2 ml + 13 ml NaCl	1 mg/ml	1 ml*	1 ml*	2 ml	5 ml

Medikament	Konzentration	Dosierung	i.v.	rektal/oral
Metamizol	1.000 mg auf 2 ml	Dosierung	Kurzinfusion; –	10–20 mg/kg (max. 75 mg/kg/d)
Tramadol	50 mg auf 1 ml	Dosierung	Kurzinfusion; –	0,5–1,5 mg/kg (max. 6 mg/kg/Tag)
Diclofenac	12,5/25/ 50/100 mg	Dosierung	Kurzinfusion; –	1 mg/kg rektal (max. 3 mg/kg/Tag); 12,5–25 mg; 25 mg
Ibuprofen	Saft 2 % oder 4 %	Dosierung	–; –	10 mg/kg (max. 40 mg/kg/Tag) oral
Pyridostigmin	25 mg auf 5 ml	Dosierung: 1 ml + 4 ml NaCl = 1 mg/ml	100 µg/kg; 1 ml*	1 ml*; 2 ml; 5 ml
Naloxon	0,4 mg auf 1 ml	Dosierung: 1 ml + 9 ml NaCl = 40 µg/ml	10–20 µg/kg; 1 ml*	1 ml*; 2 ml

* Heparinspritze

23.1.4 Kreislaufwirksame Medikamente über Perfusor

Die ◘ Tab. 23.4 listet kreislaufwirksame Medikamente über Perfusor auf.

■ **Beispiel**

Adrenalin, 10 kg schweres Kind

$0,18 \times 10$ kg →1,8 mg Adrenalin im Perfusor

Bei Ampullen 1 mg = 1 ml heißt das

$0,18 \times$ kg ≙ ml

→ 1,8 ml Adrenalin auf 30 ml G 5 % oder NaCl 0,9 %

◘ **Tab. 23.4** Kreislaufwirksame Medikamente über Perfusor

Medikament	Ampulle	Verdünnung → Dosis	Dosierung
Adrenalin	1 mg auf 1 ml	$0,18 \times$ kg ≙ mg $0,18 \times$ kg ≙ ml auf 30 ml G 5 % oder NaCl 0,9 % → 1 ml/h ≙ 0,1 µg/kg/min	0,01–0,1–(1) µg/kg/min
Nor-adrenalin	1 mg auf 1 ml	$0,18 \times$ kg ≙ mg $0,18 \times$ kg ≙ ml auf 30 ml G 5 % oder NaCl 0,9 % → 1 ml/h ≙ 0,1 µg/kg/min	0,05–0,3–(1) µg/kg/min
Dobutamin	250 mg auf 50 ml	$1,8 \times$ kg ≙ mg $0,36 \times$ kg ≙ ml auf 30 ml G 5 % oder NaCl 0,9 % → 1 ml/h ≙ 1 µg/kg/min	3–10–(20) µg/kg/min

■ **Tab. 23.4** (Fortsetzung)

Medikament	Ampulle	Verdünnung → Dosis	Dosierung
Dopamin	50 mg auf 5 ml 500 mg auf 50 ml	$1{,}8 \times kg \triangleq mg$ $0{,}18 \times kg \triangleq ml$ auf 30 ml G 5 % oder NaCl 0,9 % → *1 ml/h* $\triangleq$ *1 µg/kg/min*	3–10–(20) µg/kg/min
Milrinon	10 mg auf 10 ml	$0{,}18 \times kg \triangleq mg$ $0{,}18 \times kg \triangleq ml$ auf 30 ml G 5 % oder NaCl 0,9 % → *1 ml/h* $\triangleq$ *0,1 µg/kg/min*	0,1–0,3–0,5 µg/kg/min
NTG	5 mg auf 5 ml 50 mg auf 50 ml	$0{,}90 \times kg \triangleq mg$ $0{,}90 \times kg \triangleq ml$ auf 30 ml G 5 % oder NaCl 0,9 % → *1 ml/h* $\triangleq$ *0,5 µg/kg/min*	1–10 µg/kg/min
PGE$_1$/ Alprostadil Minprog 500	500 µg auf 1 ml mit 9 ml verdünnen → 50 µg/ ml ($\triangleq$SL)	$50 \times kg \triangleq µg$ $1 \times kg \triangleq ml$ (SL) auf 50 ml G 5 % oder NaCl 0,9 % → *3 ml/h* $\triangleq$ *0,05 µg/kg/min* Eröffnung bzw. Offenhalten des Ductus Botalli	Initiale Dosis: 0,05–0,2–(0,4) µg/kg/min Erhaltungsdosis: 0,005–0,01 µg/kg/min

SL Stammlösung

23.2 Physiologische Kenndaten und Maßzahlen

Dietmar Craß, Jörg Schimpf

In ◘ Tab. 23.5 finden sich die physiologischen Kenndaten.

◘ **Tab. 23.5** Physiologische Kenndaten

Alter	AF [min⁻¹]	HF [min⁻¹]	RRsyst/diast [mm Hg]
<37. SSW (FG)	50	150	50/30
≤30. LT (NG)	40	140	70/50
2.–12. LM (SG)	30	120	90/60
2.–5. LJ (KK)	20	100	90/65
6. LJ	20	100	90/60
8. LJ	18	90	95/65
10. LJ	16	90	100/65

Die Maßzahlen für die Intubation sind in ◘ Tab. 23.6 zusammengefasst.

Eine Übersicht über die MicroCuff-Tuben und Larynxmasken bieten ◘ Tab. 23.7 bzw. ◘ Tab. 23.8.

◻ Tab. 23.6 Maßzahlen für die Intubation

Alter	KL [cm]	KG [kg]	ID Tubus [mm]	Tubus-länge oral [cm]*	Tubus-länge nasal [cm]*
FG	<46	1–2–3	2,0–2,5–3,0	7–8–9	8–9–10
NG–6. LM	50	3,5–6	3,5–4,0	10	11
6.–12. LM	75	10	4,0	12	14
1.–2. LJ	85	13	4,5–5,0	13	15
2.–4. LJ	105	17	5,0–5,5	14	17
4.–6. LJ	115	23	5,5–6,0	16	19
6.–8. LJ	130	28	6,0–6,5	17	20
8.–10. LJ	140	35	6–6,5 + Cuff	18	
10.–12. LJ	>150	>40	6,5–7 + Cuff	19	

* Zielbereich radiologisch Th_{1-2} ~ Mitte Clavicula – Carina.

◻ Tab. 23.7 Größentabelle für MicroCuff-Tuben

Alter	ID Tubus [mm]
NG (>3 kg) bis 8. LM	3,0
8. LM bis 2. J	3,5
2. J bis <4. J	4,0
4. J bis <6. J	4,5
6. J bis <8. J	5,0
8. J bis <10. J	5,5
10. J bis <12. J	6,0
12. J bis <14. J	6,5
14. J bis <16. J	7,0

◻ Tab. 23.8 Größentabelle für Larynxmasken

Gewicht	Größe LMA	Blockungs-volumen	Maximale Tubus-größe, die durch die LMA* passt
<5 kg	1	≤4 ml	3,5 (Portex) 3,0 (Vygon)
5–10 kg	1,5	≤7 ml	4,0 (Portex) 3,5 (Vygon)
10–20 kg	2	≤10 ml	4,5 (Portex)
20–30 kg	2,5	≤14 ml	5,0 (Portex)
30–50 kg	3	≤20 ml	6,0 (Portex)

* Larynxmasken der Fa. LMA (Classic und ProSeal) sowie der Fa. Ambu (AuraOnce).

23.3 Operationen und Anästhesie-verfahren

Dietmar Craß, Jörg Schimpf

(◻ Tab. 23.9)

□ Tab. 23.9 Übersicht über die gängigen Operationen und Anästhesieverfahren

Operation	M	LMA	ITN	Schmerz-therapie	BDK	MS	Art.	ZVK	T	Besonderheiten
OP bei AGS			●	KDA + PCA					●	Hydrokortison-Schema (▶ Abschn. 19.4.1)
Analatresie			●	KDA		●			●	RSI
Appendektomie			●	WRI, TAP		●				RSI
Augen-OP		●	●						●	PONV-Prophylaxe bei Strabismus-OP
Blasenekstrophie			●	KDA (PDA)	●	●	n.R.	n.R.	●	Latexfrei, 2-mal i.v.-Zugang, ZVK falls Darmeingriff
Bronchoskopie	●		(●)							ITN n.R. mit bronchoskopierenden Kollegen (BSK), ggf. RSI
Choanalatresie			●						●	Guedel, Maskenbeatmung möglich?

◻ Tab. 23.9 (Fortsetzung)

Operation	M	LMA	ITN	Schmerz-therapie	BDK	MS	Art.	ZVK	T	Besonderheiten
Darmresektion			●	KDA	●	●		n.R.	●	
Duodenalatresie			●			●			●	RSI, kein N$_2$O, 2-mal i.v.-Zugang, **Cave!** Volumendefizit
Epiglottitis			●							Vorbereitung für schwierige ITN, Anwesenheit HNO
Epi-/Hypospadie		●		KDA						
Harnleiterneu-implantation		●	●	KDA + PCA					●	
Hämangiom (Lasertherapie)			(●)						●	ITN je nach Lagerung
Hydrozephalus/ VP-Shunt-Anlage			●						●	Ggf. RSI, bei VP-Shunt: Saal aufheizen (groß-flächiges Aufdecken)

Eingriff				Regionalanästhesie/Analgesie					Bemerkungen
Herniotomie (Leiste, Nabel), Orchidopexie		●		KDA/IIB/TAP/RSB				●	KDA bis 30 kg, IIB >30 kg, RSB bei (para-)umbilikaler Hernie möglich
Hickman-Katheter-Anlage			●	WRI					Kein N_2O, kein Kortison
Hickman-Katheter-Entfernung		●	●						
Ileus			●	PCA	n.R.	●	n.R.	●	RSI, kein N_2O **Cave! Volumendefizit**
KMP/LP	(●)	●						●	Kein N_2O
Kraniostenose			●		●	●		●	2-mal i.v.-Zugang, EK, FFP, HES 6 %
Laparoschisis, Omphalozele			●		●	●	n.R.	●	2-mal i.v.-Zugang, RSI, kein N_2O **Cave! Volumendefizit**
LKG-Spalte			●					●	RAE-Tubus, evtl. schwierige ITN

◻ Tab. 23.9 (Fortsetzung)

Operation	M	LMA	ITN	Schmerz-therapie	BDK	MS	Art.	ZVK	T	Besonderheiten
M. Hirschsprung/AP-Anlage			●	KDA		●		n.R.	●	2-mal i.v.-Zugang
AP-Rückverlagerung			●	KDA	●			n.R.	●	
Meningomyelozele			●			●			●	Gelkissen, Bauchlage
NEC			●		n.R.	●		n.R.	●	Saal aufheizen, kein N_2O, ggf. EK, FFP, evtl. Katecholamine
Nephrektomie			●	KDA + PCA	●	n.R.	n.R.	n.R.	●	
Nephroblastom			●	KDA (PDA)	●	●	n.R.		●	2-mal i.v.-Zugang, RSI bei großem Tumor, evtl. EK, evtl. Antihypertensiva

Eingriff	(1)	(2)	(3)	(4)	(5)	Regionalanästhesie	Besonderheiten
Neuroblastom	●	●	n.R.	●	●	KDA (PDA)	● 2-mal i.v.-Zugang, RSI bei großem Tumor, evtl. EK, evtl. Antihypertensiva
Nierenbeckenplastik	●			●	●	KDA + PCA	●
Ohrkorrektur	(●) ●						
Ösophagusatresie	●	n.R.	●	n.R.			● Saal aufheizen, 2-mal i.v.-Zugang, evtl. Bronchoskopie, evtl. EK + FFP
Ösophagusbougierung	●						**Cave!** Trachealstenose
ÖGD	(●) ●						Ggf. Sedierung (Propofol)
PDA-Ligatur	●	n.R.	●	n.R.	●		● Saal aufheizen, Pulsoxymetrie prä- und postduktal

◻ **Tab. 23.9** (Fortsetzung)

Operation	M	LMA	ITN	Schmerztherapie	BDK	MS	Art.	ZVK	T	Besonderheiten
Phäochromozytom			●	evtl. PDA	●	●	●	●	●	Evtl. Antihypertensiva, evtl. Katecholamine
Polytrauma			●		●	●	●	n.R.	●	2-mal i.v.-Zugang (mindestens), evtl. EK + FFP
Pylorusstenose			●	WRI		●			●	RSI
Rektoskopie	(●)	●								
SHT			●		●	●	●	n.R.	●	Orale ITN bevorzugen, **Cave!** Zervikales Trauma
Strahlentherapie		(●)			n.R.	●	●		●	Sedierung (Propofol)
Thorakotomie			●	evtl. PDA						
TE, AT		●	●							TE: RAE-Tubus, AT: LMA oder RAE-Tubus, PONV-Prophylaxe

Eingriff	Regionalverfahren/Analgesie	Bemerkungen
Trichterbrust	PDA oder Ketanestschema	2-mal i.v.-Zugang, kein N₂O, PONV-Prophylaxe
Verbrennung, Verbrühung		Bei großflächiger Verbrennung: Saal aufheizen, bei großflächigem Débridement Spalthautdeckung: EK + FFP
Zirkumzision	PWB	
Zwerchfellhernie		2-mal i.v.-Zugang, Maskenbeatmung möglichst vermeiden, RSI, kein N₂O, Pulsoxymetrie prä- und postdukal, evtl. EK + FFP
Zystoskopie		

23.4   Gesamtübersicht

Dietmar Craß, Jörg Schimpf

(■ Tab. 23.10)

◻ **Tab. 23.10** Gesamtübersicht

	FG <2,5 kg	NG 2,5 bis 5 kg	SG 5 bis 10 kg	1. LJ bis ca. 9. LJ 10 bis 30 kg	Ab 9. LJ >30 kg
Beatmungsschläuche	Kinderschläuche (Alters- bzw. Gewichtsangaben variieren je nach Hersteller)				Erwachsenenschläuche
Reservoirbeutel [ml]	500	500	500–1.000	1.500	2.300
Beatmungsfilter	Hygro-Vent Child (2–20 kg) Oder Humid-Vent Micro für (2,5), 3 und 3,5 Trachealtuben plus Bakterienfilter			Ab 20 kg: Erwachsenenfilter	
Beatmungsmasken	(KS*) neonatal	(KS*) neonatal	(KS*) infant	(KS*) toddler	Erwachsenenmaske Gr. 3
Larynxmasken		1	1,5/2	2/2,5	3/4
Trachealtuben (Portex)	2,5/3	3/3,5	3,5/4	4,5–6,5	>6,5
Blockbarer Tubus	–0,5 mmID Bei Verwendung von Microcuff-Tuben: Herstellerangaben beachten				

□ Tab. 23.10 (Fortsetzung)

	FG <2,5 kg	NG 2,5 bis 5 kg	SG 5 bis 10 kg	1. LJ bis ca. 9. LJ 10 bis 30 kg	Ab 9. LJ >30 kg
Laryngoskopie-spatel	MacIntosh 0 Miller 0	MacIntosh 1 Miller 1	MacIntosh 1	MacIntosh 2	MacIntosh 3
EKG-Elektroden	ARBO Kinderelektroden (weiß)			ARBO Erwachsenenelektroden (blau)	
Pulsoxymeter	Nellcor D 20/D 25			HP Fingerklipp M1195 A oder M 1192 A	
Blutdruck-manschetten	HP # 1/2 (weiß)	HP # 3 (weiß)	HP # 4 (weiß)	HP 6/8,3 (braun)	HP 8,3/10,5 (braun)
i.v.-Luftfilter [1,2 μm]	I.V.STAR F von Codan				
i.v.-Zugang	26 G/24 G	24 G/22 G	24 G/22 G	22 G	22 G/20 G
Infusionen	VE + G 1 % (Perfusor oder Infusionspumpe)			VE 250 ml (TZ**)	VE 500 ml
Magensonden [CH]	6	6	8	10/12	14

Blasenkatheter [CH]	4/5	4/5	5/6	8/10	12
AZV [ml/kg]	6–8 ml/kg				
AF [/min]	~40–50	~30–40	~25–30	~15–25	~15
FRC [ml/kg]	20–30	~30	~30	~30	~30
O$_2$-Verbrauch [ml/kg/min]	8 (bis 12)	6	5	5	3
Intravasales Blutvolumen [ml/kg]	90	80	80	80	70
HF [/min]	130–170	120–150	100–140	80–140	70–90
MAP [mm Hg]	Geburtswoche plus Lebenswoche	~40	~50	~60	~70
Anzustrebende Saaltemperatur*	30°C	28°C	26–28°C	24–26°C	

*KS = Kingsystem, **TZ = Tropfenzähler

*** Saaltemperatur kann bei aktiver Wärmung des Kindes, z. B. durch eine Wärmedecke, reduziert werden.

Serviceteil

© Springer-Verlag GmbH Deutschland,
ein Teil von Springer Nature 2018
J. Schimpf, D. Crass, V. Sollmann (Hrsg.), *Kompendium Kinderanästhesie*
https://doi.org/10.1007/978-3-662-54398-6

Quellennachweise

Persönliche Erfahrungen aus der täglichen Praxis, sowie unter anderem die folgenden Quellen:

Monographien

Bell, C. & Kain, Z. (1997) The Pediatric Anesthesia Handbook. 2. Aufl. Mosby, St. Luis

Cote, C.J. (2008) A Practice of Anest. for Infants. 4. Aufl. Saunders, Philadelphia

Ege, I. et al. (2009) PÄD i.v. 3. Aufl. Zuckschwerdt, Germering

Frei, J.F. et al. (2009) Kinderanästhesie. 4. Aufl. Springer, Berlin Heidelberg New York

Gregory, G.A. (2002) Paediatric Anesthesia. 4. Aufl. Mosby, St. Luis

Holzman R.S. (2008) Pediatric Anesthesia. 1. Aufl. Lippincott, Philadelphia

Jaffan-Kolb, L., Erdmann, H. (2017) Pädiatrische Dosistabellen, 15. Aufl. Wissenschaftliche Verlagsgesellschaft, Stuttgart

Jöhr, M. (2009) Kinderanästhesie. 7. Aufl. Urban & Fischer, Berlin

Kretz, F.-J., Becke, K. (2007) Anästhesie und Intensivmedizin bei Kindern. 2. Aufl. Thieme, Stuttgart

Philippi-Höhne, C. (2010) Kinderanästhesie konkret. 1. Aufl. Dt. Ärzte-Verlag, Köln

Roos, R. et al. (2010) Checkliste Neonatologie. 4. Aufl. Thieme, Stuttgart

Steward, D.J. & Lerman, J. (2001) Manual of Pediatric Anesthesia. 5. Aufl. Churchill Livingstone, London

Zernikow, B. (2009) Schmerztherapie bei Kindern. 4. Aufl. Springer, Berlin Heidelberg New York

Handlungsempfehlungen und Stellungnahmen

Arzneimittelkommission der deutschen Ärzteschaft (2017) Propofolinfusionssyndrom – Empfehlungen für eine erhöhte Sicherheit. Dtsch Arztebl 2017; 114 (20): A1018–19

Becke K. et al. (2007) Handlungsempfehlungen zur präoperativen Diagnostik, Impfabstand und Nüchternheit im Kindesalter. Anästh Intensivmed 48: S62–S66

Becke K. et al. (2007) Risikoeinschätzung, Prophylaxe und Therapie von postoperativem Erbrechen im Kindesalter. Anästh Intensivmed 48: S95-S98

Becke K. et al. (2009) Prophylaxe von postoperativer Übelkeit und Erbrechen im Kindesalter bei Adeno-/Tonsillektomien mit Dexamethason. Anästh Intensivmed 50: 496–497

Eich C. et al. (2011) Handlungsempfehlung zur intraossären Infusion in der Kinderanästhesie. Anästh Intensivmed 52: S46–S52

Eich C. et al. (2015) S2k-Leitlinie: Interdisziplinäre Versorgung von

Kindern nach Fremdkörper-aspiration und Fremdkörper-ingestion. AWMF-Register-nummer 001/031

Ghamari S. et al. (2016) S2e-Leitlinie: Prävention und Therapie des pädiatrischen Emergence Delir. AWMF-Registernummer 001/035

Giest J. et al. (2009) Paracetamol für die perioperative Schmerz-therapie im Kindesalter – Ende einer Ära? Anästh Intensivmed 50: 57–59

Knirsch W. et al. (2014) S2k-Leitlinie: Infektiöse Endokarditis und Endokarditisprophylaxe im Kin-des- und Jugendalter. AWMF-Registernummer 023/024

Mader T. et al. (2007) Handlungsemp-fehlung zur Regionalanästhesie bei Kindern. Anästh Intensiv-med 48: S79–S85

Maconochie I.K. et al. (2015) Lebens-rettende Maßnahmen bei Kindern. Notfall Rettungsmed 18 (8): 932–963

Philippi-Hoehne C. et al. (2010) Anal-gosedierung für diagnostische und therapeutische Maßnah-men im Kindesalter. Anästh Intensivmed 51: S603–S614

Rakow H. et al. (2007) Handlungs-empfehlung zur perioperativen Schmerztherapie bei Kindern. Anästh Intensivmed 48: S99–S103

Schmidt J. et al. (2007) Handlungs-empfehlung zur Rapid-Se-quence-Induction im Kindes-alter. Anästh Intensivmed 48: S88–S93

Strauss JM. et al. (2006) Blutgerin-nung vor Adenotomie und Tonsillektomie im Kindesalter – wozu? Anästh Intensivmed 47: 561–562

Strauß JM. et al. (2007) Empfehlun-gen zur ambulanten Anästhesie bei Neugeborenen, Säuglingen und Kleinkindern. Anästh Inten-sivmed 48: S68–S70

Sümpelmann R. et al. (2016) S1-Leit-linie: Perioperative Infusions-therapie bei Kindern. AWMF-Registernummer 001–032

Weiss M. et al. (2011) Handlungs-empfehlung zur Prävention und Behandlung des unerwartet schwierigen Atemwegs in der Kinderanästhesie. Anästh Inten-sivmed 52: S54–S63

Wyllie J. et al. (2015) Die Versorgung und Reanimation des Neugebo-renen. Notfall Rettungsmed 18 (8): 964–983

Sachverzeichnis

L

M

N

O

Ihr Bonus als Käufer dieses Buches

Als Käufer dieses Buches können Sie kostenlos das eBook zum Buch nutzen. Sie können es dauerhaft in Ihrem persönlichen, digitalen Bücherregal auf **springer.com** speichern oder auf Ihren PC/Tablet/eReader downloaden.

Gehen Sie bitte wie folgt vor:

1. Gehen Sie zu **springer.com/shop** und suchen Sie das vorliegende Buch (am schnellsten über die Eingabe der eISBN).
2. Legen Sie es in den Warenkorb und klicken Sie dann auf: **zum Einkaufswagen/zur Kasse.**
3. Geben Sie den untenstehenden Coupon ein. In der Bestellübersicht wird damit das eBook mit 0 Euro ausgewiesen, ist also kostenlos für Sie.
4. Gehen Sie weiter **zur Kasse** und schließen den Vorgang ab.
5. Sie können das eBook nun downloaden und auf einem Gerät Ihrer Wahl lesen. Das eBook bleibt dauerhaft in Ihrem digitalen Bücherregal gespeichert.

EBOOK INSIDE

eISBN	978-3-662-54398-6
Ihr persönlicher Coupon	HtGQJKP2cDgfBRk

Sollte der Coupon fehlen oder nicht funktionieren, senden Sie uns bitte eine E-Mail mit dem Betreff:
eBook inside an **customerservice@springer.com**.